新 入門 食品衛生学

【改訂第4版】

共著

松岡麻男
小田隆弘
富田雅弘
池田光壱
玉記雷太
藤原永年
伊藤裕才
津村有紀

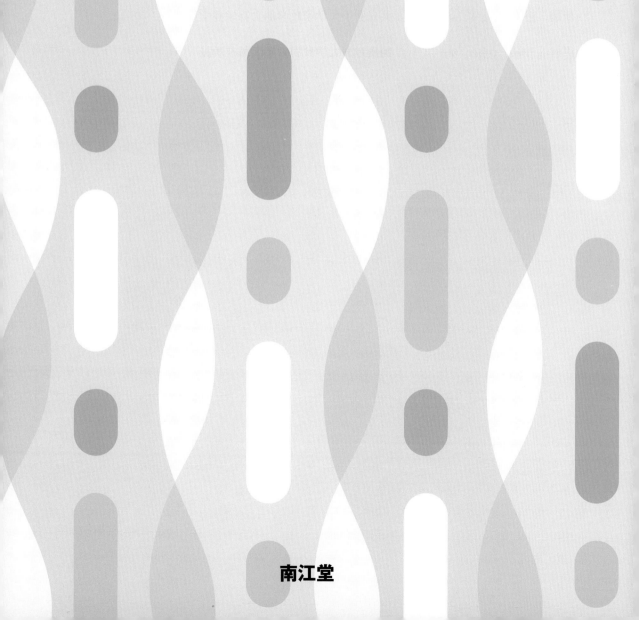

南江堂

●執筆者一覧 （執筆順）

松岡　麻男	まつおか　あさお	活水女子大学名誉教授
小田　隆弘	おだ　たかひろ	中村学園大学短期大学部名誉教授
富田　雅弘	とみた　まさひろ	東北女子大学家政学部健康栄養学科教授
池田　光壱	いけだ　こういち	活水女子大学健康生活学部食生活健康学科准教授
玉記　雷太	たまき　らいた	東北大学大学院医学系研究科非常勤講師 国際協力機構(JICA)専門家(疾病サーベイランスアドバイザー)
藤原　永年	ふじわら　ながとし	帝塚山大学現代生活学部食物栄養学科教授
伊藤　裕才	いとう　ゆうさい	共立女子大学家政学部食物栄養学科教授
津村　有紀	つむら　ゆき	純真短期大学食物栄養学科准教授

改訂第4版発行にあたって

　『新 入門食品衛生学』の初版は，2002年に「栄養士法の一部を改正する法律」が施行され，新カリキュラムに基づく出題基準による管理栄養士国家試験が2005年度から実施される中で，食品衛生とその教育分野の変革に適応した栄養士・管理栄養士養成施設で用いられる教科書として，2007年に発行された．その後，本書は図・表などを追加してわかりやすくすることで，食品に係る教育施設全般に向けた教科書とした．

　初版発行後の食品衛生に関する動向として，遺伝子組換え農作物・品種の追加認定，感染症法の改正，食品の放射性物質に係る規格・牛の生食用食肉の規格などの基準設定，食品表示法の施行，水質基準や食品添加物の規格・使用基準の見直し，野生鳥獣肉の衛生管理に関するガイドラインの策定などがあり，それらに対応した改訂第3版を2016年に発行した．

　さらに，その後の4年間にも，食品衛生法の大幅な改正，食品・添加物等の規格基準の見直し，食中毒の発生状況の変化などがみられた．このような状況を踏まえて，食品衛生に関する新しい知見や動向を盛り込むとともに，読者の意見や要望にも可能なかぎり応えるべく，改訂第4版を発行するにいたった．本書が教科書として広く役立つことを願っているが，不備な点があれば，ご指摘，ご批判をお願いしたい．なお，本書発行に際してご尽力いただいた南江堂出版部の諸氏に深く感謝申し上げます．

　2020年2月

著者代表
松岡麻男

新版発行にあたって

　本書の前身となる『入門食品衛生学』は，渡辺忠雄（九州大学名誉教授），堀江　進（東京水産大学名誉教授），榎本則行（佐賀大学名誉教授），小林　寿（元中村学園大学教授）の諸先生方を執筆者として，1971年に初版が発行され，2002年には第12版増補が刊行されている．このように35年余りの永きにわたって多くの学生や先生方に広く支持され版を重ねてきたことは，時代・社会の変貌に伴う食品衛生の動向に即応して内容を改めてこられた執筆者の先生方の努力の賜物といえよう．

　この間に，食品の安全性を取り巻く情勢は大きく変化を遂げた．とりわけ，近年著しく進展している食糧流通のグローバル化，あるいは，地球規模の環境汚染などにより，新しい形の食品衛生に関する事件が問題になっている．たとえば，牛海綿状脳症（BSE）事件，輸入食品の残留農薬・動物用医薬品・添加物の基準違反，遺伝子組換え食品の問題，ダイオキシンなどの有害化学物質による食品汚染等々である．また，食品の偽装表示，食中毒細菌の腸管出血性大腸菌や黄色ブドウ球菌，サルモネラ属菌および原虫のクリプトスポリジウムによる大規模な食中毒の発生，ノロウイルスによる感染症の激増など，食品の安全性に関わる問題は尽きない．

　このような事態を受けて，食品の安全性確保を目的に総合的な施策を推進するため，2003年（平成15年）に「食品安全基本法」が施行され，さらに「食品衛生法」も大幅に改正された．また，2002年には「栄養改善法」を改正した「健康増進法」が新たに制定され，2005年に施行された「食育基本法」には，食品の安全性の確保等における食育の役割が盛り込まれた．

　食品衛生とその教育の分野も大きく変革しており，2002年に「栄養士法の一部を改正する法律」が施行され，2005年度から新カリキュラムに基づく出題基準による管理栄養士国家試験が実施されている．

　こうした新しい流れをふまえて，渡辺忠雄先生をはじめとする旧執筆者の先生方から，『入門食品衛生学』を今日の時代・社会における食品衛生学の教育に適応した最新のテキストにしたい，とのお申し出をいただいた．その際，栄養士・管理栄養士養成施設で用いられる教科書として，執筆者全員をその養成施設で教育研究に携わっている先生方と交替し，内容も全面的に見直してもらいたいとのご要望もあり，新体制での執筆をお受けすることにした．したがって，書名を『新　入門食品衛生学』と改め，栄養士・管理栄養士養成課程の新カリキュラムの教育内容をカバーしつつ，半期の講義期間で学べるよう，内容・構成を一新した．併せて，判型をA5判からB5判に大きくし，2色刷りにして読みやすくした．

　栄養士・管理栄養士になるには，食品衛生行政，食品衛生法・関連法規，食品衛生微生物，食品の変質，食中毒，飲食物を介しての消化器系感染症・人畜共通感染症・寄生虫症，食品添加物，食品汚染物質，食品衛生管理，最近の食品衛生の諸問題など，食品の安全性に関する知識や技能を修得しなければならない．

本書は，食品衛生に関連する新しい知見や動向を盛り込みつつ，基本的かつ重要な箇所については図表をできる限り多く取り入れるようこころがけた．また，キーワードや重要事項についてはコラム等の解説を付して，理解しやすいように工夫したつもりである．

　新しく生まれ変わった本書が広く教科書として役立つことを願っているが，不備な点があれば，ご指摘，ご批判をお願いしたい．なお，本書の発行に際してご尽力いただいた南江堂編集部の諸氏に心から感謝申し上げます．

　2007 年 9 月

和 泉　　喬
小 田 隆 弘
貞 包 治 夫
堀 井 正 治
松 岡 麻 男

目　次

5章　食品の変質とその防止　　　　　　　　　　　　　　　　（池田　光壱）59

6章　食 中 毒　　　　　　　　　　　　　　　　　　　　　　　　　　　　73

7章　食品の媒介による感染症　　　　　　　　　　　　　　　　（藤原　永年）135

8章　食品から感染する寄生虫　　　　　　（松岡　麻男）　149

9章　食品中の汚染物質　　　　　　　　（玉記　雷太）　165

10章　食品添加物　　　　　　　　　　　（伊藤　裕才）　185

11章　食品用の器具と容器包装 （玉記　雷太） 203

12章　食品衛生管理 （小田　隆弘） 213

13章　食品の安全性問題 （津村　有紀） 233

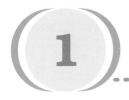

健康と食品衛生

1. 食品衛生の概念

　人は毎日多種多様な食品を摂取し，身体に必要な栄養成分を取り入れて健康を維持している．そのため，適量の食品を摂取した場合に，健康を損ねることがあってはならない．すなわち，食品によって健康維持するためには，食品の安全性が最優先となる．

a. 食品による健康障害

　食品の偏食または過剰摂取による健康障害もあるが，食品衛生学においてはこの問題は扱わない．

　日常的に摂取している食品の大部分は，自然界にある動植物および動植物由来のものである．動物性・植物性の食品の中には，栄養成分だけでなく，日常的にあるいは季節的に内因性の有害成分を含有しているものもある．内因性有害成分を含んでいない食品においても，さまざまな外因性の病原微生物や寄生虫に汚染されたものがある．さらに，食品は生産・流通の段階における農薬の残留，公害による有害物質汚染など，人体の健康に悪影響を与える各種の要因にさらされることもある．また，加工食品においては，使用される食品添加物の安全性，加工過程における有害物質の混入，原料や製品の保存中の変質などの問題がある．

　このように多くの食品においては，人に健康障害を与える問題が存在している（表1-1）．

　これらの原因，発生メカニズム，予防法などを解明する学問として，公衆衛生学の分野の中に「食品衛生学」が生まれた．

b. 食品の安全性の考え方

　食品の安全性確保にあたり，法律面からは食品衛生に関する法・政令・省令などの規則・規格・基準が定められている．国においては食品安全基本法，食品衛生法，農薬取締法などが，都道府県や市においては食品衛生に関する条例などが設けられている．行政面からは食品衛生にかかわる指導・調査・検査・情報収集・規格基準の見直しなどが行われている※．

　規則・規格・基準は，経済性を重視したものでなく，人の健康を守るために設定されたものである．食のフードシステム※にかかわるすべての人々は，法律の真意を汲んで，常に消費者の健康のために行動することが求めら

※

詳細については，「2章　食品衛生行政」（5頁），「3章　食品衛生関連法規」（15頁）を参照．

※

食のフードシステム：食品の生産から流通，加工，食料供給などの一連の流れのこと．食のフードチェーンともいう．

表1-1 食品衛生学分野における「食品による健康障害」

内因性有害物質	食品そのものによるもの
食物アレルゲン	卵，牛乳，小麦，そば，落花生などによるアレルギー
植物性自然毒	毒キノコ，ジャガイモ芽，青梅などによる食中毒

外因性有害物質	食品の媒介によるもの
生物学的病因物質[*1]	細菌性食中毒：カンピロバクター，サルモネラ属菌，腸炎ビブリオ，腸管出血性大腸菌，ウェルシュ菌，黄色ブドウ球菌，ボツリヌス菌など
	経口三類感染症：赤痢菌，チフス菌，コレラ菌など[*2]
	ウイルス性食中毒：ノロウイルス，ロタウイルス，A型肝炎ウイルス，E型肝炎ウイルスなど
	植物性自然毒食中毒：毒キノコのムスカリン，ジャガイモ毒のソラニン，青梅毒のアミグダリンなど
	動物性自然毒食中毒：フグ毒のテトロドトキシン，毒カマスのシガトキシン，麻痺性貝毒のゴニオトキシンなど
	カビ食中毒：カビ毒のアフラトキシンなど
	アレルギー様食中毒：ヒスタミンなど
	人畜共通感染症：ブルセラ菌，リステリア菌など
	原虫・寄生虫症：原虫の赤痢アメーバ，クリプトスポリジウム，トキソプラズマ，サルコシスティスなど，寄生虫の回虫，アニサキス，クドアなど
食品の生産・流通・製造過程の利用物質	農薬，抗生物質，合成抗菌剤，殺菌剤，殺虫剤，食品添加物などによる健康障害
環境汚染物質	有機水銀，PCB，カドミウム，放射性物質などに汚染された食品による健康障害
食品製造・加工過程で混入した有害物質	PCBなどの有害物質が混入した食品による健康障害

PCB：ポリ塩化ビフェニル（polychlorobiphenyl）.
＊1 食品衛生法施行規則食中毒事件票の病因物質の中の生物学的病因物質.
＊2 経口三類感染症は，食品衛生法では細菌性食中毒として取り扱われている.

れる.

　法律を遵守し，行政の指導を受けて適切に遂行することは当然のことではあるが，食品業者や集団給食施設では，自主的な衛生管理が重要である.

2. 食品衛生の定義

　食品衛生と何かを明確にするために，ここでは定義づけを行う.
　食品衛生法第4条第6項には，「食品衛生とは，食品，添加物，器具及び容器包装を対象とする飲食に関する衛生をいう」と定義されている.
　すなわち，飲食物（食品添加物を含む）および飲食に関係する食器・その他の器具，容器包装などによって引き起される健康上の危害を未然に防ぎ，食生活を安全に保つことが食品衛生の目指すものである. 健康上の危害のうち，偏食や過多食による健康障害は，栄養学で扱われる.

表 1-2　食品の安全性確保のための手段（概略）

手　段	例
法的	食品安全基本法，食品衛生法，その政令・省令・条例，農薬取締法など
組織的	食品衛生法などに基づいた関連行政機構における各種の食品衛生関連業務：情報収集・提供，指導，調査・検査，取締など 食品製造業，添加物製造業，集団給食施設，飲食店など：食品衛生・関連法規の遵守，行政からの指導の遵守，自主的な衛生管理・衛生教育
個人的	農産物生産者の農薬取締法の遵守および農薬最少使用・農薬不使用努力 消費者・調理人の個人的レベルでの食品腐敗防止・食中毒予防などの対策，自主的な食品衛生に関する知識・技術の習得，食品添加物の最少有効使用など
化学的	消毒剤，殺菌剤，殺虫剤，添加物（保存料・防カビ剤）などの使用
物理的	包装，低温，凍結，加熱，乾燥，高周波，高圧，ろ過など

　世界保健機関（World Health Organization：WHO）は，食品衛生を次のように定義している．

　"Food hygiene" means all measures necessary for ensuring the safety, wholesomeness and soundness of food at all stages from its growth, production or manufacture until its final consumption.

　すなわち，「食品衛生」とは，生育，生産あるいは製造時から消費（人による摂取）までのすべての段階において，食品の安全性，健全性（有益性），完全性（健常性）を確保するために必要なあらゆる手段のことである．

3.　食品の安全性確保の概要

　食品衛生は，食品による健康障害を起こさないための予防対策を図る，すなわち食品の安全性を確保することを目的とする．

a.　食品の安全性確保のための手段
　食品の安全性確保のための手段として，法的手段，組織的手段，個人的手段，科学的手段，物理的手段などがある．その概略は，表 1-2 に示すとおりである．

b.　食品の安全性に関する情報提供
　農林水産省は国民に安全な食品を提供するために，厚生労働者は食品による危害から国民の健康を守るために，関連省庁はそれぞれのホームページで食品の安全性に関する情報を提供している※．

　一方，「食品安全基本法」に基づいて設置された「食品安全委員会」は，規制および指導などのリスク管理を行う関係行政機関とは独立して，科学的知見から客観的かつ中立公正にリスク評価を行う機関として情報公開に努め

※
関連省庁および各種機関・組織のホームページ（Webサイト）の一覧を巻末（243頁）に掲載している．

ている．日本食品衛生学会では，食品の規格基準の分類・解説を学会ホームページに掲載している．

　国際連合食糧農業機関（Food and Agriculture Organization of the United Nations：FAO）と世界保健機関（WHO）の共同で設立された政府間組織の国際食品規格委員会（コーデックス委員会：Codex Alimentarius Commission：CAC）は，国際的な食品規格の策定を行い，消費者の安全確保および公正な食品貿易の確保にあたり，その情報を提供している．また，食品安全管理システムのHACCP（Hazard Analysis and Critical Control Point：危害分析重要管理点）を発表し，各国にその採用を推奨しており，現在では衛生管理の基準として国際的に普及している．

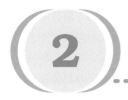

食品衛生行政

1. 食品衛生行政の沿革

わが国における食品の安全性確保に対する規制として，1900年（明治33年）に食品全般の衛生についての法律「飲食物その他の物品取締に関する法律」が制定された．その主旨は警察行政の一環として，有害化学物質の食品への悪質な添加などを犯罪として取り締まるものであった．

太平洋戦争後の1947年（昭和22年）に食品衛生法が制定され，所管も厚生省（現在の厚生労働省）に移されて，取り締まりよりも科学的な根拠に基づく指導と監視に重点を移した現在の食品衛生行政がはじまった．そして，それらを実際に担う組織として保健所が整備され，はじめて科学的な衛生行政機構が確立した．その後，人々の食生活の多様化に伴って，食品添加物の多用や，有機水銀やポリ塩化ビフェニル（polychlorobiphenyl：PCB）などの産業発展に伴う有害化学物質の食品への汚染，農薬や抗菌剤などの残留，腸管出血性大腸菌O157の出現などの新たな問題が発生してきた（表2-1）．それらの問題に対処するため，新しい規格基準の制定や監視体制の強化などの措置が厚生労働省を中心として継続的に講じられてきた．

しかし2001〜2002年（平成13〜14年）にわが国で社会的パニックとなった牛海綿状脳症（bovine spongiform encephalopathy：BSE，いわゆる狂牛病）事件に典型的にみられるような食品衛生問題の世界規模での広がりや，BSE事件をきっかけとして種々発覚した食品表示の偽装問題など，食品の安全性や安心感を脅かす問題が次々と発生した．それに対処するために，2003年には食品安全基本法が制定された．

牛海綿状脳症☞7章（146頁）

しかし，その後も，事故米の不正転用事件や食品の産地偽装表示事件，遺伝子組換え食品の安全性問題など，食品の安全性や安心感を脅かす問題が発

表2-1　わが国で過去に起こった主な食品事故

1953年頃	熊本県水俣市で魚介類への有機水銀汚染（工場廃水が原因）による水俣病が発生
1955年	粉ミルクによるヒ素中毒事件
1960年頃	富山県神通川流域で米への鉱毒（カドミウム）汚染によりイタイイタイ病が発生
1965年頃	新潟県阿賀野川流域で魚介類への有機水銀汚染（工場廃水が原因）による新潟水俣病が発生
1968年	北部九州を中心にPCB混入米ぬか油による油症事件が発生
1996年	大阪府堺市ほか全国で突如として腸管出血性大腸菌O157の集団食中毒が多発
2000年	大阪の工場で製造された牛乳による大規模なブドウ球菌食中毒が発生
2011年	富山県や石川県を中心にした焼肉チェーン店でのユッケ喫食によるO111の食中毒（死者3名）が発生

生したため，消費者の衣食住における安全・安心確保を図る目的で消費者庁ならびに消費者委員会が設置されるとともに，消費者安全法が制定（2009年）され消費者庁も新設された．2013 年には食品の表示に関することが食品表示法として一本化され，2015 年に消費者庁より食品表示基準が公表された．

食品表示法，食品表示基準 ☞ 3 章（17 頁）

　また，食品流通の広域化やグローバル化，消費者の食生活の多様化と健康志向増大にともなう健康増進食品の急増などの社会的背景の中で，広域的食中毒の発生や国際的な衛生規格との整合性推進，健康増進食品による健康被害の発生など，新たな課題も生じてきたため，2018 年に食品衛生法の大幅な改正が行われた．今後とも食品衛生行政は国民の健康を守り，より安全で衛生的な食生活の確保・維持のため，また，国民の食品への信頼感，安心感を保つため，消費者保護の観点を強化した一層の行政努力が求められている．

2. 行政システム

　　食品安全基本法によって，食品の安全性確保にリスク分析の考え方が導入され，図 2-1 に示した食品のリスク管理システムが構築された．すなわち，

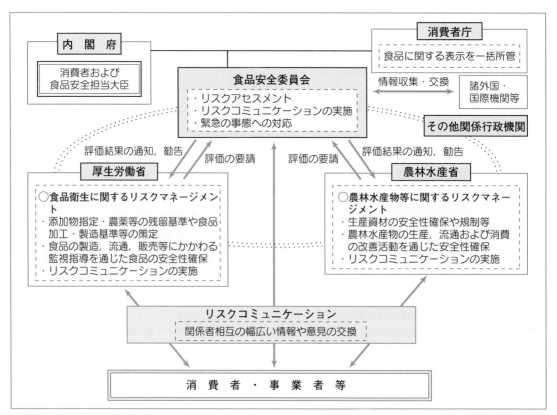

図 2-1　食品のリスク管理システム　　　　　　　　　（食品衛生研究 53，2003 をもとに作成）

内閣府に設置された食品安全委員会が専門的な立場から食品の健康影響評価（リスクアセスメントという）を行い，それに基づいて厚生労働省や農林水産省がそれぞれ食品全般または農畜水産食品原料の安全性確保に必要な行政を遂行（リスクマネージメントという）するというものである．同時に，関係省庁間はもちろん，食品事業者や消費者とも，食品の安全性に関する情報収集，発信，広報，意見交換（リスクコミュニケーションという）を実施していくというシステムである（表2-2）．これにより，従来から実施されてきた食品衛生行政の責務が食品の安全性確保という大枠の行政システムの中に位置づけされたものといえる．食品安全基本法の成立により，食品衛生行政には，新たにリスクコミュニケーションという任務のほか，より効率的で

表2-2　リスク管理システムにおけるリスク分析の3要素

食品の安全性を脅かすリスク（危害または危険性）を管理していくには，次の三つの要素が重要といわれている
・リスクアセスメント（科学ベース）
　リスクの規模や人の健康に対する影響を科学的に評価する
・リスクマネージメント（政策ベース）
　リスクの発生を防止または減少させるための措置や制御方法を立案して実施する
・リスクコミュニケーション
　リスクに関する情報を，生産者，消費者，行政関係者等の食品およびその関連物資にかかわるすべての者が，互いに安全性に関する情報を収集・発信・公開し合って共有する

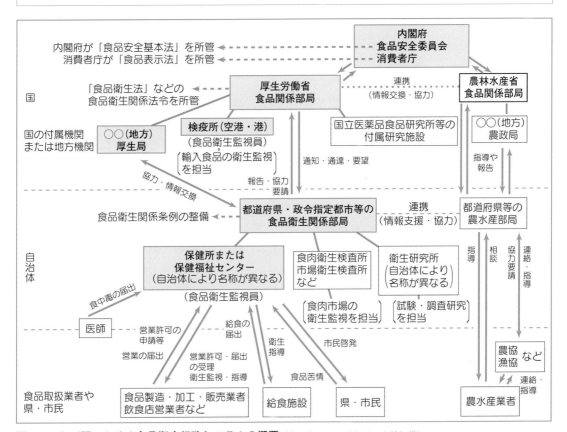

図2-2　わが国における食品衛生行政システムの概要（青の枠で囲んだ部分が中核組織）

的確なリスクマネージメントが求められている．その業務内容にはかなり大幅な変更が行われているが，それらを遂行していく食品衛生行政システムの骨格については基本的には変わってはいない．わが国における食品衛生行政システムの骨格と，それに関連する主要な組織を図2-2に示した．

　国のレベルでは，食品衛生に関係した法令の整備や規格基準の設定など，食品全般の衛生確保に関する根幹的な業務は厚生労働省の食品関係部局が担当している．食品の原材料（原料または食材）となる農畜水産物の供給と流通を適正化し，その品質維持と向上，安全性確保にかかわる業務は農林水産省が担当している．なお，2009年に消費者安全法が制定され，消費者庁が発足したのに伴い，食品の表示に関する所管が消費者庁において一元的に取り扱われることとなった．

　一方，各地域において，食品製造・加工業者，食品販売業者，飲食店営業者などに対する衛生監視や指導，営業の許可や取り消し，食中毒発生時の原因調査など，食品衛生に関する実働的な業務は，地方自治体（都道府県，政令指定都市，政令市ならびに東京特別区）の食品衛生監視員が担当している．これらの食品衛生監視員は，主に保健所（食品衛生監視員が所属する施設は自治体により異なり，保健所，保健福祉センター，食品監視センター，市場衛生検査所，食品衛生検査所などさまざまである）に配置され，各自治体の食品衛生関係部局（本庁部局と呼ばれる）の指示を受けて管轄区域ごとに業務を行っている．

　国（厚生労働省）に所属している食品衛生監視員は国際空港や国際港に設置されている検疫所などに配置されており，主として輸入食品の衛生確保を担当している．

　このように，食品衛生行政は，厚生労働省が基本的な業務を主管（農畜水産食品原料については農林水産省，食品の安全性評価については内閣府食品安全委員会が担当）し，その方針と指導に基づいて各地方自治体の食品衛生関係部局が保健所等に配置した食品衛生監視員に第一線業務を実働させるしくみになっている．食品衛生監視員の具体的な仕事については後述する．

　食品衛生に関する試験検査や調査研究は，自治体の保健所検査課や衛生研究所（これも自治体により，衛生研究所，保健環境研究所，保健環境センターなど名称はさまざまである）などで行われているが，自治体で実施できない高度な試験検査や広域的な調査研究は，厚生労働省に所属する国立医薬品食品研究所などが担当している．また，民間の登録検査機関※においても，食品等の衛生検査が行われている．これらの試験研究機関は食品に含まれる有害成分の分析や食中毒原因菌の検査などを実施して，食品衛生行政の第一線で働く食品衛生監視員の業務や食品等事業者の食品等の安全性向上に貢献している．また，これらの試験研究機関で調査研究されたデータや成果は，新たな食中毒細菌の指定や有害物質の許容基準などの制定に利用されている．

※
登録検査機関：食品衛生法に基づいて，厚生労働省から認定された民間の食品検査機関で，2019年現在，全国で約100検査機関が登録されている．

3. 対象と範囲

　食品衛生行政が対象とするものは，食品，食品添加物，食品に接触する器具・容器包装，食品や食器の洗浄剤，乳幼児が口にするおそれがあるおもちゃ（ガラガラ，積み木，折り紙など）など，人が食べたり飲んだり口に触れたりするもので，薬品，医薬部外品（歯磨き粉など），化粧品（口紅など）を除くすべてのものを対象としている．ミネラルウォーターなどの容器入り飲料水も対象となる（水道水に関してだけは水道法という法律により特別に規制している）．ただし，動物の餌（飼料）や農作物の肥料などは，人が口にするものではないので当然，食品衛生行政の対象ではない．しかし，農作物に使用する農薬や，畜産業や水産養殖業で使用する抗菌剤などは，人が口にする食品に残留するおそれがあるため，食品中での残留基準が設定され規制されている．PCBや重金属などの環境汚染物質も，食品への混入（汚染）許容濃度が設定され，許容濃度を超えた食品は排除されている．

　すなわち，人が口にするあらゆる飲食物およびその関連物資が食品衛生行政の対象であり，それらに起因する健康上の危害の発生防止と被害の拡大防止が食品衛生行政の最大の責務といってもよい．

❖ ❖ ❖ 健康上の危害（リスク）❖ ❖ ❖

　健康上の危害（リスク）とは，食中毒を引き起こす原因物，感染症や寄生虫症を引き起こす原因物，慢性疾患や発がんを引き起こす原因物，口内裂傷を引き起こす金属等の異物などで，摂取した人がなんらかの健康被害を受けることまたはその原因物を指す．広い意味では，腐敗，異臭，不潔など，人に嫌悪感や不快感を与えることもリスクとみなしてよい．したがって，毛髪などの異物混入もリスクにあげられる．

---

4. 食品衛生監視員と食品衛生管理者・食品衛生責任者

a. 食品衛生監視員

　食品衛生監視員には，前述のように，国（厚生労働省）に所属する食品衛生監視員と都道府県等の地方公共団体に所属する食品衛生監視員がおり，それぞれの担当業務は次のように区分されている．

1）国の食品衛生監視員業務

　国の食品衛生監視員は，輸出入食品を扱う空港や港に設置された検疫所で主に輸入食品の衛生監視と検査にあたっており，わが国で許可されていない添加物が使用された食品や腐敗変敗食品，カビ毒等の有害化学物質を含有す

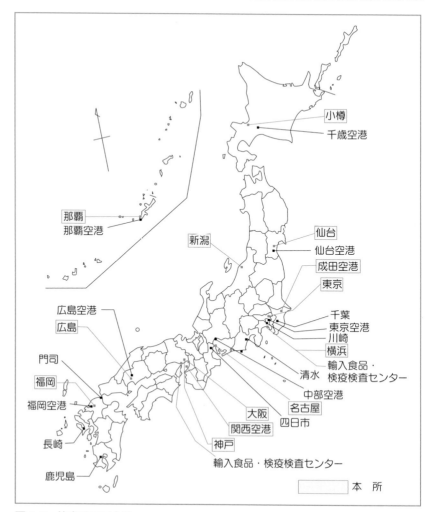

図2-3　検疫所の所在地（出張所を除く）

る食品などの不良な輸入食品の排除を行っている．しかし，輸入食品は年々
増加しているため，書類審査だけのものも多く，輸入食品の全品が検査され
ているわけではない．したがって，国内流通過程で不良食品が発見されるこ
とも時々あるのが実情である．図2-3に検疫所の所在地を，図2-4に輸入食
品の経年推移を示した．

2）地方自治体の食品衛生監視員業務

・**営業許可に関する業務**：施設基準に適合している飲食店や食品製造業など
　に営業許可をおろしたり，不適合な場合に営業許可を取り消すなどの業
　務．
・**食品取り扱い業者に対する衛生監視・指導**：食品を取り扱うすべての業者
　に対する衛生監視や指導，食品の抜き取り検査（収去という），衛生講習
　などの業務．
・**食中毒や食品苦情の発生時の原因調査，行政処分，再発防止指導**：食中毒

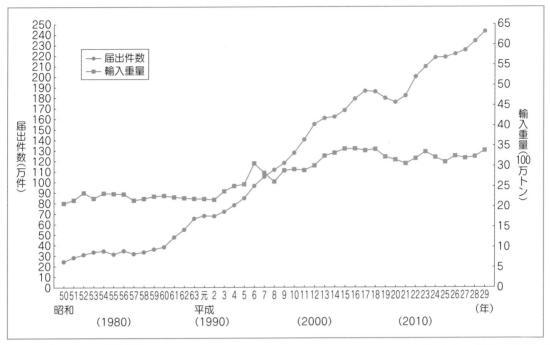

図2-4　輸入食品の経年推移　　　　　　　　（厚生労働省：平成29年度輸入食品監視統計より引用）

の発生時の原因究明調査や原因業者の行政処分（営業停止や営業禁止など），改善指導のほか，異物混入などの消費者からの食品苦情への対応と業者指導などの業務．

・**集団給食の開始届けの受理と衛生監視・指導**：集団給食施設からの給食開始届けの受理とそれらの施設に対する衛生監視・指導業務．

・**消費者（市民）に対する食品衛生に関する啓発業務**：食中毒予防教室やバザー等開催時の衛生指導などの業務．

　食品衛生監視員は科学的・専門的知識を必要とするため，次の①〜④いずれかの資格をもつ者しかなれない．

① 厚生労働大臣の指定した食品衛生監視員の養成施設において，所定の課程を修了した者．

② 医師，歯科医師，薬剤師または獣医師．

③ 学校教育法に基づく大学もしくは高等専門学校において医学，歯学，薬学，獣医学，畜産学，水産学または農芸化学の課程を修めて卒業した者．

④ 栄養士で2年以上食品衛生行政に関する事務に従事した経験を有する者．

　現在，管理栄養士養成施設（大学等）の多くの施設が，上記①の指定を受けており，その施設の卒業者であれば食品衛生監視員になる資格（ただし，採用され任命されることが前提の任用資格）を有している．

b. 食品衛生管理者・食品衛生責任者

食品の安全性確保や衛生状態の向上は行政側だけの努力では不十分であり，食品の製造・加工・流通・販売・調理提供に携わる食品取扱業者側の日常的な努力が不可欠である．したがって，食品取扱業者は食品衛生管理者または食品衛生責任者を配置して，それぞれの業種における食品衛生の維持と向上に努める責任がある．

1) 食品衛生管理者

ミスがあった場合には多数の消費者に食品衛生上の重大な被害を与えかねない11種食品※の製造・加工業種は，それらの食品の衛生確保を厳しく守るために食品衛生管理者を配置しなければならないことになっている．

・**食品衛生管理者の責務**：営業者による法令遵守および食品衛生上の危害の発生防止のため，当該施設において衛生管理方法などの必要な注意をしなければならないことである．さらに，食品衛生管理者の新たな責務として「営業者に対して必要な意見を述べ」，営業者は「食品衛生管理者の意見を尊重しなければならない」ことが2003年の食品衛生法改正で追加された．

食品衛生管理者になれる者は，前記の「食品衛生監視員になれる者」以外に，厚生労働大臣が指定した講習会を受講した者など，一定の専門的知識をもった者である．

2) 食品衛生責任者

前記の11種の食品以外の食品取り扱い業種は都道府県等の条例により食品衛生責任者を配置することが定められている．食品衛生責任者になることができる者の条件は自治体により多少異なるが，およそ次のとおりである．

・食品衛生管理者の資格者，栄養士，管理栄養士，調理師，製菓衛生師．
・保健所が開催する食品衛生責任者講習を受講した者．

5. 食品衛生行政と食品等事業者

食品衛生法では，給食を含む食品等事業者がみずから食品の安全性確保に努める責任を明文化している．したがって，食品等事業者は食品衛生に関する基本的な知識や食品衛生に関する行政機構や法令についても熟知すると同時に，施設の衛生維持や従業員の衛生教育，食中毒発生の予防，HACCPや食品表示に関する知識修得に努める必要がある．

また，栄養士（管理栄養士を含む）は，食品衛生行政における給食施設の位置づけについて，次のことも十分認識しておく必要がある．

給食業務は，営利を目的とした営業行為ではないので，食品衛生法で規定する営業許可は不要である．しかし多数の人間に食品（食事）を提供するため，それらの食品の衛生確保は当然必要であることから，給食を開始するに

※

全粉乳，加糖粉乳，調製粉乳，食肉製品，魚肉ハム，魚肉ソーセージ，放射線照射食品，食用油脂，マーガリン，ショートニング，添加物．

食品等事業者☞3章（コラム，21頁）

HACCP☞12章（223頁）

❁ ❁ ❁ **特定給食施設** ❁ ❁ ❁

　特定給食施設とは，健康増進法（2002年に栄養改善法を改正して制定）により，従来「集団給食施設」と呼ばれていたものをそう呼称することになったもので，一定の条件を満たす給食施設はすべて該当する．健康増進法では，特定給食施設における栄養管理基準，管理栄養士の配置義務がある特定給食施設の条件やそれを配置しなかった場合の罰則，栄養に関する情報の提供義務なども定めている．

あたっては「開始届」が，廃止または休止する場合には「廃止（休止）届」が必要である．「給食開始届」を受けて，管轄保健所の食品衛生監視員と栄養士によって給食施設内部の点検や衛生指導，栄養指導が行われる．

　病院，学校，保育園，老人保健施設，事業所などの集団給食施設（健康増進法では特定給食施設という）における食品衛生の責任は栄養士が担っているため，もし，給食施設で食中毒が発生した場合には，栄養士はその施設の食品衛生の責任者として食品衛生監視員からの聴取や原因究明のための調査に協力しなければならない．また，提供した給食の保存食の管理も栄養士の業務である．給食施設以外で働く栄養士も食品衛生確保の責任者になる場合が多く，調理従事者の衛生指導，健康管理，衛生教育，施設設備の衛生管理なども栄養士の責任業務となる．

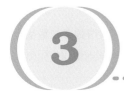 食品衛生関連法規

1. 食品衛生に関連した主な法令

　食品衛生に関連した法令には食品安全基本法や食品衛生法のほか，いくつかの関連法令がある．食品衛生に関連した法令のうち主要なものについて，その概要を述べる．

a. 食品安全基本法

　2001 ～ 2002 年（平成 13 ～ 14 年）にわが国で大きな社会問題となった牛海綿状脳症（bovine spongiform encephalopathy：BSE）の発生とそれに関連した食肉の偽装事件や，それが契機となって次々と明らかになった農産物の産地詐称事件や食品添加物の不正使用事件などにより，国民の食品に対する不安感と不信感が一挙に増大し，深刻な社会不安を引き起こしたことに対して 2003 年（平成 15 年）に新たに制定された※．

　食品安全基本法の骨子は，

① 食品の安全性の確保についての基本理念として，国民の健康保護が最も重要であるとの基本認識を明らかにしたこと．

② リスク管理システムを導入し，食品安全行政の統一的，総合的な推進を明示したこと．

③ リスク評価の実施を主な任務とする食品安全委員会を内閣府に設置したこと．

であり，リスク評価とリスク制御とを徹底するために，関係者相互間のリスクコミュニケーション（情報・意見交換）を重視している．

> ※
> 条文は，インターネット上の「電子政府の総合窓口イーガブ――法令データ提供システム」内にある食品安全基本法のサイト（http://elaws.e-gov.go.jp/search/elawsSearch/elaws_search/lsg0500/detail?lawId=415AC0000000048）を参照．

リスク管理システム☞ 2 章（図 2-1, 6 頁）

b. 食品衛生法

　広域的な食中毒の発生や，食品流通のグローバル化に伴う衛生規格の国際的整合性推進などの理由から，2018 年に食品衛生法が大幅に改正された（20 頁以降に詳述）．

　改正された要点は次のとおりである．

・広域的な食中毒事案への対策強化：広域的な食中毒発生時に，国や都道府県が連携協力するため，広域連携協議会を設置．

・HACCP に沿った衛生管理の制度化：原則として，すべての食品等事業者に，一般衛生管理に加え HACCP に沿った衛生管理を義務化（代わりに，改正前にあった「食品総合衛生管理製造過程」（（HACCP 手法による食品

製造))承認制度を廃止).

ポジティブリスト制度☞3
章(コラム,23頁)

- **特別の注意を必要とする成分等を含む食品による健康被害情報の収集強化**:特別の注意を必要とする成分等を含む食品による健康被害情報の届出を制度化.
- **国際整合的な食品用器具・容器包装の衛生規制を整備**:食品用器具・容器包装にもポジティブリスト制度を導入.
- **営業許可制度の見直し,営業届出制度の創設**:営業許可業種の見直しや営業届出制度の新設.
- **食品リコール情報の報告制度の創設**:営業者がリコール(自主回収)する場合,自治体への報告を義務化.
- **輸入食品の安全性確保,食品輸出の事務規定創設**:輸入食品のHACCP確認や衛生証明書の添付を義務化,食品輸出にかかわる自治体等の事務規定の新設.

なお,食品および添加物の表示に関しては2013年に成立した食品表示法にすでに移管されている(器具・容器包装,洗浄剤などの表示規定は食品衛生法に存置).

食品衛生法が制定されてからの食品衛生法関係の主要な改正を,表3-1に示す.

表3-1 **食品衛生法関係の主な改正等**

食品衛生法(政令等も含む)関係の改正で主要なものは次のとおりである
1947年(食品衛生法制定):保健所による科学的な衛生行政の開始
1953年:粉ミルクによるヒ素中毒事件を受けた添加物の規制等の大幅な改正
1971年:牛乳中の残留農薬の許容基準を設定
1973年:水俣病事件を受けて魚介類の水銀の暫定基準を設定
1982年:食中毒菌としてナグビブリオ等を追加
1989年:食品に使用された添加物は原則として表示することを義務化
1994年:製造年月日表示から消費期限等への表示制度の改正
1996年:総合衛生管理製造過程の承認制度発足(2018年に廃止)
2000年:組換えDNA技術応用食品(遺伝子組換え食品)の規制強化
2001年:アレルギー成分含有食品の表示の義務化等
2003年:食品安全基本法成立に伴い,法の目的も変更した改正
2008年:ノロウイルス食中毒の多発を考慮して,「大量調理施設衛生管理マニュアル」を大幅に改正
2009年:エビ,カニが食物アレルギーの特定原材料として追加
2011年:福島原発事故を受けて,食品中の放射能の規制値が強化
同年 :ユッケ喫食による死亡事件を受けて「生食用食肉等の安全性確保について」を改正し,生肉提供の規制を強化
2013年:食品表示法成立(食品および添加物の表示基準を食品表示法に移管)
2015年:食品表示基準公表(生鮮食品,加工食品,添加物別に表示の基準を制定)
2018年:食品衛生法改正(HACCP導入を全食品事業者に原則的に義務化など)

c. 食品表示法

　食品を摂取する際の安全性および一般消費者の自主的かつ合理的な食品選択の機会を確保するため，食品表示法が制定（2013年6月公布，2015年4月施行）された．このことにより従来，食品衛生法，農林物資の規格化及び品質表示の適正化に関する法律（通称 JAS（Japanese Agricultural Standard）法．2015年の食品表示法の成立に伴って，農林物資の規格化等に関する法律に改称），健康増進法などさまざまな法律で別個に決められていた食品に関する表示が内閣府消費者庁所管のもとで一元化されることになり，食品表示法に基づく食品表示基準が制定された．新しく定められた食品表示基準では，加工食品，生鮮食品，添加物別に，一般用（消費者用）食品と業務用（業者用）食品に区分して表示の厳格化が求められている．厳格化された項目としては，原材料名表示の仕方，栄養成分表示の義務化，アレルギー表示法，違反に対する罰則の強化などである．また，新たに機能性表示食品制度も追加された（くわしくは「7. 食品表示法に基づく食品表示基準」を参照）．

　なお，食品の内容量（重量や個数等）を正確に表示することは計量法で義務づけられており，また，誇大広告や不当な景品を付けて食品の品質を惑わすことは「不当景品類及び不当表示防止法（通称：不当景品法）」で厳しく禁止されており，これらの項目は食品表示法による規制の範ちゅうからはずされている．

♣ ♣ ♣ 新しい食品表示基準の骨子（変更・追加点）♣ ♣ ♣

　食品表示法に基づく食品表示基準の骨子は次のとおりである．
- 対象食品を，加工食品，生鮮食品，添加物に大別して定め，加工食品と生鮮食品の区分の仕方を明確化.
- 食品及び食品関連事業者等の区分（一般消費者向けの食品扱い業者と業務用食品扱い業者等の区分）ごとに定める.
- 表示方法は，横断的事項の表示と，個別的事項の表示に分ける.
　横断的事項の表示：食品名称や保存方法など，食品に共通する表示.
　個別的事項の表示：食肉製品や冷凍食品など，個別の食品（群）に求められる表示.
- 消費者向け加工食品に栄養表示を原則として義務化.
- 原材料名と添加物名を分けて表示し，原材料表示のルールを変更.
- 表示責任者名が製造所名と異なる場合は両方の表示を義務化.
- アレルゲン表示対象食品の拡大と表示方法の改善.
- 新たな機能性表示食品の創設.
- 製造所固有記号制度を改善.
- 表示レイアウトの改善（文字を8ポイント活字に変更，ほか）など.
　ただし，これら新基準への完全移行には加工食品では5年間の経過措置（猶予期間）が設けられているので，2020年3月までは旧基準の表示に沿った加工食品も流通する（生鮮食品の猶予期間は2016年9月で終了）.

d. と畜場法および食鳥検査法

　と畜場法は食肉となる獣畜（ウシ，ブタなど）のとさつなど処理の適正化や安全な食肉の供給について規制や基準を定めた法令であり，食鳥検査法（正式名称は「食鳥処理の事業の規制及び食鳥検査に関する法律」）はニワトリなどの食鳥の処理の適正化や安全な食鳥肉の供給について定めた法令である．と畜検査についてはと畜検査員が，食鳥検査については食鳥検査員があたることも定められている．なお，ウシやブタなどをと畜検査員の立ち会いなしで食肉用に殺すこと（密殺）は禁止されており，処罰される．

e. 健康増進法

　健康増進法は，国民の急速な高齢化や生活習慣病の増加など，健康増進の必要性が増大してきたことを受けて，従来の「栄養改善法」を改正して2002年（平成14年）に制定された．法の主旨は国民の健康増進や国民保健の向上を目的に，健康増進計画，国民健康・栄養調査，特定給食施設，受動喫煙の防止，栄養表示など，健康増進にかかわる事項の規定や基準が定められている．食品衛生や安全性との関連では，特定保健用食品や特別用途食品の規定，特定給食施設に関する規定などが食品衛生法と関連が深い．なお，特定保健用食品等の表示基準については食品表示法に移管された．

特定給食施設☞2章
（コラム，13頁）

f. 農林物資の規格化等に関する法律
　　（いわゆる JAS 法）

　この法律は主として，農畜水産食品の品質安定化と取引の公正化を目的にしているが，食品の品質と安全性は密接に関係しており食品衛生に関連する規定も多い．とくに，生鮮食品と加工食品の区分，賞味期限設定，遺伝子組換え食品などは密接に関連している．

　この法律では，農林水産大臣が定めた日本農林規格（いわゆる JAS 規格），品質の格付けに関する規定，遺伝子組換え食品の規定などを定めている．JAS 規格を満たしている場合に認められてきた JAS マークは食品の品質を

❀ ❀ ❀ JAS 法 ❀ ❀ ❀

　従来の正式名称は，農林物資の規格化及び品質表示の適正化に関する法律であったが，2013年の食品表示法の成立に伴い，農林物資の規格化等に関する法律に改称された．
　本法の制定主旨（目的）は，農林物資の規格制定と普及により品質の改善，精算と消費の合理化・円滑化，農業生産の振興，消費者利益の保護などであり，通常 JAS 法と呼ばれている．具体的には，主要な農林物資に日本農林規格（JAS 規格）を制定するほか，農林物資の格付けや，品質表示制度の制定，生鮮食料品の原産地表示，有機食品の検査認証・表示制度，遺伝子組換え食品の表示などをうたっていたが，食品表示法の成立に伴い農林物資の表示にかかわる部分はすべて食品表示法に移管された．

保証する制度として国民に長い間信頼されてきたが，食品の表示に関しては
食品表示法で一元的に取り扱われることになったため，農林物資（食品）の
表示に関する部分は本法から削除され食品表示法に移管された.

g. 水道法

　水道法は，水道の布設や管理，計画的整備と水道事業の保護育成，清浄な
水の供給などを図ることにより公衆衛生の向上と生活環境の改善に貢献する
ことを目的に制定されており，施設設備基準や水質基準等を設定して飲料水
としての水道水の安全性確保を図っている.

水質基準☞12章
（表12-3, 221頁）

h. 農薬取締法および飼料安全法

　農薬取締法は農作物生産にあたって使用する農薬の製造と使用に関する規
制を定めた法令であるが，使用された農薬は野菜，果物，穀物などの農産物
食品に残留するおそれもあるため，それらの食品の安全性に深くかかわって
いる. したがって，食品衛生法では後述するように農産物や牛乳，食肉など
の畜産食品の残留農薬について詳細な許容基準（残留基準という）を設定し
て違反食品の排除を行っている.

　飼料安全法（正式名称は「飼料の安全性の確保及び品質の改善に関する法
律」）は養鶏や養豚などに使用する飼料の安全性と品質を定めた法律で，飼
料に添加する抗菌剤などに関する基準なども設定されている. もし，畜産現
場で不適正な飼料投与があれば食肉や牛乳，食鳥肉や鶏卵に抗菌剤などが混
入して人に悪影響を及ぼす. したがって，食品衛生法では食肉，牛乳，鶏卵
などの畜産食品における残留抗菌剤などの動物用医薬品についても許容基準
を設定して違反食品の排除を行っている.

　これら農畜水産食品の安全性に関係する法令も，食品安全基本法の制定に
ともなって必要な改正を行い，規制等の強化が図られた.

i. その他の食品衛生関連法令

　上記以外では，物品に対する安全性を求める消費者の権利を認める「消費
者保護法」や，製品の欠陥を原因とする被害については故意・過失のいかん
を問わず製造者が賠償責任を負うという「製造物責任法（いわゆるPL法）」
なども，食品の安全性に関係した法令といえる. また，栄養士法，調理師
法，製菓衛生師法など，食品を扱う職種の資格を規定した法令や，感染症法
（正式名称は「感染症の予防及び感染症の患者に対する医療に関する法律」）
や保健所等の業務を規定した地域保健法なども食品衛生とのかかわりが深い
法令である.

PL法：product
liability法

2.　食品衛生法

a. 食品衛生法の構成と概要

※
2018年に改正された食品衛生法は，改正条文の施行年が異なる2段階改正となっているため，条文番号も施行年とともに変わるが，ここでは最終施行年での条文番号で記述を統一している．

　2018年に改正された食品衛生法※は，第1章から第11章までに区分された約89条から成り立っている．その構成（章立て）と，それぞれの章に区分されている条文の概要（章名のあとにカッコ書きで記載）を示す．

第1章　総則（法の目的，国および地方公共団体の責務，食品等事業者の責務，用語の定義）

第2章　食品及び添加物（清潔衛生の原則，不衛生食品等の販売の禁止，新開発食品の販売禁止，病肉等の販売の制限，添加物等の販売等の制限，食品等の規格基準，輸入食品の安全性確保）

第3章　器具及び容器包装（清潔衛生の原則，有毒器具等の販売等の禁止，器具等の規格基準）

第4章　表示及び広告（器具・容器包装の表示の基準，虚偽・誇大表示等の禁止）

第5章　食品添加物公定書（食品添加物公定書の規定）

第6章　監視指導指針及び計画（広域食中毒発生時の連携，監視指導の方針と計画）

第7章　検査（食品の検査，検査命令，輸入の届出，報告・臨検・収去，衛生検査施設，食品衛生監視員）

第8章　登録検査機関（登録の申請・登録要件・届出・登録の更新，検査義務ほか）

第9章　営業（食品衛生管理者，有毒物質の混入防止の措置基準，HACCPの導入，営業施設の基準，営業許可，営業届出制度，リコール報告，廃棄命令，許可の取り消し・営業禁止などの規定）

第10章　雑則（国庫の負担，中毒患者の届出，死体の解剖，飲食店営業者等に対する助言，大都市の特例，権限の委任などの規定）

第11章　罰則（各条の違反等に対する罰則規定）

以下，食品衛生法の要点について述べる※．

b. 目的と規制の範囲

※
食品衛生法全体については，前述の「法令データ提供システム」内にある食品衛生法サイト（http://elaws.e-gov.go.jp/search/elawsSearch/elaws_search/lsg0500/detail?lawId=322AC0000000233）を参照.

　食品衛生法の目的は，その第1条に「この法律は，食品の安全性の確保のため公衆衛生の見地から必要な規制その他の措置を講ずることにより，飲食に起因する衛生上の危害の発生を防止し，もって国民の健康の保護を図ることを目的としている」と書かれてあるように，食品による健康の保護を第一の目的としている．「衛生上の危害」について明確には食品衛生法の中で示されていないが，食品として不適格なものとして，次のものがあげられている（第6条，第7条，第9条）.

・病原微生物を含むか，またはそのおそれがあるもの.

・有害な化学物質を含むか，またはそのおそれがあるもの.

・カビが生えたり，異物を含むもの.

・不潔または非衛生なもの.

・飲食に供されることがなかったもので，人の健康を損なうおそれがないとの保証がないもの.

・病畜肉.

　これからわかるように，食品衛生法では，喫食によって発生する直接的な健康被害だけではなく，異臭や異味，不潔などの不快感を催すものも衛生上の危害として含められている．このうち，最も重大な食品による直接的な健康被害とは次のようなものがあげられる.

①　病原微生物による食中毒や経口感染症，寄生虫症.

②　有害化学物質（放射能を含む）や自然毒による中毒や健康障害，発がんなどの疾病.

③　金属異物などによる傷害.

④　食物成分によるアレルギー疾患.

　なお，食品衛生法の規制の対象は，すべての飲食物だけでなく，食品添加物，食品に使う器具や容器包装，食器や食材に使う洗浄剤，幼児が口にするおもちゃなども含まれる.

c. 国および都道府県等ならびに食品等事業者の責務

　国および都道府県等には食品衛生に関する知識と情報の普及，研究推進や検査技術の向上などを責務として課すと同時に，食品等事業者に対しては自らの責任において安全性を確保することを求めている．具体的には，安全性確保に必要な知識と技術の習得，原材料の安全性の確保，自主検査の実施，原材料仕入先の名称等の記録と保存，危害が生じた場合の製品の廃棄などが食品等事業者の責務になっている．このように，食品を扱う営業者（添加物や器具容器包装を扱う業者も同じ）や給食事業者には，食品の安全性確保に関する責任が明確に求められており，食品等事業者のもとで働くことが多い管理栄養士・栄養士としては，安全性確保に必要な知識と技術の向上に努力すると同時に，原材料の安全性の確保や自主検査の実施，原材料仕入先の名

❧ ❧ ❧ 食品等事業者 ❧ ❧ ❧

　食品等事業者とは，食品，添加物または器具・容器包装に対し，採取，製造，輸入，加工，調理，貯蔵，運搬，販売のいずれかを営む人または法人（すなわち食品営業者のこと），および学校，病院，その他の施設において継続的に不特定もしくは多数の者に食品を供与する人または法人（すなわち給食事業者のこと）と定義されている．つまり，食品営業者と給食事業者の両者を含めた用語として理解してよい．給食事業者が営業者と区別されている理由については，コラム「給食施設は届け出制」（26頁）を参照のこと.

表 3-2 魚肉ねり製品の規格基準（要約）

＜成分規格＞
・大腸菌群：陰性
・亜硝酸根：魚肉ソーセージ，魚肉ハムにあっては 0.050g/kg 以下
＜製造基準（要点のみ）＞
・製造に使用する魚類は鮮度が良好であること
・魚体やおろした魚肉は十分に洗浄して清潔な容器に入れること
・水さらしは衛生的な水を使い十分換水すること
・使用する砂糖やでん粉，香辛料は芽胞数が 1,000/g 以下のものを使用すること
・殺菌は中心温度が 75℃以上で加熱すること（魚肉ねり製品の種類で，示されている
　殺菌温度は異なる）
＜保存基準（要点のみ）＞
・10℃以下で保存すること（ただし，気密性の容器包装に充填されて高温殺菌された
　ものや，pH または水分活性が一定の値以下を示すものは除外される）
・製品は清潔で衛生的な包装等をして運搬すること

表 3-3 牛乳の規格基準（要約）

＜成分規格（要点のみ）＞
・比重　　　　：1.028〜1.034（ジャージー種の乳は 1.028〜1.036）
・酸度　　　　：0.18%以下（ジャージー種の乳は 0.20 以下）
・無脂乳固形分：8.0%以上
・乳脂肪分　　：3.0%以上
・細菌数　　　：1mL あたり 5 万以下
・大腸菌群　　：陰性
＜製造基準＞
・殺菌は 63〜65℃で 30 分以上，またはこれと同等以上の効果を有する方法で加熱
　殺菌すること
＜保存基準＞
・殺菌後ただちに 10℃以下に冷却して保存すること（常温保存可能品を除く）
・常温保存可能品は常温を超えない温度で保存すること

称等の記録と保存を日常業務として行っていく必要がある．

3. 食品衛生法が定める規格基準

a. 食品および乳・乳製品の規格基準

　食品および乳・乳製品については，食品衛生法省令において成分規格，製造基準，保存基準などが定められている（食品および添加物の表示の基準は，食品表示法に移管されたが器具・容器包装の表示の基準は本法に存置）．成分規格とは含まれる成分（化学物質だけでなく微生物も該当する）についての衛生的な許容限度のことであり，製造基準，保存基準はそれぞれ製造，保存に関して遵守しなければならない要件をいう．なお，食品によっては製

❖ ❖ ❖ 衛生指標細菌 ❖ ❖ ❖

　食品の規格基準で設定されている「一般細菌数（生菌数ともいう）」,「大腸菌群」,「大腸菌」（E. coli の最確数（most probable number：MPN）を含む）などは衛生指標細菌と呼ばれ，それらには病原性はないが，病原菌の汚染指標や非衛生な取り扱いの指標として用いられている.「一般細菌数」は一般的な雑菌の数を表し，「大腸菌群」は汚水や土壌汚染または非衛生的な取り扱い（加熱食品の場合は加熱の適正さや加熱後の二次汚染の有無）,「大腸菌」はふん便汚染の指標として利用されている. これらが規格基準をオーバーしたからといってすぐに食中毒を起こすわけではないが，衛生的ではないということで違反食品になり，回収や廃棄の対象になる.

造基準の代わりに加工基準または調理基準が設定されている場合もある. これらの成分規格，製造基準，保存基準等を総称して規格基準と呼ぶ. 食品の規格基準の一例として，魚肉ねり製品（かまぼこやちくわなどを指す）の規格基準を表 3-2 に，乳・乳製品の一例として牛乳の規格基準を表 3-3 に示す. 乳・乳製品は乳幼児から高齢者まで国民各層に幅広く消費され，かつ衛生的な問題があった場合にはその影響が非常に大きいため，これらについては食品一般と区別されて，特別な省令（乳等省令と呼ばれる）により細かな規格基準が設定されている※.

　また，上記の成分規格等の規格基準のほかに，野菜果実などにおける残留農薬の残留基準※（残留が許される最大濃度の意. 以下同じ），畜肉や養殖魚などにおける抗生物質および合成抗菌剤等の動物用医薬品（飼料添加物を含む）の残留基準，乳類や魚介類におけるポリ塩化ビフェニル（polychlorobiphenyl：PCB）や水銀の暫定的規制値（残留基準と意味は同じ），ナッツ類や穀類におけるアフラトキシン等のカビ毒や貝類における貝毒の暫定的規制値なども設定されている. 残留農薬または動物用医薬品の残留基準は年々その種類と対象食品数が増加しており，また農林水産分野における農薬や動物用医薬品の使用は変化するため，食品中の残留基準設定だけでは対応できないことから，現在ではポジティブリスト制度が導入されている. 個別の基準が設定されていない農薬等については一律基準として，0.01 ppm を超えて残

※
厚生労働省の「法令等データベースシステム（https://www.mhlw.go.jp/hourei/)」を参照.

※
残留農薬等基準については，公益財団法人日本食品化学研究振興財団のサイト（https://www.ffcr.or.jp/zanryu/index.html）を参照.

❖ ❖ ❖ ポジティブリスト制度 ❖ ❖ ❖

　食品に添加または混入（残留や汚染も含まれる）する化学物質で，人の健康には影響しない（被害をもたらさない）ことが明らかにされている物質や濃度をリストとして明示（これをポジティブリストと呼ぶ）し，そのリストにない物質や濃度についてはすべて禁止するという考え方である. 食品添加物の規制では以前から採用されているが，残留農薬や動物用医薬品（飼料添加物も含む）については 2003 年の食品衛生法の改正により，食品用の器具・容器包装については 2018 年の食品衛生法の改正により導入された.

表 3-4　食品添加物の使用基準の例

用途名	物質名	対象食品	使用量	使用制限
発色剤	亜硝酸ナトリウム	食肉製品 鯨肉ベーコン	0.070g/kg（亜硝酸根としての残存量）	左記以外なし
		魚肉ソーセージ 魚肉ハム	0.050g/kg（同上）	
		いくら，すじこ たらこ	0.0050g/kg（同上）	

留してはならないとされた（「人の健康を損なうおそれのないもの」として除外されている物質を除く）．また，食品中の許容放射線量の許容基準も1986年に起こった旧ソ連のチェルノブイリ原子力発電所の爆発事故のあと暫定基準値として設定されたが，2011年の福島第一原子力発電所事故を受けて，さらに強化され食品全般に対する放射性セシウムの基準値が設定された．

b. 食品添加物の規格基準

食品添加物☞ 10章（185頁）

食品添加物としては，「食品添加物として認められたもの」（これを「食品添加物リスト」という）のみが食品等に用いることができる（第10条）．以前は化学的に合成された添加物を「合成添加物」，天然物から抽出された添加物を「天然添加物」と呼んでいたこともあったが，現在ではそういう区別をせずに扱うことになっている．食品衛生法で認められた食品添加物は現在，指定添加物，既存添加物，天然香料，一般飲食物添加物（これらの区分については10章を参照）をあわせて約1,500種あるが，この中の指定添加物と既存添加物については，その多くが組成（化学的性状や不純物の許容濃度など）についての規格だけではなく，食品に添加して用いる場合の基準（これを使用基準という）が各食品添加物別に，また，使用してもよい食品別に詳細に定められている．使用基準の一例を表3-4に示す．

なお，既存添加物の一部，天然香料，一般飲食物添加物については，歴史的に食品への長い使用経験があることから使用基準は設定されていない．また，新たな食品添加物の承認などは厚生労働大臣が薬事・食品衛生審議会に諮問して決定される．

c. 器具および容器包装，洗浄剤，おもちゃの規格基準

食品に接触する器具・容器包装には，重金属類や合成樹脂成分などの含有または溶出許容値が定められている．なお，2018年の食品衛生法の改正により，器具・容器包装製造時の原材料（可塑剤等の添加物質も含む）についてポジティブリスト制度が導入された．また，食品や食品に触れる器具類に使用する洗浄剤にも有害物質の含有許容値のほか，すすぎ方などの使用基準が設定されている．給食現場で，野菜や食器を洗浄剤（洗剤）を用いて洗浄する場合にもこれらの基準を守って実施しなければならない．幼児が口にす

るおもちゃ（積み木やおしゃぶりなど）についても重金属類などの溶出許容
値が定められている．詳細は 11 章「食品用の器具と容器包装」参照．

4. HACCP 導入の原則的な義務化

　HACCP（Hazard Analysis and Critical Control Point：通常はハサップ
と呼ばれる）の概念と手法に基づく衛生的な食品取り扱い（製造，加工，調
理だけでなく，食品に触れる器具・容器包装も含む）は，今では国際的な標
準法（グローバルスタンダードとしてコーデックス規格がある）になってい
るため，2018 年の食品衛生法改正で，すべての食品取り扱い業種（給食事
業も含む）において原則的に導入が義務化された（ただし，「HACCP に基
づく衛生管理」を求められる事業者と，「HACCP の考え方を取り入れた衛
生管理」を求められる事業者に分けて義務化）．

　給食施設などの調理施設においても HACCP の考え方を取り入れた衛生
管理を行うことが必要であり，厚生労働省が以前より提示している「大量調
理施設衛生管理マニュアル」に従って調理業務を実施していくことが求めら
れる．

> ♣ ♣ ♣ **HACCP の考え方を取り入れた衛生管理** ♣ ♣ ♣
>
> 　「HACCP の考え方を取り入れた衛生管理」とは，HACCP の原則どおり
> ではなく，そのポイントとなる部分（重要管理点での厳重な管理や最小限の
> 記録など）の実行を一般衛生管理とともに求められる，ややゆるやかな衛生
> 管理方法である．その実行を求められる対象者としては，小規模な事業者，
> 当該店舗のみで小売り販売する製造・加工・調理事業者（菓子製造販売，食
> 肉または魚介類販売など），提供食品の種類が多くて変更頻度が頻繁な事業
> 者（飲食店，給食施設，弁当またはそう菜製造など）である．

5. 食品衛生法による営業関係の規定

　2018 年の食品衛生法改正前は営業許可を必要とする業種（飲食店など 34
業種）と許可を要しない業種に区分されていたが，改正により，営業許可を
必要とする業種（要許可業種），届け対象業種（届出業種），届出も不要な業
種（届出不要業種）の 3 つに区分された[※]．すなわち，食中毒等のリスクが
高い業種には許可制を適用するが，温度管理等が必要な包装食品の販売業や
保管業等には届出制を，常温で保存可能な包装食品のみの販売等には届出も
不要とするという考え方に基づく改正である．要許可業種では施設基準など
の衛生上の要件を満たさないと許可されない（第 55 条）ことや，食品衛生
管理者（第 48 条）または食品衛生責任者を配置しなければならないことに

HACCP ☞ 12 章（223 頁）

コーデックス規格☞本章
（38 頁）

大量調理施設の定義 ☞ 12
章（コラム，225 頁）
大量調理施設衛生管理マ
ニュアル☞ 12 章（225 頁）

※
要許可業種，届出業種，届
出不要業種の具体的業種名
は 2019 年 10 月現在で示
されていないので，今後，
厚生労働省 HP 等を参照さ
れたい．

❖ ❖ ❖ 以前の 34 営業許可業種 ❖ ❖ ❖

　保健所から営業許可を取る必要がある業種名は，改正前の食品衛生法では次の 34 業種と定められていた．

　飲食店営業，喫茶店営業，菓子製造（パン製造を含む）業，あん類製造業，アイスクリーム類製造業，乳処理業，特別牛乳さく取処理業，乳製品製造業，集乳業，乳類販売業，食肉処理業，食肉販売業，食肉製品製造業，魚介類販売業，魚介類せり売業，魚肉ねり製品製造業，食品の冷蔵または冷凍業，食品の放射線照射業，清涼飲料水製造業，乳酸菌飲料製造業，氷雪製造業，氷雪販売業，食用油脂製造業，マーガリンまたはショートニング製造業，みそ製造業，醤油製造業，ソース類製造業，酒類製造業，豆腐製造業，納豆製造業，めん類製造業，そうざい製造業，かん詰めまたはびん詰め食品製造業，添加物製造業．

　なお，許可が不要な業種としては，青果販売（八百屋），弁当の販売のみ，茶類販売などがあった．

❖ ❖ ❖ 給食施設は届け出制 ❖ ❖ ❖

　給食施設は，病院給食，学校・保育園給食，事業所給食のいずれにおいても福利厚生施設（健康と幸福に貢献する施設の意）と見なされ，営業施設（営利を目的とした施設）ではないので食品衛生法で規定する営業許可は不要となっている．しかし，食中毒発生等の危険性は営業施設と同じであるので，保健所への届け出と受理は必要である．受理にあたっては保健所からの立ち入り調査や指導が行われる．給食を休止する場合は休止届が，廃止する場合は廃止届が必要である．また，病院給食や学校給食では，開始後も保健所からの定期的な立ち入り検査が通常行われている．

は変更はない．許可要件に違反した場合や食品の規格基準などに違反した場合にも許可の取り消しや営業禁止・停止処分，罰金・科料などさまざまな罰則が適用される（第 60 ～ 61 条，第 81 ～ 89 条）．また，営業を目的として食品等を輸入しようとする場合も，厚生労働大臣に届けなくてはならない（第 27 条）．

　なお，栄養士・管理栄養士に関係が深い給食施設については，福利厚生施設であって営業施設とは見なされないため営業許可は不要であるが，保健所への届け出は必要である（2 章，12 頁を参照）．

▎ 6.　食品衛生法におけるリスクコミュニケーション

　食品安全基本法にリスク分析の手法が導入され，食品の安全性確保にかかわるすべての機関（リスクアセスメントを担当する内閣府食品安全委員会，リスクマネージメントを担当する厚生労働省や農林水産省または地方自治体

の食品関係部局など）に，食品の安全性に関する情報について情報収集，発信，広報，意見交換を行うリスクコミュニケーションが義務づけられた（2章，7頁を参照）。

　これを受けて食品衛生法にも，国が規格基準を設定するときには国民から意見を聞くこと，都道府県が監視指導計画を策定する際には住民から意見を求めること，国および都道府県は食品衛生に関する施策の実施状況を公表し，その施策に対する国民または住民の意見を求めなくてはならないこと（住民から意見を求めることをパブリックコメント，通称，パブコメという），などが定められた。これらの規定は食品衛生行政が国民（住民）参加型になっていかなければならないという基本認識の明文化であり，一般消費者である国民（住民）も食品の安全性に関する事柄に関心をもち，正しい科学的な知識を身につけ，風評や非科学的な間違った情報に踊らされて無用な恐怖感をもったりパニックに陥ったりしない知識と冷静な判断力をもつことが重要である。とくに，栄養士・管理栄養士は食品を扱い提供することが日常の業務であり，また，消費者から食品の安全性に関して尋ねられたり意見を求められることが多いので，食品の安全性に関する高度な知識と冷静な判断力を修得しておくことが非常に重要である。

7. 食品表示法に基づく食品表示基準

　従来，食品の表示は，含まれる添加物やアレルゲンなどの安全性にかかわる項目は食品衛生法により，原産地など品質に関わる項目はJAS法により，栄養成分などの保健にかかわる項目は健康増進法により，重量（内容量）などの表示は計量法によるなど，さまざまな法律により規制されていたため，食品業者にとっても消費者にとってもわかりにくいものとなっていた。そこで，それら食品にかかわる表示は消費者庁の所管の食品表示法という法律に一本化され，その法律に基づいて食品表示基準が2015年（平成27年）に制定された。

　食品表示基準の制定により，変更または追加された主な事項を以下に示す。
・加工食品と生鮮食品の区分を明確化（乾燥果実や乾燥魚介類，昆布なども加工品に分類）。
・一般消費者用の加工食品および添加物に原則として栄養成分表示（熱量を含む）が義務化（業務用加工食品では推奨化）されると同時にナトリウム表示方法が変更。
・原材料名と添加物名を分けて表示。
・アレルゲン名の表示法が変更。
・表示に用いる文字の大きさが原則8ポイント活字に変更。
・機能性表示食品の新設。

n-3系脂肪酸とは，不飽和脂肪酸のαリノレン酸，エイコサペンタエン酸（EPA），ドコサヘキサエン酸（DHA）を指す．

・栄養機能食品の表示できる成分が拡大（n-3系脂肪酸※などの追加）．
・製造所固有記号の使用法の変更．

　ただし，これらの変更に関して，加工食品においては2020年3月までの経過措置期間が設けられている（生鮮食品の経過措置期間は2016年9月で終了）．

> ❖ ❖ ❖ **加工食品** ❖ ❖ ❖
>
> 　食品表示基準における加工食品とは，原材料食品を混合したり加熱加工されたもので，単に選別，細切，水洗，冷蔵，凍結処理等の処理がなされた野菜・果実類や食肉類等の畜産物，水産物は生鮮食品として扱われ，加工食品には含まれない．ただし，乾燥処理をされたもの（たとえば，乾燥果実や魚の干物など）は食品成分の濃度が変化するため，加工食品に該当する．

　食品表示は消費者にとって，食品の安全性ばかりでなく品質確認等にも重要なことなので，新たに制定された食品表示基準の主要な点について，ややくわしく解説する．

a. 食品表示基準の構成

　食品表示基準は41条からなっており，それらの条文を総則（1，2条），加工食品（3～17条），生鮮食品（18～31条），添加物（32～39条），雑則（40～41条）の大きく5つに区分（章分け）して，加工食品，生鮮食品，添加物などの食品群別に条文を設定している．そして，それらの区分ごとに表示を行う側の業者を食品関連業者とそれ以外の販売者（バザーや展示会での一時的な食品販売者）に分け，さらに，扱う食品が一般用（消費者向けの意味，以下同じ）か業務用（食品業者向け，以下同じ）かによって表示すべき項目や表示方法を規定している（表3-5）．

b. 食品表示基準の概要

　食品表示基準のすべてを記述することはできないので，ここでは，消費者にとって最も関連の深い「食品関連業者が一般用」に提供する加工食品と生鮮食品についての表示基準について主として述べる．

1) 加工食品（食品関連業者が一般用に提供するもの）に表示しなければならない項目および表示方法の概要

　食品関連業者が一般用に提供するすべての加工食品に表示しなければならない項目は下記の項目（食品表示基準 第3条）であるが，ただし，表面積が30 cm^{2}以下の小さな食品では原材料名等の一部の表示を省略できることや，製造現場での販売食品は表示が免除されることが認められている．表示にあたっては消費者が容易に判読できるようにJIS規格8ポイント以上（表示

表3-5　食品表示基準の条文一覧

第1章　総則			
	1条	適用範囲（飲食店などの場合は，一部を除き，適用対象外）	
	2条	用語の定義	

第2章　加工食品			
食品関連事業者	一般用	3条	横断的義務表示
			1項　全ての食品に共通の表示（名称，原材料名，保存方法など）
			2項　一定の食品に共通の表示（アレルゲン，遺伝子組換えなど）
			3項　表示の省略（1項・2項の例外）
		4条	個別的義務表示（旧JAS法の個別の基準，食肉，乳製品など）
		5条	義務表示の特例（酒類，現地販売・無償譲渡に係る特例規定）
		6条	推奨表示（飽和脂肪酸，食物繊維）
		7条	任意表示（特色のある原材料，栄養成分表示，栄養強調表示など）
		8条	表示の方式など（様式，文字サイズ，製造所固有記号の表示箇所など）
		9条	表示禁止事項（横断的禁止事項，個別食品に係る禁止事項）
	業務用	10条	義務表示
			1項　横断的義務表示，個別的義務表示
			2項　表示方法の例外
			3項　表示の省略
		11条	義務表示の特例（酒類，外食用・現地販売用・無償譲渡用などに係る特例規定）
		12条	任意表示（特色のある原材料，栄養成分表示など）
		13条	表示の方式など（容器包装，送り状に記載できる事項など）
		14条	表示禁止事項（9条1項に準用）
	上記以外の販売者	15条	義務表示事項（名称，保存方法，消費期限など）
		16条	表示の方式など
		17条	表示禁止事項（9条1項に準用）

第3章　生鮮食品			
食品関連事業者	一般用	18条	横断的義務表示（名称，原産地，遺伝子組換えなど）
		19条	個別的義務表示（玄米・精米，食肉，乳，ふぐなど）
		20条	義務表示の特例（現地販売・無償譲渡，容器包装なしに係る特例規定）
		21条	任意表示（栄養成分表示，栄養強調表示など）
		22条	表示の方式など（表示媒体，文字サイズなど）
		23条	表示禁止事項（横断的禁止事項，個別食品に係る禁止事項）
	業務用	24条	義務表示（名称，原産地など）
		25条	義務表示の特例（外食用・現地販売用・無償譲渡用，容器包装なしに係る特例規定）
		26条	任意表示（栄養成分表示）

表3-5 **食品表示基準の条文一覧**（続き）

業務用	27条	表示の方式など（容器包装，送り状に記載できる事項など）	
	28条	表示禁止事項（23条1項に準用）	
上記以外の販売者	29条	義務表示（名称，遺伝子組換えなど）	
	30条	表示の方式など	
	31条	表示禁止事項（23条1項に準用）	
第4章　添加物			
食品関連事業者	32条	義務表示（名称，添加物である旨，消費期限など）	
	33条	義務表示の特例（無償譲渡に係る特例規定）	
	34条	任意表示（栄養成分表示）	
	35条	表示の方式など（様式，文字サイズなど）	
	36条	表示禁止事項	
上記以外の販売者	37条	義務表示（名称，添加物である旨，消費期限など）	
	38条	表示の方式など（様式，文字サイズなど）	
	39条	表示禁止事項（36条に準用）	
第5章　雑則			
	40条	生食用牛肉の注意喚起表示	
	41条	努力義務（任意表示，書類の整備・保存に係る努力義務）	

可能面積が $150\,cm^2$ 以下の加工食品では 5.5 ポイント以上）の活字で表示しなければならない（同 第8条）．また，虚偽または紛らわしい表示は禁止されている（同 第9条）．

　加工食品（食品関連業者が一般用に提供するもの）に表示しなければならない項目を以下に示す．

① 食品の名称（商品名ではなく，内容を表す一般的な食品名．例：「食パン」「冷凍うどん」「チルド春巻き」など）．

② 保存方法（チューインガム，アイスクリーム，氷などでは省略可）．

③ 消費期限または賞味期限（同上）．

④ 原材料名およびその原産地名（2つ以上の原材料を含む場合は重量比の高い順に表示し，もっとも重量比の高い原材料について原産地を表示）．

⑤ 使用した添加物名（表示の仕方の詳細は10章198頁を参照）．

⑥ 内容量（または固形量，内容総量）．

⑦ 栄養成分（タンパク質，脂質，炭水化物，ナトリウム）量と熱量（ナトリウムは食塩相当量で，熱量はエネルギー量 kcal で表示）．

⑧ 食品関連事業者の氏名または名称，および住所（または固有記号）．

⑨ 製造所または加工所（輸入品は輸入業者の営業所）の所在地．

　上記項目以外に，以下の項目などが義務づけられている．

・アレルゲンを含む食品にはアレルゲン名の表示．

> ❖❖❖ **消費期限と賞味期限** ❖❖❖
>
> 　食品の表示では，消費期限または賞味期限のどちらかを表示しなければならない．消費期限で示すものは「品質の変化が急速で速やかに消費すべき食品（最大 5 日を目安）」で年月日表示をしなければならない．賞味期限で表示するものは，それ以外の食品で，品質が保たれる期間が 3 ヵ月以内のものは年月日表示を，3 ヵ月以上のものは年月表示でもよいことになっている．なお，消費期限はその期限までに食べれば安全な期限であり，賞味期限は味（おいしさ等）を保証する期限である．したがって，賞味期限はそれを過ぎても危険になる訳ではないので，消費期限と賞味期限をしっかりと区別することが重要である．

> ❖❖❖ **固有記号** ❖❖❖
>
> 　食品の表示の中で，製造者名や住所を表示する際に，製造工場が複数存在する場合で，実際の製造工場を消費者が容易に調べることが可能な場合は特別な記号で表してもよいことになっている．これを固有記号といい，たとえば TS77 など数字とアルファベットを組み合わせたものが用いられる．ただし，固有記号を用いる場合は消費者庁長官への届け出が必要であると同時に，消費者が容易に製造所名を調べられる措置を施す必要がある（食品衛生法の旧基準では製造工場が 1 ヵ所でも認められていたが，食品表示法による新基準では製造工場が複数ヵ所にまたがる場合のみ固有記号が認められることに変更された）．

・アスパルテームを含む食品には L-フェニルアラニン化合物を含む表示．
・特定保健用食品には決められた表示（32 頁参照）．
・機能性表示食品には決められた表示（32 頁参照）．
・遺伝子組換え食品には決められた表示（34 頁参照）．
・輸入食品には原産国名の表示．
・乳児用規格適用食品はその旨の表示．

名称	おにぎり	栄養成分表示（100g 当たり）	
原材料名	ご飯（○○県産），昆布佃煮，海苔	エネルギー	○ kcal
添加物	調味料（アミノ酸等），酸味料，増粘多糖類，甘味料（甘草）	たんぱく質	△ g
		脂質	□ g
内容量	180 g	炭水化物	▽ g
消費期限	00 年 00 月 00 日 00 時		
保存方法	要冷蔵（10℃以下で保存）	食塩相当量	● g
アレルゲン	原材料の一部に大豆を含む	（参考）食物繊維量	◎ g
製造者	○○弁当（株）　○○市××		

図 3-1　一般用（消費者向け）加工食品の表示例

表3-6　保健機能食品の名称と分類

医薬品 (医薬部外品 を含む)	保健機能食品			一般食品 (いわゆる 健康食品 を含む)
	特定保健用食品 [個別許可型]	栄養機能食品 [規格基準型]	機能性表示食品 [届出制]	
	特定保健用食品 (疾病リスク低減表示) [個別審査許可型]			
	特定保健用食品 [規格基準型]			
	条件付き特定保健用食品 [個別審査許可型]			

機能性表示食品とは，保健機能を業者の責任において表示する食品．くわしくは本文参照．

・輸入加工品は原料原産国表示（米国産など）．

・生食用であるものは「生食用」の表示．

　そのほか，表示することが推奨されている項目として飽和脂肪酸の量と食物繊維量，また，任意表示として，ナトリウム塩を添加していない場合はその旨の表示ができるなどの規定も設定されている．

　食品関連業者が一般用に提供する加工食品の表示例を図3-1に示した．

2）食品関連業者が一般用に提供する特定保健用食品，機能性表示食品，栄養機能食品の表示

　健康維持・増進への関心の高さから，いわゆる「健康食品」と一般にいわれる多種多様な食品が社会に出回り，さまざまな問題を起こしてきた．これらのうち，健康維持・増進に科学的にその機能が認められる食品は，従来の特定保健用食品，栄養機能食品に加えて，食品表示基準の制定に伴い新たに機能性表示食品も認められた（表3-6）．

　機能性表示食品制度は，2015年の食品表示法施行に伴って新設されたもので，機能性表示食品とは，科学的根拠に基づいて特定の保健の目的が期待できる旨（すなわち，機能性）を事業者の責任において表示できる食品であり，それらの機能性の根拠等を消費者庁長官に届け出て受理されれば，販売が可能となる．しかし，表示には機能性だけでなく，摂取する際の注意事項などの表示もあわせて必要である．

　この機能性表示食品の特徴は，その食品を摂取することにより特定の保健の目的が期待できること（機能性）のほか，安全性の立証を販売しようとする事業者の責任として求めていることや届け出制であることが，特定保健用食品や次の栄養機能食品と大きく異なる点である．

　栄養機能食品とは，不足しがちな栄養成分の補給・補完を目的とした食品であり，表3-7に掲げた栄養成分を一定濃度含む食品が栄養機能食品に該当し，その表示に当たってはその含有成分の栄養機能の記載が許されているが，同時に，注意喚起の表示（図3-2）や1日あたりの摂取目安量も表示し

表 3-7　機能に関する表示を行うことができる栄養成分

ミネラル類	カルシウム，鉄，亜鉛，銅，マグネシウム，カリウム
ビタミン類	ナイアシン，パントテン酸，ビオチン，ビタミン A，ビタミン B_1，ビタミン B_2，ビタミン B_6，ビタミン B_{12}，ビタミン C，ビタミン D，ビタミン E，ビタミン K，葉酸
その他	n-3 系脂肪酸

①栄養機能の表示例

名　称	栄養機能の表示
カルシウム	カルシウムは骨や歯の形成に必要な栄養素です
ビタミン B_{12}	ビタミン B_{12} は赤血球の形成を助ける栄養素です

②注意喚起の表示例

名　称	注意喚起の表示
カルシウム 鉄など	本品は多量摂取によって疾病が治癒したり，健康がより増進するものではありません．1 日の摂取目安量を守ってください

図 3-2　栄養機能食品の表示

なければならない．栄養機能食品は，指定された栄養成分を一定濃度含んでいて他の指定された条件も満たしていれば，食品個々の許可は必要としない．2015 年（平成 27 年）より，表示できる栄養成分として新たに n-3 系脂肪酸，ビタミン K，カリウムが追加された．

　特定保健用食品とは，「身体の生理学的機能等に影響を与える保健機能成分を含んだ食品であって，健康の維持増進および特定の保健の用途に資するもの」という定義に該当する食品をいい，たとえば，お腹の調子を整える効果がわかっている保健機能成分を含む食品などが相当する．特定保健用食品は，特定保健用食品（個別許可型），特定保健用食品（疾病リスク低減表示），特定保健用食品（規格基準型），条件付き特定保健用食品，の 4 つに区分されているが，それぞれについて含有成分や表示の条件が決められており，規格基準型以外はいずれも消費者庁への許可申請が必要となっている．特定保健用食品で許されている表示例を，表 3-8 に示した．

3）食品関連業者が一般用に提供する加工食品がアレルギー成分を含む場合のアレルゲンの表示

　食物アレルギーへの関心の高まりに伴い，アレルギー例の多い食物成分を含む食品はその旨を表示することが定められている．とくに，発症例数が多

表3-8 現行において認められている主な表示内容（例）と保健機能成分

主な表示内容	主な保健機能成分
お腹の調子を整える食品	各種オリゴ糖，ラクツロース，ポリデキストロース，グアーガム，サイリウム，乳酸菌
血圧が高めの方の食品	ラクトトリペプチド，カゼインドデカペプチド，ゲニポシド酸
コレステロールが高めの方の食品	大豆タンパク質，キトサン，低分子化アルギン酸ナトリウム
血糖値が気になる方の食品	難消化性デキストリン，小麦アルブミン
ミネラルの吸収を助ける食品	CCM（クエン酸リンゴ酸カルシウム），CPP（カゼインホスホペプチド），ヘム鉄
食後の血中の中性脂肪を抑える食品	ジアシルグリセロール
虫歯になりにくい食品	パラチノース，マルチトール，キシリトール

い，もしくはその食物成分に対するアレルギー体質者に重篤な症状を引き起こす成分を含む食品にあっては，「特定原材料等の名称」を必ず表示しなければならない（義務表示）．発症例数はそれほど多くはないが，アレルギーを起こす者がいることがわかっている食物成分を含む食品も可能な限りその旨の表示に努めなければならない（推奨表示）．表示が求められているアレルギー物質を含む特定原材料や，特定原材料に準じるものは次のとおりである．

① 特定原材料（必ず表示）：えび，かに，小麦，そば，卵，乳，落花生（7品目）．

② 特定原材料に準じるもの（可能な限り表示）：あわび，いか，いくら，オレンジ，カシューナッツ，キウイフルーツ，牛肉，くるみ，ごま，さけ，さば，大豆，鶏肉，バナナ，豚肉，まつたけ，もも，やまいも，りんご，ゼラチン（20品目）．

食物アレルギーは微量でも発症するため，特定の人に対してアレルギーを起こす可能性のある上記の特定原材料が微量しか含まれない場合でも表示しなければならない．また従来は，マヨネーズ，パン，うどんなどにはあえてアレルゲン名表示は必要ではなかったが，食品表示基準の制定により，すべての加工食品において含まれる特定原材料名の表示が必要となった（たとえば，卵成分を含むマヨネーズでは「マヨネーズ（卵を含む）」，うどんやパンでは「うどん（小麦を含む）」「パン（小麦を含む）」などの表示）．

4）遺伝子組換え食品の表示

豆腐ほかの大豆加工品，トウモロコシ加工品，ばれいしょ加工品などにおいては遺伝子組換え作物を使用しているか（それらを分別していないために混合されている可能性がある場合を含む），していない作物を使用している

> ❧ ❧ ❧ **食物アレルギー** ❧ ❧ ❧
>
> 　一部の人が，ある食品中に含まれる成分に対し，かゆみやじんま疹，頭痛，嘔気，嘔吐，下痢，激しい場合はショック症状を起こし，最悪の場合は死亡することもある．多くの場合，それらを起こす成分はその食物に含まれる特有のタンパク質であることが多い．このアレルギーの特徴は，その成分が他の人にはなんら影響を与えないにもかかわらず特定の人にだけ症状を引き起こすことにあり，鮮度が落ちたサバなど，青魚中のヒスタミンによって起こるアレルギー様食中毒（6 章，128 頁を参照）が喫食した人の多数を発症させるのとは，大きく異なる．

（遺伝子組換え作物原材料と分別生産管理がなされたものを含む）かの表示をする必要がある（図 3-3）．現在，わが国で利用が認められている遺伝子組換え作物は，大豆，トウモロコシ，ジャガイモ，ナタネ，綿実，ビート（甜菜），パパイヤ，アルファルファであり，これらの遺伝子組換え作物を用いた食品が遺伝子組換え表示の対象となる．一方，これらの遺伝子組換え作物を原材料とした食品でも，表 3-9 に示したような加工食品は原材料由来のタンパク質などが残存していないことから「遺伝子組換え」の表示は不要となっている．また，世界的に拡大しつつある「ゲノム編集」された遺伝子組換え農畜水産物の認可や表示についての検討が現在わが国でも行われている．

5) 業務用加工食品または食品関連業者以外の者が販売する加工食品の表示

　食品関連業者が販売する業務用加工食品の場合の表示も，また，食品関連業者以外の者（バザーや食品展示会など一時的な食品販売者）が扱う加工食品の表示も，上記の特定保健用食品，機能性表示食品，栄養機能食品の表示の部分を除いて，一般用加工食品の表示とほぼ同様である．

遺伝子組換えにより栄養価や成分が変化した原材料を用いた食品	➡ 「遺伝子組換え」の表示が必要
遺伝子組換えではあるが，栄養価や成分が変化ない原材料を用いた食品で， ・生産流通時に分別管理されたもの ・生産流通時に分別管理されていないもの	 ➡ 「遺伝子組換え」の表示が必要 ➡ 「遺伝子組換え不分別」の表示が必要
生産流通時に分別管理された非遺伝子組換え原材料を用いた食品	➡ 「遺伝子組換え」の表示は必要なく，「遺伝子組換えでない」と表示してもよい
ただし，遺伝子組換え原材料を用いた食品でも，表 3-9 に示した食品では「遺伝子組換え」の表示は不要	

図 3-3　遺伝子組換え食品の表示例

表 3-9 「遺伝子組換え」の表示が不要な加工食品例

遺伝子組換え原材料	「遺伝子組換え」の表示が不要な加工食品
大豆	大豆油
	しょうゆ
ナタネ	ナタネ油
綿実	綿実油
ビート（甜菜）	砂糖（ビートを主原料とするもの）
トウモロコシ	コーン油
	コーンフレーク
	水飴および水飴使用品（ジャムなど）
	液糖および液糖使用品（シロップなど）
	デキストリンおよびデキストリン使用品（スープ類など）

a. 生鮮農産物の表示例

ジャガイモ 北海道産　放射線照射品 （照射日，○○年○月○日）	レモン カリフォルニア産 防カビ剤（イマザリル使用）	枝豆 国内産

b. 生鮮畜産物の表示例

牛肉 国内産	鶏肉 タイ国産	鶏卵 鹿児島県産

b. 生鮮水産物の表示例

サンマ 三陸沖産	キングサーモン アラスカ産 養殖，解凍品	フグ（トラフグ） 大分県○○湾産 養殖

図 3-4 生鮮食品の品質表示例

6) 生鮮食品（食品関連業者が一般用に提供するもの）に表示しなければならない項目および表示方法の概要

　生鮮食品（食品関連業者が一般用に提供するもの）に表示しなければならない項目を，以下の①，②に示す（図 3-4）.

　① 名称（一般的な名称を用いる. ただし，米については表示できる名称を規定:「玄米」,「胚芽精米」など).

　② 原産地（国内産は国内産または都道府県名，輸入品は原産国名）.

　また，以下の個別の生鮮食品にはそれぞれの表示が必要である.

・放射線照射食品（放射線照射が認められているのはジャガイモのみ）はその旨の表示と照射年月日.

・特定保健用食品や機能性表示食品には決められた表示（加工食品の場合と

ほぼ同じ）．
・遺伝子組換え農産物はその旨の表示（加工食品の場合とほぼ同じ）．
・乳児用規格適用食品はその旨の表示．
・生食用食品での「生食用」の表示
・水産物については原産地が国内産の場合は，さらに漁獲された水域か水揚げした港名または港が属する都道府県名の表示，養殖水産物では「養殖」の表示，冷凍品を解凍した場合は「解凍」の表示，刺身などの生食用は「生食用（刺身）」の表示．
・フグの切り身，精巣，皮には原料フグの魚種名の表示．
・玄米と精米（輸入米を含む）については，名称（玄米か精米か），玄米の産地，品種（コシヒカリなど），産年，ブレンド米の場合は産地・産年別にブレンド率，精米年月日，内容量，販売業者の指名と住所，電話番号など．
・しいたけでは，原産地のほか，原木栽培か菌床栽培かの区別など．

♣ ♣ ♣ フグの魚種名表示 ♣ ♣ ♣

　フグは魚種によって有毒部位が異なるため，流通させてよい魚種名と部位が決められている．また，フグは丸体のままの一般販売は禁止されており（可食部位の販売のみ認められている），切り身になった段階では一般消費者には魚種が判別できないため魚種名を表示することが定められている．しかし，他種のフグを，高級フグとして取り引きされるトラフグと偽って販売し処罰される例も見られている．なお，フグの解体は「フグ処理師」（自治体により名称が異なる）の資格を有する者のみに許されている．流通と喫食が許されているフグの種と部位は，6章の表6-16（124頁）を参照．

　ただし，生産した場所で販売する生鮮食品や，容器包装されていない生鮮食品を販売する場合は，特例として名称等の表示が免除される．また，表示の方法（活字ポイントほか）は，加工食品の場合とほぼ同様である．
　なお，食品表示基準では，加工食品，生鮮食品以外に添加物についても表示の基準を設定しているが，ここでは省略する．

7）特別用途食品の食品表示基準
　食品表示基準には特別用途食品の表示基準も定められている（図3-5）．特別用途食品とは，病者，妊産婦・授乳婦，乳児，えん下困難者など，医学的かつ栄養学的に特別な配慮が必要な対象者に対して健康の回復や栄養補給などに必要な「特別な用途の表示が許可された食品」で，消費者庁の特別な許可が必要な食品である．特別用途食品には，病者用食品，妊産婦・授乳婦用粉乳，乳児用調製乳，えん下困難者用食品などがある．病者用食品には許可基準型（アレルゲン除去食品や無乳糖食品など）と個別評価型が設定され

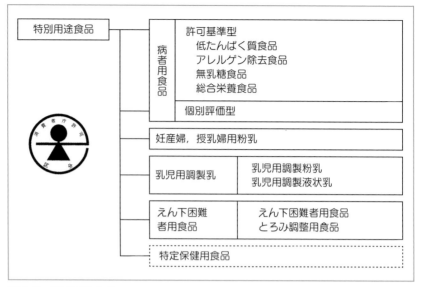

図 3-5　特別用途食品　　　　　　　　　（消費者庁 HP より引用）

ている．広い意味では，特定保健用食品も特別用途食品のひとつに位置づけ
られる．

8. 食品衛生に関する国際規格

　20 世紀後半から徐々に盛んになりはじめた国際的な人的，物的交流は，
20 世紀末から一挙に加速し，急速なグローバル化が進んでいる．農畜水産
物や加工食品においても，世界中の多くの国が輸出入なしでは成り立たない
時代となっている．こういう状況の中で，食品による健康被害事例が世界的
レベルで発生したり，各国の品質基準や衛生規格等の違いから貿易摩擦が起
こったりしている．そこで，それらの調整を図るため世界保健機関（World
Health Organization：WHO）と国連食糧農業機関（Food and Agriculture
Organization of the United Nations：FAO）が協力して国際食品規格委員会
（コーデックス Codex 委員会と呼ばれる）を組織し，この委員会が食品の品
質や衛生基準等に関する国際的な規格づくりと公表を行っている（わが国も
国際食品規格委員会に参加している）．国際食品規格委員会が示している食
品衛生の一般原則の概要を，表 3-10 に示した．これに基づいて公表された
食品の衛生規格がコーデックス規格と呼ばれ，国際的規格として各国に受け
入れられている．たとえば，食品衛生管理法として有用性が認められている
HACCP についてもコーデックス規格が示されており，わが国でも，それに
準拠して実施していることなどが好例といえる．2018 年のわが国の食品衛
生法改正で，すべての食品取扱業者に HACCP 導入を原則的に義務化した
ことや，国際的に多用されているポジティブリスト制度を器具・容器包装に

表3-10　コーデックス規格における「食品衛生の一般原則」の概要

1. 目的
   安全で有益な食品を確保する
2. 範囲，使用および定義
   各分野，工程，産物ごとに必要な特定の規範やガイドラインを作成する
3. 一次生産
   安全で有益な食品の確保には，原材料生産の衛生的管理が必要
4. 施設：設計および設備
   汚染を最少にするように設計され，耐久性があり，適切な保守管理，洗浄・消毒ができること
5. 作業管理
   対象食品の取扱いに適するように，衛生管理のための手順，モニタリング方法などを設定し，安全性を損なう要因は減少させる
6. 施設：保守および衛生管理
   適切かつ確実な保守管理および洗浄，そ族（ネズミ）・昆虫管理，廃棄物処理を実施し，モニタリングして汚染要因を除去すること
7. 施設：人の衛生
   健康で清潔を維持し，礼儀を守ること
8. 輸送
   車両や容器は，汚染を防ぐ設計で洗浄できること．清潔を保つこと
9. 製品に関する情報および消費者の意識
   適正な取扱いなどの情報およびロットやバッチの判定情報を有すること．消費者は情報を正しく理解し，病原微生物などの汚染や発生，生残を防止するための食品衛生上の十分な知識をもつこと
10. 教育・訓練
    食品と直接または間接的にかかわり合いのある者は，食品衛生研修を受けることが重要であり，その効果を定期的に評価すること

　も導入したことなどは，その典型例にあげられる．しかし，コーデックス規格として公表されたものはまだ一部であり，各国の利害の調整に時間を要する食品も多いため，食品全般に国際規格が制定されるにはしばらく時間がかかるものと思われる．
　現在のわが国の食品衛生に関する規格基準等も国際的にはズレを生じている部分があり，非関税障壁と非難されることがあるのも事実である．今後は国際食品規格委員会や貿易の当事国間での調整を図りながら，国民の不安や不信を招くことなく，より安全で健康的な国民の食生活維持と国際協調を両立させていく努力が求められる．

❧ ❧ ❧ 国による衛生規格等のズレ ❧ ❧ ❧

　国によって食品の衛生規格や基準にズレがあり，輸出国では認められている食品添加物が輸入国では禁止されていることなどがある．たとえば，米国や中国では使用が許可されている着色料がわが国では使用禁止添加物になっていて，わが国では違反食品として輸出国に積み戻される．総体的にわが国の食品衛生規格や基準は国際的に見ると厳しいものが多く，非関税障壁になっていると非難されることも多い．しかし，それぞれの食品の消費量や食べ方は国によって異なるため，拙速にすべての規格基準等を国際的に統一することは問題であり，それぞれの国民への健康影響などを科学的に評価すると同時に，国情（消費者意識など）も踏まえ十分な検討を経て調整するべきであろう．

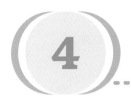

4 食品と微生物

1. 微生物の種類と性状

微生物とは，肉眼では見ることのできない微小な生物の呼び名である．その多くは，顕微鏡によってようやく観察できる大きさである（図4-1）．微生物は土壌，水，空気などの自然環境やそこに生育している植物や動物に存在している．微生物は形態，性状の異なる多くの種類があり，ヒトの生活に有益な働きをするものと，病原菌や腐敗菌などのように，ヒトの生活に有害な働きをするものがある．食品衛生で対象となるのは，有害な微生物である．

a. 微生物の種類と分類学上の位置

生物は，細胞構造の違い（図4-2）から真核生物，原核生物，細胞形態をもたないウイルスに分けられる．細胞形態を有する生物は，系統学的に異なった3種類の細胞群が分子遺伝学的手法によって同定され，1990年にWoeseによって真核細胞の真核生物（Eukarya：ユーカリア），原核細胞の真正細菌（Bacteria：バクテリア：細菌）と古細菌（Archaebacteria：アーケバクテリア，これは1990年にArchaea：アーケアとされた）の3つのドメイン（domain：領域）に分けることが提案された．現在では，この分類

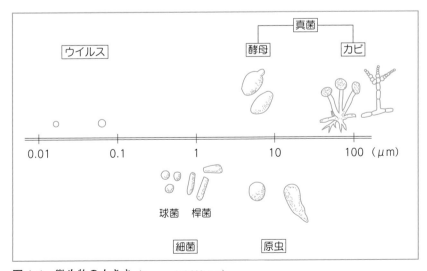

図4-1　微生物の大きさ（1μm = 1/1,000 mm）

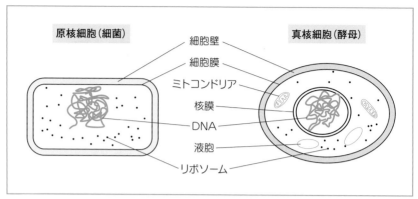

図4-2 原核細胞と真核細胞の構造
原核細胞の核には核膜がなく，DNA が裸のままである．また，膜におおわれた細胞内小器官をもたない．真核細胞の細胞質内には，核膜を有した核があり，そのほかに膜におおわれたミトコンドリアなどの細胞内小器官をもつ．

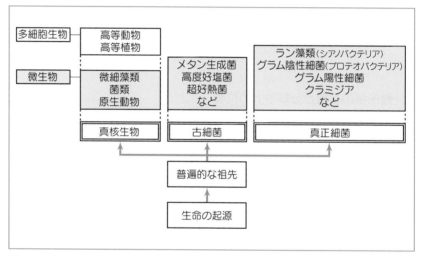

図4-3 微生物の種類と分類学上の位置

が多く採用されている．微生物は真核生物に属する微細藻類，菌類，原生動物（原虫）と原核生物の真正細菌（細菌），古細菌である（図4-3）．

　ウイルスは，細胞形態をもたないが，遺伝情報を有し，他の生物を宿主として増殖するので，微生物として取り扱われている．

　食品衛生に関係が深い微生物は，細菌，菌類中の真菌のカビと酵母，ウイルス，原生動物（原虫）などである．

b. 微生物の増殖の仕方

　微生物の細菌，カビ，酵母，ウイルス，原虫の生活環は異なり，増殖の仕方にはそれぞれ特徴がある．細菌は主として分裂方式，カビは多量の胞子の分散と菌糸伸長方式，酵母は主に出芽方式（中には，分裂方式のものもいる），ウイルスは宿主細胞寄生方式で増殖する（図4-4）．食品衛生に関係する原虫は，ヒトや動物の小腸や大腸などに寄生するものであり，寄生した場

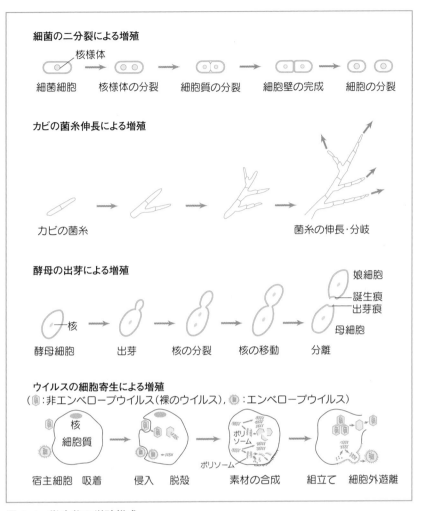

細菌の二分裂による増殖

核様体

細菌細胞　　核様体の分裂　　細胞質の分裂　　細胞壁の完成　　細胞の分裂

カビの菌糸伸長による増殖

カビの菌糸　　　　　　　　　　　　　　　　　　菌糸の伸長・分岐

酵母の出芽による増殖

娘細胞
誕生痕
出芽痕

核

酵母細胞　　出芽　　核の分裂　　核の移動　　分離
母細胞

ウイルスの細胞寄生による増殖
（▨：非エンベロープウイルス（裸のウイルス），▨：エンベロープウイルス）

核
細胞質
ポリソーム
ポリソーム

宿主細胞　吸着　　侵入　脱殻　　素材の合成　　組立て　細胞外遊離

図 4-4　微生物の増殖様式

所で増殖する.

c. 各種微生物の特性・分類

ここでは，食品衛生に関係する微生物について述べる.

1）細　菌

　細菌（bacteria）の中には，食品腐敗，食中毒，食品を介して経口感染症を起こすものがいる.

経口感染症☞7章（137頁）

　a）形　態：細菌の大きさは，一般に球菌類で直径 0.5 ～ 1.0μm，桿菌類で 0.5 ～ 1.0 × 2.0 ～ 4.0μm であるが，ラン藻類（cyanobacteria）は幅 5.0 ～ 8.0μm で細菌の中では大きい.

　細菌は細胞の形で，球状の球菌（coccus），棒状の桿菌（bacillus），コンマ状の弧菌（vibrio）らせん状のらせん菌（spirillum）の 4 種類に大別され，球菌はその配列や集合状態によって，数種類に分けられる（図 4-5）. 形や

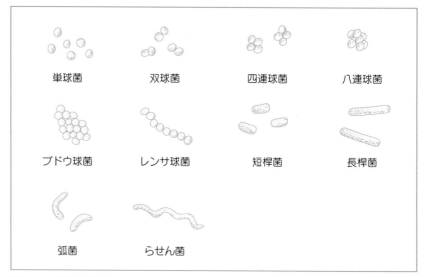

図 4-5　細菌の形態

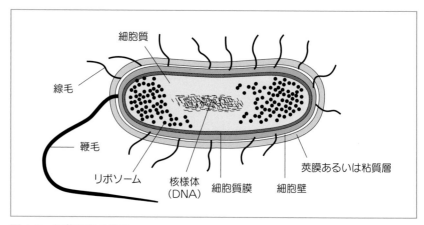

図 4-6　細菌細胞の構造

大きさは栄養，生育環境，発育時期などの条件により多少変化する.

　b）**細胞構造**：細菌の細胞は，基本的には細胞壁，細胞質膜，細胞質（リボソーム，核などが存在）からなり，細菌の種類によっては，莢膜（または粘質層），鞭毛，線毛，芽胞などをもつ（図 4-6）.

　i）莢膜または粘質層：菌種によっては，細胞壁の外側に，多糖類またはタンパク質の膜や層がある. 外部との境界が鮮明なものを莢膜といい，不鮮明なものを粘質層という.

　ii）鞭毛：細菌の中には運動ができるものがいる. 運動性の細菌は鞭毛をもち，その数と菌体についている位置は菌種によって異なっており，細菌の分類に重要な要素となっている. 鞭毛はタンパク質からなり，抗原※性がある. これは H 抗原といわれており，鞭毛の微細構造やタンパク質の違いにより，血清免疫学的に分類できる.

　iii）線毛：細菌の多くは，鞭毛よりも細い線毛をもつ. 線毛は直線性の構

※
抗原：免疫反応を引き起こす物質. 細菌やウイルスのタンパク質や糖鎖が抗原となる.

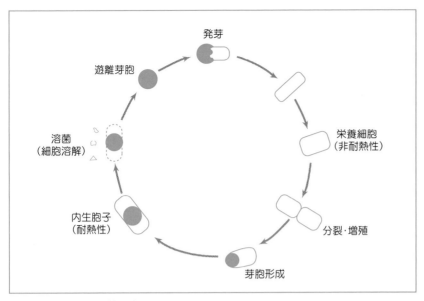

図 4-7　芽胞形成細菌の生活環
（相磯和嘉監修：食品微生物学——食品衛生の立場から，医歯薬出版，1976 をもとに作成）

造で，運動とは関係がないが，宿主組織の表面に定着するための器官で，感染を起こす役割をもつ.

iv）細胞壁：細胞壁は細胞の外側を包んでいる硬い組織であり，細胞の形を一定に保っている．細胞壁が硬いのは，それを構成している物質の中のペプチドグリカンによる.

細菌はグラム染色※により，陽性菌と陰性菌に大別されるが，これは細胞壁の構造が異なることによる．グラム陰性菌の細胞壁には外膜があり，それにリポ多糖（lipopolysaccharide：LPS）が付いている．LPS は内毒素であり，また抗原性があってそれを O 抗原※と称している.

v）細胞質膜：細胞質膜は細胞壁の内側にある膜で，流動性である.

vi）細胞質：細胞質は半透明でゾル状である．原核細胞である細菌は，真核細胞のカビや酵母のように細胞内小器官をもたない.

vii）核：原核細胞である細菌の核は，核膜をもたず，DNA が裸のまま細胞質内に存在する.

viii）芽胞（内生胞子）：細菌の中には，栄養不足や乾燥などの生育環境がわるくなると，細胞内に耐久性の芽胞（内生胞子）をつくり，自己保存をはかる胞子形成菌がいる．グラム陽性のバシラス属やクロストリジウム属は芽胞をつくる内生胞子形成桿菌であるが，グラム陰性の大腸菌，サルモネラ属菌，赤痢菌などの桿菌は芽胞をつくらない．また多くの球菌は芽胞を形成しない．芽胞は細胞の中央あるいは端などにでき，ふつう 1 個の細胞に 1 個だけつくられる．芽胞は，増殖環境条件がよくなると，発芽して栄養細胞となり増殖する（図 4-7）.

ix）クロロフィル：細菌の中には，光合成を行うクロロフィル a をもつラ

※

グラム染色：デンマークの科学者グラム（C. Gram）によって開発された細菌の染色法.
クリスタルバイオレットにより染色されるものをグラム陽性菌という.

※

O 抗原：たとえば，O 抗原をもつ大腸菌で 157 番目に見つかったものを大腸菌 O157 という.

ン藻類や，バクテリオクロロフィルをもつ紅色光合成細菌などがいる．

　c）分類と種類：細菌は，分子遺伝学による系統的分類法（16S rRNA 配列），化学分類法（細胞壁，キノン）およびグラム染色（細胞壁の構造），形態，細胞構造，生化学的性状などを利用して分類されているが，さらには，DNA フラグメント解析，ファージ型，病原型，血清型などによる分類も行われている．

　近年，rRNA や DNA の塩基配列の分子進化による系統分類が採用されている．これによって細菌類は，前述のように真正細菌（細菌）と古細菌に大きく分けられた．

　現在，『Bergey's Manual of Systematic Bacteriology』（第 2 版）による細菌類の分類が広く使われている．食品衛生とかかわりのある真正細菌の主な分類を，表 4-1 に示す．

2）カ ビ

　菌類の中で多核の菌糸体をつくって増殖する真菌を一般にカビ（mold）（糸状菌）という．カビは細菌や酵母と異なり多細胞の生物である．真菌は従属栄養型の微生物群で，糖質やタンパク質などの有機化合物を栄養として生育する．このことから，真菌類に属するカビは食品との関係が深い．カビは生育に酸素を要求する好気性菌であるので，食品の表面でよく繁殖する．菌糸は栄養，発育をつかさどるものであり，その先端が伸長していく．菌糸体から分かれた柄が上に伸び，その先端に繁殖の役割をもつ胞子をつくる．

　カビの多くは，食品を汚染して食品を腐敗させる．中には，食中毒や肝臓がんの誘発に関与するカビもいる．

　a）形　態：カビの形態は複雑であり，種類によって異なる．接合菌門または子嚢菌門に属する典型的な形態を，図 4-8 に示す．

　b）分類と種類：食品衛生に関係するカビは，分子系統の分類において，主に菌界（Fungi）の接合菌門と子嚢菌門に属している．接合菌門にはケカビ（ケカビ属：*Mucor*）やクモノスカビ（クモノスカビ属：*Rhizopus*）など，子嚢菌門にはコウジカビ（アスペルギルス属：*Aspergillus*），アオカビ（ペニシリウム属：*Penicillium*），クロカビの一種であるクロコウジカビ（*Aspergillus niger*），アカパンカビ（*Neurospora crassa*）などがいる．

3）酵　母

　酵母（yeast）は，細菌よりもかなり大きい単細胞の微生物である．酵母の多くは，生育環境が悪化すると胞子をつくる．胞子は，細菌と同じく細胞内に形成される内生胞子である．胞子は，好条件になると発芽して栄養細胞となり，出芽方式で増殖する．

　酵母は，アルコール発酵などの働きによって，ヒトの生活に有益なものが多い．食品衛生の分野では，それが食品の腐敗に関係することが問題となる．

表4-1　真正細菌の主な分類

主な門（phylum）		主な属（genus）または 種（species）
アクチノバクテリア（Actinobacteria） （放線菌）（グラム陽性高GC含量細菌） DNAのグアニン（G）・シトシン（C）含量が55％以上のグラム陽性菌で，桿状から菌糸状まで多様な形態を示す	コリネ型細菌（Coryneform bacteria） 放線菌群（Actinomycetes）	ジフテリア菌（Corynebacterium diphteria） 結核菌（Mycobacterium tuberculosis） ノカルジア属（Nocardia） ストレプトマイセス属（Streptomyces） マイクロコッカス属（Micrococcus）
	嫌気性菌群	ビフィズス菌（Bifidobacterium）
フィルミクテス（Firmicutes） （グラム陽性低GC含量細菌） DNAのG・C含量が50％前後のグラム陽性の桿菌または球菌	好気性の内生胞子形成桿菌 嫌気性で無内生胞子の桿菌 偏性嫌気性の内生胞子形成桿菌 通性嫌気性で無内生胞子の球菌	バシラス属（Bacillus）： 　枯草菌（B. subtilis）， 　セレウス菌（B. cereus） 乳酸菌（Lactobacillus） クロストリジウム属（Clostridium）： 　ボツリヌス菌（C. boturinum）， 　ウェルシュ菌（C. perfringens） リステリア属（Listeria） 乳酸球菌（Lactococcus） ブドウ球菌（Staphylococcus）
テネリクテス（Tenericutes）	ペプチドグリカンのない小型細菌	マイコプラズマ（Mycoplasma）
プロテオバクテリア（Proteobacteria） 多くのグラム陰性細菌が含まれる．エネルギー代謝の相違によって光合成，化学独立栄養，有機従属栄養に分類される	紅色光合成細菌 　バクテリオクロロフィルを有し，酸素を発生しない光合成を行う 化学独立栄養細菌 　還元型無機化合物の酸化によるエネルギー獲得炭酸固定能がある 窒素固定菌 　窒素固定を行う好気性菌 　鞭毛を有する偏性好気性桿菌 酢酸菌群 　偏性好気性の桿菌で，アルコールを酸化してカルボン酸を生成する 通性嫌気性桿菌 　腸内細菌群：通性嫌気性の桿菌で，オキシダーゼ活性がない．温血動物の腸管内に寄生し，消化器などに疾患を起こす病原菌を含む 　ビブリオ群（Vibrio）：コンマ状菌でオキダーゼ活性有り 生細胞寄生性大型桿菌 粘液細菌 　好気性滑走球菌で子実体と粘液胞子を形成する	ロドバクター（Rhodobacter） アンモニア酸化細菌（Nitorobacter） 亜硝酸酸化細菌（Nitorosomonas） 硫黄・鉄酸化細菌（Thiobacillus） アゾトバクター（Azotobacter） 根粒菌（Rhyzobium） シュードモナス属（Pseudomonas） アセトバクター（Acetobacter） グルコノバクター（Gluconobacter） 大腸菌（Escherichia coli），サルモネラ属菌（Salmonella），カンピロバクター（Campylobacter），志賀赤痢菌（Shigella dysenteriae），ペスト菌（Yersinia pestis） コレラ菌（Vibrio cholerae） 腸炎ビブリオ（V. parahaemolyticus） リケッチア（Rickettia） ミクソコッカス・キサンタス（Myxococcus xanthus）
クラミジア（Chlamydiae） 生細胞寄生性のきわめて小型の細菌		クラミジア（Chlamydia）
シアノバクテリア（Cyanobacteria） ラン藻類 光合成を行う単細胞藻類で，多数の単細胞が集合して糸状や塊状の群を形成する．クロロフィルaを有し，酸素発生型の光合成を行う．		アナベナ（Anabaena） マイクロシスチス（Microcystis）

綱（class），目（order），科（family）は省略．
（D. R. Boone, R. W. Castenholz, G. M. Garrity：Bergey's Manual of Systematic Bacteriology, 2nd ed., Springer, 2012 をもとに作成）

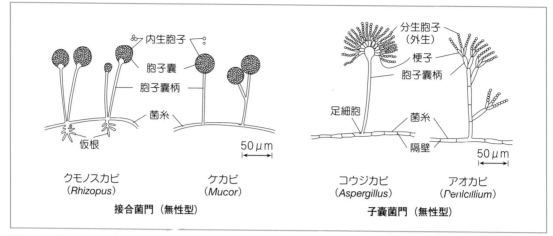

図 4-8　典型的なカビの形態　　　　　　　　　（大杉匡弘ほか著：微生物学，化学同人，1986 をもとに作成）

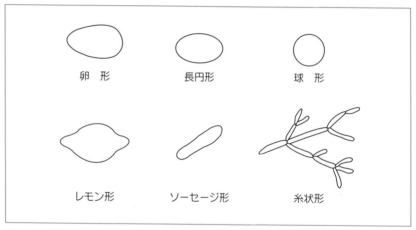

図 4-9　酵母の形態

　　a）形　態：酵母は，卵形，長円形，レモン形，糸状形など，いろいろな
形の種類がある（図 4-9）.

　　b）細胞構造：酵母はカビと同じく真核細胞の微生物であるので，原核細
胞の細菌とは異なり，核は核膜を有し，細胞内にミトコンドリアや液胞など
の小器官をもつ（図 4-10）.

　　c）分類と種類：酵母はカビと同じく真菌で，分子系統的分類によると，
菌界の子嚢菌門と担子菌門に属するが，多くの酵母は子嚢菌門に属する．子
嚢菌門にはサッカロマイセス属（*Saccharomyces*）の出芽酵母，シゾサッカ
ロマイセス属（*Schizosaccharomyces*）の分裂酵母，カンジダ属のカンジダ，
トルロプシス属（*Torulopusis*）やジゴサッカロマイセス属（*Zygosaccharo-
myces*）の耐塩性酵母などがいる．担子菌門にはスポロボロマイセス属
（*Sporobolomyces*）の赤色酵母がいる．

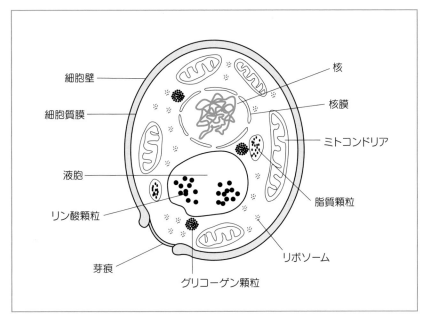

図4-10　酵母の細胞構造

4) ウイルス

ウイルス（virus）には，細胞外状態と細胞内状態のものがある．細胞外状態のウイルスは，タンパク質によって囲まれた核酸（DNAまたはRNA）と，種類や場合によっては，その他の高分子成分を含む微粒子である．この状態のウイルス粒子はビリオンとも呼ばれ，代謝的に不活性である．ウイルス粒子は新しい細胞に入ることで，細胞内状態が開始されてウイルスの複製が起こる．すなわち，ウイルスは動物，植物，細菌などあらゆる生物の生きた細胞に侵入して，その中でのみ増殖可能な微生物（偏性細胞内寄生体）である．

動物に寄生するウイルスの中には，ヒトに感染してさまざまな病気を引き起こすものがいる．その中で飲食物を介して感染するウイルスは，食品衛生の分野で問題となる微生物である．

a）形態と構造：ウイルス粒子は細菌よりも小さく，その大きさは20〜300 nm（1 nm = 1/1,000 µm）である．ウイルス粒子は，核酸がカプシドとよばれるコートタンパク質（基本単位のタンパク質をカプソメアという）で囲まれている．種類によっては，これをエンベロープで包み込んでいるものがいる．前者を裸のウイルス，後者をエンベロープウイルスという（図4-11）．

b）分類と種類：ウイルスは，宿主生物別に動物細胞に寄生するウイルス（動物ウイルス），植物細胞に寄生するウイルス（植物ウイルス），細菌細胞に寄生するウイルス（細菌ウイルス，別名バクテリオファージ）に分類される．ヒトに関係する動物ウイルスの分類の主な基準は，核酸の種類，形態（幾何学的構造），エンベロープの有無，特定の系統群に関しては複製の方法

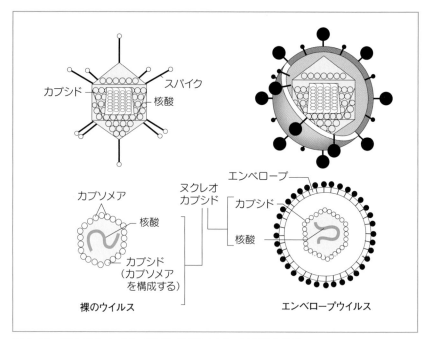

図 4-11　基本的なウイルス粒子（ビリオン）の形態と構造

表 4-2　食品衛生に関係する主なウイルス

綱（class）	ゲノム型 表現形式	目 (order)	科 (family)	属 (genus)	種（species） （「病名」ウイルス）	病 名
		例	例	例	例	例
第1綱 （class I）	二本鎖 DNA	未帰属	アデノウイルス	マストアデノ ウイルス	アデノウイルス 40 と 41 型：腸管	胃腸炎 乳幼児に多発
第3綱 （class III）	二本鎖 RNA	未帰属	レオウイルス	ロタウイルス	ロタウイルス	乳児嘔吐下痢症 （胃腸炎）
第4綱 （class IV）	一本鎖 RNA ＋鎖 （mRNA とし て作用）	ピコルナ ウイルス	ピコナルウイル ス	エンテロウイ ルス	ポリオウイルス	急性灰白髄炎 （ポリオ，小児麻痺）
				ヘパトウイル ス	A 型肝炎ウイルス	急性 A 型ウイルス 肝炎
		未帰属	カリシウイルス	ノロウイルス	ノーウォークウイ ルス	急性ウイルス性胃 腸炎

などである.

　ノーベル賞受賞者の David Baltimore によって提案されたウイルスの分類
では，ゲノム型と発現様式によって 7 群に分けられている．これは，現在の
国際ウイルス分類委員会の定める分類体系の基本骨格となっている．その分
類体系は，Baltimore による 7 群に大きく分けて，その中を階層的に分類し
ている．その分類階級では，目，科，属，種の順に細分割されている．ウイ
ルスの学名は属名を含む必要がなく，また単語数も制約がない．食品衛生に
関係する主なウイルスを，表 4-2 に示す.

5）原生動物（原虫）

原生動物（protozoa）とは，生態が動物的な単細胞の真核生物の総称であり．それは一般に原虫ともいわれている．その大きさはカビの胞子や酵母とほぼ同じく，約10μmである．原虫には，食品（食物や飲料水）を介して経口的に体内に入り，腸内での毒素産生や腸管などへの寄生によって感染症を起こすものがいる．

a）形　態：原虫には，種類によって異なるが，鞭毛，線毛，偽足，殻あるいは触手を有するものがいる．また原虫の中には，胞子を形成する胞子虫類がいる．この原虫はすべてが動物寄生虫であって，生活環が複雑でさまざま

表 4-3　食品衛生に関係する主要な原生動物（原虫）の種類・性状・形態

原生動物の種類と性状	形態と感染性	
赤痢アメーバ ・栄養型虫体の状態でヒトの大腸に寄生する ・時に腸壁に侵入して肝臓に移行する ・まれに心臓，肺，脳，皮膚などにも移行する ・成熟シストは感染性をもつ ・ヒトの糞便とともに排泄される	栄養型虫体 	成熟シスト（成熟囊子） （感染性あり）
ジアルジア（ランブル鞭毛虫） ・栄養型虫体の状態でヒトの小腸に寄生する ・シストは感染性をもつ ・ヒトの糞便とともに排泄される	栄養型虫体 	シスト（囊子）（感染性あり）
クリプトスポリジウム ・オーシストは厚い壁でおおわれている ・動物，トリ，ヒトなどの宿主の糞便とともに排泄される	オーシスト（囊胞体）（感染性あり） 	
サイクロスポーラ ・未熟オーシスト（未胞子形成オーシスト）の状態でヒトの糞便とともに排泄される ・自然環境中では，感染性をもつ成熟オーシスト（胞子形成オーシスト）の状態をとる	未熟オーシスト（未熟囊胞体） 	成熟オーシスト（成熟囊胞体） （感染性あり）
トキソプラズマ ・ヒトを含む温血動物の筋肉中に，感染性をもつシストの状態で寄生する ・終宿主であるネコの糞便とともにオーシストの状態で排泄され，1～5日で成熟し，感染性をもつようになる	シスト（囊子）（感染性あり） 	オーシスト（囊胞体） （成熟後，感染性あり）

な形態をとる．このように，原虫は多種多様な形態をもっている．

b）分類と種類：食品衛生に関係する主要な原虫は，表4-3に示すように，アメーボゾア界コノーサ綱エントアメーバ属（*Entamoeba*：肉質虫）の赤痢アメーバ（*E. histolytica*），エクスカバータ界メタモナス門ジアルジア属（*Giardia*：鞭毛虫）のランブル鞭毛虫（*G. lamblia*：*G. intestinalis*），アピコンプレックス門グレガリナ綱（簇虫）のクリプトスポリジウム（クリプトスポリジウム属：*Cryptosoridium*），同じくコクシジウム綱の球虫類のサイクロスポーラ（サイクロスポーラ属：*Cyclospora*）やトキソプラズマ（*Toxoplasma gondii*）などがいる．

このほかに馬肉食中毒で食品衛生上問題となっている，アピコンプレックス門コクシジウム綱サルコシスティス属（*Sarcocytis*：肉胞子虫；住肉胞子虫）のサルコシスティス・ファアリー（*S. fayeri*）がいる．

c）オーシストとシスト：オーシスト（oocyst）（囊胞体，接合子囊）とは，原虫の生活環のステージの一つで，接合子（配偶子の接合より形成された細胞で接合体ともいう）の周囲に被膜が形成されたものをいう（表4-3の図）．その内部にスポロゾイト（新しい宿主に感染する胞子），スポロシスト（内部に胞子をもつ囊子）が形成される．

アピコンプレックス門の寄生性原虫（クリプトスポリジウム，サイクロスポーラ，トキソプラズマ，サルコシスティスなど）は，宿主体内で雌雄のガモント（生殖母体）が接合するとオーシスト（囊胞体）を形成する．オーシスト内部では，接合子の分裂によって複数の胞子母細胞（スポロブラスト）がつくられる．さらに被囊を形成したスポロブラスト内では，細胞分裂によって多数のスポロゾイト（胞子）が形成される．種類によっては，スポロブラストは被囊の内部で分裂せずに，そのままスポロゾイトとなる．スポロゾイトを内蔵する被囊全体をスポロシストという（表4-3の図を参照）．

シスト（cyst）（囊子，包囊，被囊）とは，原虫に限らず，動物，植物，菌類などがその生活環において一時的に小さな細胞体や幼虫が厚い膜におお

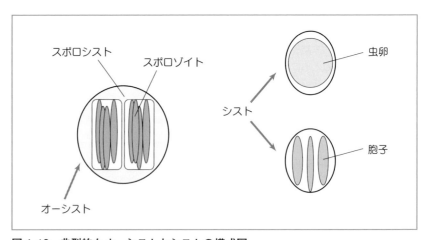

図4-12 典型的なオーシストとシストの模式図

われ，休眠状態になったときをいう．

　ある種の線虫において卵をもつ雌が死んだとき，体表が硬くなって卵を包む膜となる．この状態をシストと呼ぶ．

　いくつかの原虫のシスト（嚢子）は，表4-3の図に示している．

　典型的なオーシストとシストの模式図を図4-12に示す．

2. 微生物（細菌）の増殖と環境条件

　食品衛生に関係する微生物の中では，とくに細菌が重要であるので，主にその増殖と環境条件について述べる．

a. 細菌の増殖

1）概　要

　細菌は，二分裂によって菌数が増える．細菌学ではこのことを増殖あるいは発育といっている．

　一度分裂したものが，成長して次に分裂するまでの時間を世代時間あるいは分裂時間という．世代時間は，菌の種類や環境条件で長短があるが，増殖に最適な好条件下では，大腸菌で約20分，腸炎ビブリオで約10分である．

2）増殖曲線

　細菌が新しい環境下で増殖する場合に，「時間」と「生菌数の対数」との関係をグラフにすると，図4-13に示すような曲線を描く．これを増殖曲線といい，誘導期，対数期，定常期，死滅期に分けられる．

　a）**誘導期**：新しい環境下にある細菌は，まず環境に順応して増殖するための準備を行う．

　b）**対数期**：誘導期が過ぎると徐々に分裂がはじまり，ついには最も短い一定の世代時間で規則的に分裂をつづけるようになり，生菌数は対数的に増

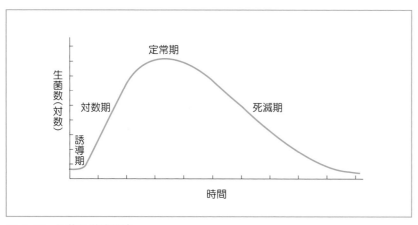

図4-13　細菌の増殖曲線

加する. 対数増殖期ともいう.

　c) **定常期**：対数期を過ぎると，細菌相互の生存競争，栄養素の欠乏や代謝産物の蓄積など，増殖に不利な条件となり，これ以上増殖をつづけることができなくなって分裂を停止する.

　d) **死滅期**：細菌が自己消化を起こし，生菌数が減少する.

b. 栄　養

　微生物は，増殖のために種々の栄養物質を要求し，また種々の方法でエネルギーを獲得する. 食品に関係する微生物は，有機物質の嫌気的または好気的酸化によってエネルギーを獲得する化学合成微生物であり，かつ炭素源として有機物質を利用する従属栄養微生物である.

　化学合成従属栄養微生物の栄養源は，炭素源として糖類，有機酸，タンパク質，ペプチド，アミノ酸などを利用し，窒素源として無機窒素化合物のアンモニウム塩や硝酸塩を，また有機窒素化合物のタンパク質，ペプチド，アミノ酸などを利用する. このほかに多くの無機物質が生育に必要であるので，リン酸イオン，硫酸イオン，ナトリウムイオン，カリウムイオン，カルシウムイオン，マグネシウムイオン，塩化物イオンなどを細胞外から取り込む.

c. 酸　素

　高等動物や植物は酸素を絶対必要としているが，微生物は，その種類によって酸素に対する態度が異なっており，好気性菌，微好気性菌，通性嫌気性菌，偏性嫌気性菌に分けることができる（表 4-4）.

d. 温　度

1）増殖と温度

　微生物の増殖は温度に強い影響を受けるが，表 4-5 に示すように，増殖速度が最も高くなる最適温度や増殖可能温度域は，微生物の種類により異なる. 細菌は，増殖と温度の関係から三つに大別される.

2）加熱による死滅

　微生物は，増殖の最低温度以下にしても，増殖を停止するが，死滅するわ

表 4-4　酸素要求による微生物の群別

種　類	酸素との関係	例
好気性菌	酸素がないと増殖できない	カビ，枯草菌
微好気性菌	酸素が少し（3〜10％程度）存在するときだけ増殖する	カンピロバクター
通性嫌気性菌	酸素があってもなくても増殖する	多くの病原菌，乳酸菌，大腸菌
偏性嫌気性菌	酸素がないか，あっても微量のときだけ増殖できる	ボツリヌス菌，破傷風菌

表 4-5　微生物の増殖温度

種　類	最低温度（℃）	最適温度（℃）	最高温度（℃）	備　考
細菌				
低温菌	0〜1	20	30〜35	0℃以下でも増殖可（冷蔵魚，冷蔵肉の腐敗細菌など）
中温菌*1	5〜10	37	40〜55	0℃以下では増殖不可（一般の病原細菌など）
高温菌	40	60	70	常温では増殖不可（缶詰，瓶詰の腐敗細胞など）
酵母	5	25〜32	40	
カビ*2	0	20〜35	40	

*1 放線菌は一般に中温菌である．　*2 高温性のカビもいる.

表 4-6　微生物の増殖に要する水分活性（Aw）

種　類	増殖に必要な Aw
一般細菌	0.90 以上
中度好塩細菌（中度好塩菌）	0.75 以上
一般酵母	0.88 以上
耐浸透圧性酵母	0.60 以上
一般カビ	0.80 以上
耐乾性カビ	0.65 以上

けではない．凍結させても生き残っている．これに反し，微生物は高い温度に弱く，一般細菌の栄養型細菌は，水分がある場合 55〜70℃で 10〜30 分間の加熱で死滅する．

　微生物の胞子は，増殖可能な状態の栄養細胞に比べて，熱抵抗性がある．細菌の芽胞は，熱抵抗性が強く，100℃の湿熱温度でも死滅しない場合が多い．したがって，芽胞を完全に殺すためには，高圧蒸気滅菌法で 121℃，15分，乾熱滅菌法で 160℃，60 分の高温加熱が必要である．

e. 水分活性

　微生物は増殖のために水分を必要とする．食品中の水は，タンパク質や炭水化物などの成分と結びついた結合水と，結合していない遊離状態の自由水がある．微生物が利用できるのは，自由水である．自由水の割合を表すのに，水分活性（water activity：Aw）が用いられる．したがって，微生物の増殖は，水分活性との関係で見る方が適切である．微生物の増殖に要する水分活性は，表 4-6 に示すように，その種類により異なる．

f. 食塩濃度

　微生物は増殖に食塩が必要であるが，一般に食塩濃度が高くなるにつれて増殖が阻害される．しかし，微生物の中には高濃度の食塩に耐えて増殖する耐塩菌（耐塩細菌）や耐塩酵母などがいる．また，原核生物の中には増殖す

表 4-7　微生物の増殖食塩濃度

種　類	最適増殖食塩濃度（%）
非好塩菌	1.5 以下
低度好塩菌	1.5 〜 5
中度好塩菌	5 〜 18
高度好塩菌	18 〜 30
耐塩菌	1.5 以下 （10 〜 20 でも増殖可）

増殖食塩濃度の範囲はおおよその値であり，菌株や培地中の他イオンによっても変化する．

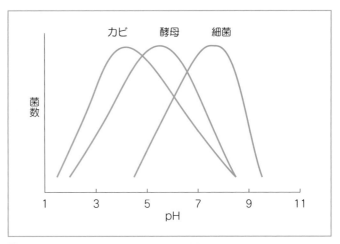

図 4-14　微生物の増殖と pH との関係

るうえで必ず食塩を必要とし，高濃度の食塩環境下でのみ増殖する好塩菌もいる．原核生物は種類によって増殖に最適な食塩濃度があり，それによって非好塩菌，低度好塩菌（微好塩菌），中度好塩菌，高度好塩菌（高度好塩古細菌）に分類される（表 4-7）．

g. 水素イオン濃度

　微生物の増殖は，環境の水素イオン濃度（pH）に大いに関係している．それぞれの微生物には，増殖のための最適 pH がある．一般に，細菌の最適 pH は 7.0 〜 8.0 付近であり，酵母では 5.0 〜 6.0 付近であり，カビでは 4.0 〜 4.5 付近である（図 4-14）．

h. 他の微生物との関係

　微生物は，自然の状態では互いに関係しあって生活している．微生物が他の微生物と共生したり，拮抗したりしている．土壌微生物の産生する抗生物質は，激しい拮抗現象の産物である．

3. 食品と微生物の関係

　多くの食品は環境下に存在する微生物に汚染されている．魚介類は淡水や海水中にいる細菌によって，野菜類，穀類，果実類は土壌中にいる細菌やカビ，酵母によって汚染されている．野菜類，果実類，飲料水は，人に寄生して感染症を起す原虫によって汚染される場合もある．食肉は家畜の腸内に生息する細菌に汚染される．また，多くの食品は，空気中に浮遊している微生物によって汚染される．

　食品は，製造，加工・調理，消費されるまでの間に，二次的な微生物汚染

表 4-8　食品衛生微生物の由来と食品との関係

	主な微生物	主な由来	主な食品や飲料水との関わり
細菌	バシラス属	土壌，空気中の埃	枯草菌は植物性タンパク質食品や炭水化物食品を腐敗させる．セレウス菌はこれらの食品中で増殖して食中毒を起こす
	クロストリジウム属	人・動物の糞便，土壌，空気中の埃	嫌気条件下にある動物性タンパク質食品やその加工品を腐敗させる．また，これらの食品中で増殖して食中毒を起こす
	サルモネラ属	人・動物の糞便，淡水	動物性タンパク質食品やその加工品中で増殖して食中毒を起こす．近年，鶏卵が原因食品となるゲルトネル菌（エンテリティディス）食中毒が多発している．チフス菌やパラチフス A 菌は生水，生野菜，食物を媒介にして二類感染症の腸チフスやパラチフスを起こす
	病原大腸菌	人・動物の糞便，淡水	生水，生野菜，食物を介して食中毒を起こす．腸管出血性大腸菌 O157 : H7（ベロ毒素産生）による食中毒は，三類感染症に指定されている
	カンピロバクター属	動物（鳥や牛など）の糞便，淡水	生および加熱不十分な鶏肉や牛肉と飲料水を媒介にして食中毒を起こす
	シゲラ（赤痢菌）属	人の糞便	生水，生野菜，食物を媒介にして三類感染症の細菌性赤痢を起こす
	ブドウ球菌	人の表皮，鼻前庭，咽頭粘膜，手指などの化膿創	黄色ブドウ球菌は食品中で増殖し，エンテロトキシンを産生し食中毒を起こす
	ビブリオ属	人の糞便，海水	コレラ菌はコレラ患者から飲食物を媒介にして感染する．また，沿岸海域の海水中にも生息しているので，魚介類を介して感染することも多い．コレラは三類感染症に指定されている．海水に生息する腸炎ビブリオは魚介類が主な原因食品となり食中毒を起こす
	リステリア属	人・動物の糞便，淡水	リステリア菌は低温保存の調理済み食品（特に乳・乳製品，食肉加工品）や生野菜を媒介にしてリステリア症という食中毒を起こす
カビ	ケカビ属	土壌，空気中	野菜，果実などの食品を腐敗させる
	クモノスカビ属	土壌，空気中	野菜，果物，穀類などに繁殖して腐敗させる
	アカパンカビ属	土壌，空気中	穀類やその加工品を赤変させる
	クレビセプス属	土壌，空気中	ライ麦，小麦などの穂に繁殖し，カビ毒による中毒症を起こす
	コウジカビ属	土壌，空気中	植物性タンパク質・炭水化物食品に繁殖して腐敗させる．この属の中のフラブスは種実類や穀類に繁殖し，肝臓がんを起こすアフラトキシンを産生する
	アオカビ属	土壌，空気中	穀類や果実などを腐敗させる．アオカビ属の中のいくつかの種は肝臓がん，肝硬変，腎臓障害などを起こす毒素を産生する
	フザリウム属	土壌，空気中	穀類に繁殖して毒素を産生し，食中毒を起こす

を受ける．微生物による食品の汚染は，食品の変質，食中毒，感染症を引き起こす要因となっている．

a. 自然界における微生物の分布

　自然界にはいろいろな環境があるが，それぞれの環境には優位の菌群があり，特有のミクロフローラ（微生物相）が形成されている．土壌，淡水，海水，下水，空中，人畜糞便などに，それぞれ特有のミクロフローラがある．

b. 食品のミクロフローラ

　海産物や農産物の生鮮食品は，それぞれの環境中に特有の微生物が付着し

表4-8　食品衛生微生物の由来と食品との関係（続き）

	主な微生物	主な由来	主な食品や飲料水との関わり
酵母	サッカロマイセス属 シゾサッカロマイセス属 トルロシス属	土壌，空気中	食品の品質を劣化させる
ウイルス	ノロウイルス	人の糞便，海水	カキなどの二枚貝の生食やノロウイルス保菌者からの汚染食品により胃腸炎を起こす
	ロタウイルス	人の糞便	飲食物を介して経口感染し，乳児の嘔吐下痢症を起こす
	アデノウイルス	人の唾液，鼻水，糞便	飲食物を介して経口感染する場合もある．乳児嘔吐下痢症の病原菌のひとつである
	A型肝炎ウイルス	人の糞便や尿，淡水	本ウイルスに汚染された生水，生野菜，生の魚介類を食べることで経口感染し，肝炎となる．A型肝炎は四類感染症に該当する
	E型肝炎ウイルス	人・動物の糞便，淡水	本ウイルスによって汚染された飲料水や，本ウイルスを保菌しているシカ，イノシシ，ブタなどの肉やレバーを生で飲食した場合に，肝炎となる．E型肝炎は四類感染症に該当する
原生動物	赤痢アメーバ	人の糞便，淡水	汚染された野菜や果実，飲料水および手指からの成熟シストの摂取によって大腸に寄生し，感染する
	ジアルジア	人の糞便，淡水	汚染された食品や飲料水からのシストの摂取によって小腸に寄生し，感染する
	クリプトスポリジウム	人・動物・鳥の糞便，淡水	主として水系感染する．厚い壁でおおわれたオーシストに汚染された水を摂取すると，小腸に寄生し感染する．食品もオーシストに汚染される可能性がある．塩素殺菌法では死なないので，飲料水ではろ過法によって除去される
	サイクロスポーラ	人の糞便，淡水	成熟オーシストが付着している果実などの食品や飲料水を摂取すると，小腸に寄生し，感染する
	トキソプラズマ	ネコの糞便，淡水	成熟オーシストに汚染されている食品や飲料水または組織中にシストをもっている感染ウシやブタなどの食肉を摂取すると，胃腸内でタチゾイテとなり，神経組織や筋肉組織に移行して，寄生し増殖する．妊婦が感染した場合，血流を経て胎児にも感染する
	サルコシチティス・フェアリー	イヌの糞便	終宿主のイヌの糞便から環境中に排泄されたスポロシスト（虫卵に相当するもの）を，経口的に体内に取り込んだ中間宿主のウマにおいて，感染して筋肉中に成熟サルコシスト（肉胞子虫のシスト）が形成される．サルコシストが濃厚に寄生している馬肉を生食すると，短時間で下痢が起こり，さらに発熱，倦怠感などを呈する

食品の変質☞5章（59頁）

ているが，食品の保存条件や加工条件などでミクロフローラに変化が起こる．食品の変質時におけるミクロフローラおよび変質原因微生物は，食品の種類により異なる．

c. 食品衛生と関係の深い微生物

　食品衛生の分野に関係する微生物（食品衛生微生物）は，食品（飲料水を含む）を汚染し，食品の腐敗，食中毒，感染症を起こす．これらの微生物の主な由来と食品との関係を，表4-8に示す．

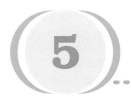

食品の変質とその防止

1. 変質の概要

　食品がその保存中に劣化し，そのため，食品本来の性質を消失し，"食品の外観，内容，さらに官能的にも食用に適さなくなる現象"のことを食品の変質（deterioration, spoilage）という．食品には通常微生物が相当数付着しており，その中に腐敗細菌と呼ばれるある種の細菌群が食品成分を栄養源として増殖し，菌数がある数以上に増えると細胞外に分解酵素を生産し，食品に対する分解作用が顕著となる．この際，"タンパク質や窒素化合物を含む食品"が自己消化や腐敗細菌の酵素作用により分解し，"悪臭や有害物質を生じて可食性を失い劣化する"変質が起こるが，その変質のことを腐敗（microbial spoilage）という．この腐敗に関連して，"タンパク質や窒素化合物の分解が起こり，タンパク質が水溶性のアミノ酸やペプチドに変化したり，揮発性物質（アンモニアやトリメチルアミンなどの揮発性窒素，炭酸ガス，硫化水素やメルカプタンなどの硫黄化合物など）を生じ，悪臭を生じる"．このような過程で食品が変質することを狭義の腐敗（putrefaction）という．"炭水化物や脂質が微生物の作用を受けて"分解したり，風味がわるくなって食用に適さない場合を変敗（spoilage）または変質と呼んで腐敗と区別している．

　しかし，食品のほとんどが量的な相違はあるにしても，タンパク質，炭水化物，脂質のいずれかを含有しているため，いわゆる狭義の腐敗や変敗が同時に，あるいは相前後して起こっており，両者を画然と区別することはできない．一方では，"油脂やそれらを含む食品が空気中の酸素により酸化されて"過酸化脂質，短鎖の脂肪酸，アルデヒド体などの有害物質を生じ，同じく"可食性を失うこと"を変敗または酸敗（souring）という．

2. 微生物による変質・腐敗

a. 変質の機序
1）腐敗細菌
　食品の腐敗に関与する細菌の種類は多く，食品の原料，加工法，成分組成，形態，保存法などによって関与する細菌が異なる．特に，近年は家庭用冷蔵庫の普及に伴い，低温保蔵される食品が多くなったため，低温性の腐敗

表5-1 食品中の腐敗細菌

グラム	形状	酸素要求	属
陰性	桿	偏性好気性 通性嫌気性	シュードモナス（*Pseudomonas*）[*1], アルカリゲネス（*Alcaligenes*）[*1], アシネトバクター（*Acinetobacter*）[*1], モラクセラ（*Moraxella*）[*1] フラボバクテリウム（*Flavobacterium*）[*1], プロテウス（*Proteus*）[*1], セラチア（*Serratia*）[*1], ビブリオ（*Vibrio*）, エンテロバクター（*Enterobacter*）[*1]
陽性	桿	偏性好気性 通性嫌気性	バシラス（*Bacillus*）[*2], ブレビバクテリウム（*Brevibacterium*） クロストリジウム（*Clostridium*）[*2]
	球	偏性好気性 通性嫌気性 偏性嫌気性	ミクロコッカス（*Micrococcus*）[*1] スタヒロコッカス（*Staphylococcus*） サルサイナ（*Sarcina*）[*1]

＊1 低温細菌. ＊2 有胞子細菌.

※
菌相：細菌が増殖するとき，たとえばＡ菌，Ｂ菌，Ｃ菌，その他が，冷蔵庫に入れた当初はＡ菌40%，Ｂ菌30%，Ｃ菌20%，その他10%の割合で構成されていることをいう．ただ，保存中にそれらの割合は刻々と変化して，1週間後に腐敗したときにはＡ菌1%，Ｂ菌5%，Ｃ菌90%，その他4%というように構成が変化する．この場合，Ｃ菌のみが低温細菌で，ＡやＢ，その他の菌は中温細菌であると推測される．

※
バシラス属，クロストリジウム属，ミクロコッカス属は加熱調理した食品の腐敗に関与しているが，バシラス属やクロストリジウム属は耐熱性の胞子が調理後に増殖するのに対し，ミクロコッカス属は調理後に混入すると考えられる．

細菌によって起こされる腐敗が増加した．また，腐敗は1種類の細菌のみではなく，多種類の細菌の作用で途中の菌相※を時々刻々と変化させながら，種々の中間産物を経て最終産物（トリメチルアミン，アンモニア，硫化水素，メルカプタンなど）に至るまで，連続的に進行する．

主な腐敗細菌を，表5-1に示す．これらの中で，グラム陰性桿菌の腐敗力が強く，低温細菌が多いので，冷蔵庫に貯蔵した食肉類や魚介類など生鮮食品の腐敗の主な原因細菌とされる．特に，シュードモナス属はタンパク質や脂質の分解力が強く，鮮魚介類，食肉類，食肉加工品，牛乳，卵，野菜類などのような，冷蔵庫中で低温，かつ好気的条件下で貯蔵される多くの食品の腐敗に関与する菌相の9割強を占める．

バシラス属※の腐敗細菌は好気性の桿菌で，土壌，水など自然界に広く分布し，乾燥した胞子は空気中に常在しているのでほとんどの食品に付着している．胞子は耐熱性が強く，通常の加熱調理では死滅せず，むしろ，加熱により胞子の発芽が誘導される（ヒートショック）こととなり，加熱した食品を室内に放置したときの変敗の原因菌とされる．この菌によるタンパク性食品の腐敗の進行は遅いが，食品表面に粘液やスライムを形成して特有の臭気を発生したり，褐変を起こして食品を悪変させる．

クロストリジウム属※の腐敗細菌は嫌気性の桿菌で，土壌中に胞子の形で広く分布し，塵芥となって動物，魚介類，穀物，青果物などに付着している．食品中にも混入して，食肉加工品（ケーシング中に密封されたハム・ソーセージ類など）や缶詰などの嫌気条件下で増殖し，悪臭を発生したり，ケーシング入り食品や缶詰などの激しい膨張を起こす．

ミクロコッカス属※は好気性の球菌で，自然界に広く分布するため，空気，水，食品製造容器などから食品に混入する．ヒトの口腔内にもこの菌は存在しているので，食品製造現場でマスクをして私語を慎まなければならないのは，この菌の食品への混入防止対策とされる．この菌は動物性食品に対して腐敗力を示すが，菌種や菌株によって腐敗活性には著しい差がみられる．なお，この菌には低温性のものがあり，冷蔵中の腐敗原因菌のひとつとされる．

2) 変質のメカニズム

　タンパク性食品は腐敗細菌が菌体外に出すタンパク質分解酵素により，ペプチドを経てアミノ酸まで分解され，さらに脱アミノおよび脱炭酸により，各種の有機酸，各種アミン類，アルコール類，炭化水素（メタンやエタンなど），アンモニアなどを生じる．なお，硫黄を含むアミノ酸からはメルカプタン，硫化水素，インドール，スカトールなどを生成する反応があり，それらのすべての臭いが総合されて，腐敗臭と呼ばれる悪臭となる．炭水化物は各種微生物のもつ種々の炭水化物分解酵素によって分解され，糖類や，さらに有機酸やアルデヒド類などに分解され，さらに分解を受けて炭酸ガスと水になる．食品中の脂質は大部分が油脂（トリアシルグリセロール：中性脂肪）であるが，少量の脂肪酸，グリセリン，ステロール，炭化水素，リン脂質，カロテノイド色素などが含まれる．油脂はグリセリンと脂肪酸のエステルであるので，各種微生物のもつリパーゼの作用を受けて脂肪酸とグリセリンとに分解される．脂肪酸はさらに分解されて低級脂肪酸になることもあるが，油脂の変質の場合における微生物の作用は分解反応止まりであり，脂肪酸が酸敗したり，異臭を生じたりするのは，化学的な変質によって起こることの方が多い．

　微生物による変質は食品に微生物が増殖することによって起こるので，微生物の増殖因子（栄養，水分活性，酸素など），ならびに環境条件（温度，食塩濃度，水素イオン濃度［pH］，他の微生物との関係など）は，食品の変質に最も重要な問題であると考えられる．

微生物（細菌）の増殖
☞ 4章（53頁）

b. 初期腐敗の鑑別法

　食品が腐敗すれば，強烈な悪臭（腐敗臭）を生じ，また，見た目にも組織が崩れていたり，スライムやネト※などのためにいかにも食べられないということがはっきりわかるため，腐敗食品を食べて食中毒にかかることは，実際にはあり得ない．しかし，初期腐敗の食品は見た目は通常の食品とほとんど変わらず，多少は悪臭はするものの，風邪を引いていたり鼻炎にかかっていたりすると，わからずに食べてしまい，その結果，下痢や腹痛などを起こすこととなる．したがって，食品衛生上問題となるのは腐敗ではなく，初期腐敗であると考えられるので，この初期腐敗の鑑別法について述べることとする．

※
スライム：食品がねばねばして悪臭がする状態のこと．
ネト：ねばねばした食品を取り扱うときに，粘液が糸を引くようになること．

1) 官能検査

　われわれは視覚や嗅覚によって，すなわち官能によって食品の新鮮さを感知することができる．この方法を官能検査と呼んでいる．野菜，果実類は，水分，色，香り，みずみずしさなどの変化が目安となる．畜産物は，肉色，肉質，臭いなどが目安になるが，特に肉色はきれいな鮮紅〜鮮赤色が褐変化し，ついには灰色がかってきて光沢がなくなってくる．臭いの変化も鮮度判定に有効である．日常最も鮮度が問題となるのは鮮魚類であるが，新鮮なも

のは眼が黒く皮膚に光沢があり，えらが鮮紅色で簡単に見分けることができる．このような五感による検査はかなり鋭敏なものであって，最も直接的で信頼性の高い方法である．しかし個人差はまぬかれがたい点と，腐敗の程度を客観的に数字として表現できないのが欠点である．

2) 生菌数の測定

腐敗は一般に細菌の増殖の結果起こるものであるから，生菌数は食品の腐敗の進行とかなり密接な関係にある．したがって生菌数を測定して，ある程度食品の鮮度を判定することは可能である．たとえば米飯の場合は，グラムあたり生菌数10^8になったとき初期腐敗に達したといわれる．しかし，このようなことは米飯以外の一般的食品に適用できるわけではない．また牛乳などのような液体では生菌数測定は簡単であるが，鮮魚のようなものでは細菌の増殖分布が一様ではないので，生菌数測定法そのものにかなり問題がある．また生菌数の測定は培養に長時間を要するので，実際には不便である．

3) 化学的検査法

食品が腐敗していく場合には，細菌の生化学的作用によりある種の化学物質が蓄積されていくものである．これらの腐敗物質の蓄積の速さは食品の種類，付着しているミクロフローラ（細菌相），温度，水素イオン濃度（pH）などにより異なるが，腐敗を検知する方法としては，pH，揮発性塩基窒素，トリメチルアミン，揮発性酸，ヒスタミン，インドール，揮発性還元物質などの測定が行われている．これらの方法はすべての食品に適用できるものとはいえないが，このうち比較的重要なものについて述べる．

a) pH の変動：腐敗の際には pH が変動するが，どちらの方向に動くかは食品の成分によって異なる．デンプン，グリコーゲン，糖類などの炭水化物の多い食品は微生物により有機酸を生成するため pH の低下がみられる．グリコーゲンを含む貝類などがその例である．鮮魚などは死後いったん pH の低下がみられるが細菌の増殖とともに上昇していく．しかし魚種によりかなりまちまちであり，pH をもって初期腐敗を的確に検知することはかなり困難である．

b) 揮発性塩基窒素の測定：タンパク性食品が腐敗する場合には，アンモニア，アミン類などの揮発性塩基窒素（volatile basic nitrogen：VBN）が蓄積していく．この生成量をもって鮮度を検査する方法はかなり有力な方法で，広く用いられている．食品検体 100 g 中の揮発性塩基窒素の mg 数で表される．魚の初期腐敗時における揮発性塩基窒素量は，一般に 20 ～ 30 mg/100 g 程度である．

c) トリメチルアミンの測定：新鮮な魚肉の中にははじめからある程度のアンモニアが含まれているが，トリメチルアミン（trimethylamine）はほとんどまったく存在しない．トリメチルアミンは細菌による腐敗作用の結果，魚肉中に存在するトリメチルアミンオキシドが還元されてはじめて生成する

ものである．したがって揮発性塩基窒素の全体量を測定するよりもトリメチルアミン量のほうが，腐敗の進行を検知するには感度の点ですぐれているとみることもできる．しかし，トリメチルアミンの生成速度が魚種によりかなり差異のあることに留意する必要がある．一般に魚の場合，新鮮時はトリメチルアミンは0であるから，4～5mg/100gに達すればすでに腐敗がはじまっているものとみられる．

　d）核酸関連化合物の測定（K値）：水畜産物の新鮮な肉には，核酸の構成成分であるヌクレオチドが多量に存在している．ヌクレオチドの一種であるATPは，鮮度の低下とともに次のように分解されていく．

　　　ATP（アデノシン三リン酸）→ ADP（アデノシン二リン酸）
　　　→ AMP（アデノシン一リン酸）→ IMP（イノシン酸）→
　　　HxR（イノシン）→ Hx（ヒポキサンチン）

したがって，HxR，Hx が多いことは鮮度がわるいことを示すことになる．

$$K値（\%） = \frac{HxR + Hx}{ATP + ADP + AMP + IMP + HxR + Hx} \times 100 \qquad 、$$

　水産物では，K値10%以下はきわめて鮮度良好であり20%以下なら刺身，すし種に使える．40～60%のものはカマボコ原料には使えるが，60%以上になると腐敗初期と判定される．

　K値は，腐敗の判定よりも鮮度「いきのよさ」の判定に向いている．

c. 腐敗における化学反応

　腐敗の現象を化学反応としてみるときは，食品の成分，食品の貯蔵されている条件，腐敗細菌の種類が問題になる．タンパク質，アミノ酸のような窒素化合物が分解を受けた場合にはアンモニア，硫化水素，メルカプタン，各種アミン類のような有害な物質が生成するものであるが，これが腐敗現象の主流である．食品中のタンパク質は自己消化または腐敗細菌のタンパク分解酵素によりペプチドを経てアミノ酸に分解されるが，ここまでの段階では上記のような有害な腐敗産物は生成しない．アミノ酸がさらに細菌の分解作用を受けると種々の有害物質を生ずるのであるが，その化学反応には以下のような種類がある．

1）脱アミノ作用
　アミノ酸に腐敗細菌が作用してNH₂基が離脱する反応で，中性あるいは微アルカリ性の食品で起こる（図5-1）．

2）脱炭酸作用
　アミノ酸に腐敗細菌が作用して，アミノ酸分子の末端にCOOH基が離脱し，対応するアミン※を生ずる（図5-2）．この脱炭酸酵素は，酸性の食品中

※
アミン：「6章7. 化学性食中毒」を参照（127頁）

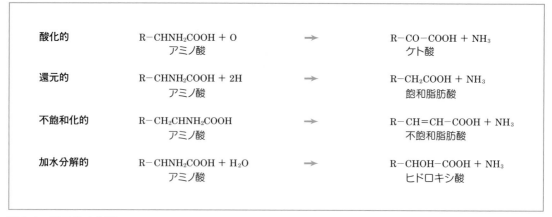

酸化的   R−CHNH₂COOH + O → R−CO−COOH + NH₃
     アミノ酸   ケト酸

還元的   R−CHNH₂COOH + 2H → R−CH₂COOH + NH₃
     アミノ酸   飽和脂肪酸

不飽和化的   R−CH₂CHNH₂COOH → R−CH=CH−COOH + NH₃
      アミノ酸   不飽和脂肪酸

加水分解的   R−CHNH₂COOH + H₂O → R−CHOH−COOH + NH₃
      アミノ酸   ヒドロキシ酸

図 5-1 脱アミノ作用

H₂NCH₂CH₂CH₂CHNH₂COOH → H₂NCH₂CH₂CH₂CH₂NH₂ + CO₂
     リジン   ガダベリン

$$\begin{array}{c}H_2N\\HN\end{array}\!\!\!>\!\!C-NHCH_2CH_2CH_2CHNH_2COOH \longrightarrow \begin{array}{c}H_2N\\HN\end{array}\!\!\!>\!\!C-NHCH_2CH_2CH_2CH_2NH_2 + CO_2$$
     アルギニン   アグマチン

HC=C−CH₂CHNH₂COOH → HC=C−CH₂CH₂NH₂ + CO₂
  N＼C／NH   N＼C／NH
   H   H
   ヒスチジン   ヒスタミン

HO−⟨　⟩−CH₂CHNH₂COOH → HO−⟨　⟩−CH₂CH₂NH₂ + CO₂
     チロシン   チラミン

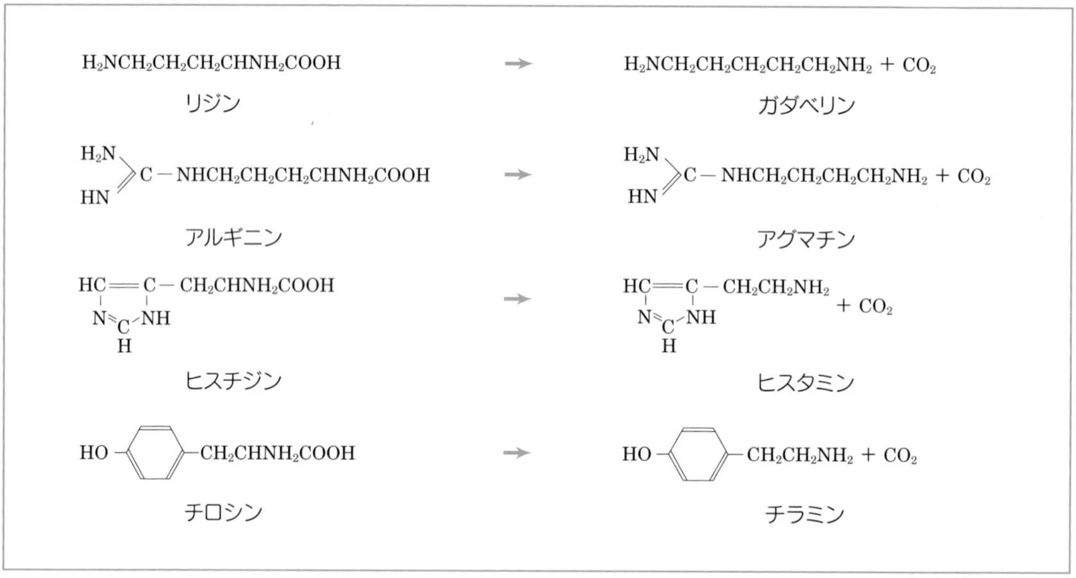

図 5-2 脱炭酸作用

加水分解的   (CH₃)₂CHCHNH₂COOH + H₂O → (CH₃)₂CHCH₂OH + NH₃ + CO₂
      バリン   イソブチルアルコール

酸化的   CH₃CHNH₂COOH + O₂ → CH₃COOH + NH₃ + CO₂
     アラニン   酢酸

還元的   CH₂NH₂COOH + H₂ → CH₄ + NH₃ + CO₂
     グリシン   メタン

図 5-3 脱アミノと脱炭酸の併用作用

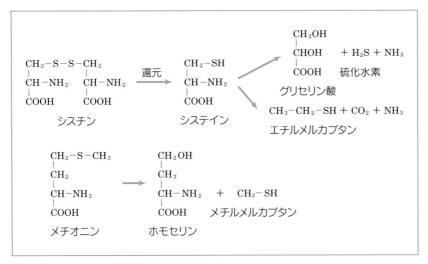

図 5-4　含硫アミノ酸の分解

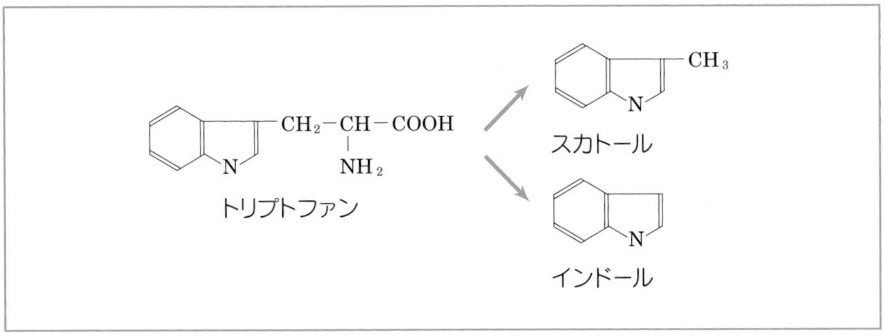

図 5-5　トリプトファンの分解

で細菌が増殖した場合にのみつくられる.

3) 脱アミノと脱炭酸の併用作用

図 5-3 に示すような反応がある.

4) 含硫アミノ酸の分解

メチオニン, シスチン, システインなどの含硫アミノ酸は, 主にアルテロモナス属やシュードモナス属などの一部の細菌によって分解され, 硫化水素, メチルメルカプタン, エチルメルカプタン, ジメチルサルファイドなどを生成する (図 5-4).

5) トリプトファンの分解

トリプトファンは, 一部の細菌が有するトリプトファナーゼの作用によりスカトールやインドールなどを生成する (図 5-5).

6）尿素の分解

尿素はアルギニンの分解によって生ずるが，これはさらに一部の細菌のもつウレアーゼの作用によってアンモニアと二酸化炭素に分解される．

$$CO(NH_2)_2 + H_2O \longrightarrow 2NH_3 + CO_2$$
尿素

サメ，エイ類などの魚は筋肉中に特に多量の尿素を含んでおり，鮮度低下に伴って強いアンモニア臭を発生しやすい．

3. 化学的な変質・油脂の酸敗

食品の変質は微生物が原因となって起こるものが大部分であるが，滅菌により微生物の影響を排除した缶・瓶詰，レトルト食品や油脂食品などでは，長期貯蔵中に起こる化学的変化や，空気中の酸素との化学反応（酸化）による変質が危害要因となることがある．特に，油脂や油脂を多く含む食品を空気から遮断せずに，かつ光の当たる場所に貯蔵すると臭いや味がわるくなり，有害物質を生成したりして可食性を失う（油脂の変敗あるいは酸敗）．なお，缶詰などにおける化学変化は臭いや味に影響を及ぼすものの，可食性を失う場合はまれであり，食品衛生学的には油脂の酸敗が重要となるので，ここでは油脂の酸敗について述べる．

a. 変質の機序

1）油脂の自動酸化

油脂，特に不飽和脂肪酸を含む油脂は放置すると分解して（図5-6），フリーラジカル[※]（R・）をつくりやすく，空気中の酸素とも反応して，ペルオキシラジカル（ROO・）となり，別の脂肪酸を酸化し，新しいフリーラジカルを生成しながら，それ自体は過酸化物（ヒドロペルオキシド）とな

> ※
> フリーラジカル（free radical）：不対電子（対になっていない電子）をもつ原子や分子，あるいはイオンのこと．ラジカルまたは遊離基ともいう．

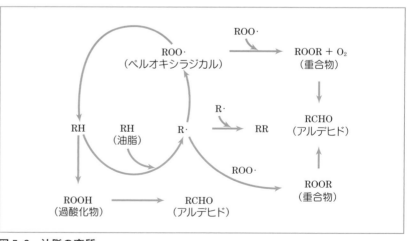

図5-6 油脂の変質

る．この反応は連続的に進行し，急速に過酸化物価を上昇させる．このような現象を油脂の自動酸化という．

　油脂の自動酸化に最も影響する因子は光である．そのほか，高温，金属，酵素，酸素，水，放射線などによって促進される．

2）油脂の重合，開裂

　過酸化物価がある程度上昇すると，生成した過酸化物および反応性に富むラジカルは重合物（ROOR）をつくり，油脂は粘稠性を増し，また分解して低級脂肪酸，アルデヒド，ケトンなどを生成する（図5-6）．低級（短鎖）の脂肪酸は酸価を上げ，アルデヒドは悪臭の原因となり，さらにアルデヒド，ケトンはカルボニル価を上昇させる．

b．油脂の変質の鑑別法

1）官能検査

　油脂が変質した場合は色調，臭気，味，粘度などに変化が認められるので，官能検査により判別できる場合もある．

2）酸　価

　変質した油脂には，しばしば加水分解によって生じた遊離脂肪酸や二次生成物として生じた低級脂肪酸が含まれる．脂質1gを中和するのに必要な水酸化カリウムのmg数で，酸価（acid value：AV）を示す．たとえば，即席めんの酸価は3以下と定められている．

3）過酸化物価

　過酸化物価（peroxide value：POV）は，油脂1kgの自動酸化によって生成した過酸化物量をヨウ素カリウム（KI）から遊離するヨウ素のミリ当量数（meq）で表したもので，油脂の初期段階の変質度を示す．たとえば，即席めんの過酸化物価は30以下と定められている．

♣ ♣ ♣ 変質（変敗）油 ♣ ♣ ♣

　油が空気中の酸素と反応し，酸化が進んだ油を変質（または変敗）油という．高温加熱の繰り返しや光が当たることで酸化（自動酸化という）が促進され，脂肪酸やペルオキシドなどの過酸化物が生じる．酸価（AV）が3以上または過酸化物価（POV）が30以上の油は変質（または変敗）油とみなしてよく，調理等に使用しない方がよい．変質（または変敗）油を多量に摂取すると嘔気，嘔吐などの急性症状が起こる．少量ずつでも長期間摂り続けると慢性的な肝臓疾患や老化促進，さらには発がんの原因になるといわれている．

4）カルボニル価，チオバルビツール酸価

　カルボニル価（carbonyl value：COV），およびチオバルビツール酸価（thiobarbituric acid value：TBA）はともに，過酸化脂質の分解によって生じたアルデヒドやケトンなどの二次生成物の量を示す値である．

c.　トランス型不飽和脂肪酸

　FAO/WHO 合同委員会による勧告によると，トランス型不飽和脂肪酸の過剰摂取は，悪玉コレステロールを増やして冠動脈疾患のリスクを高めるとされている．わが国はその勧告に従い，栄養成分表示にトランス脂肪酸について「含まない」などの表示をすることなど，2011 年 2 月に指針を示した．なお，植物油脂に水素添加して固形油脂（ショートニング，マーガリンなど）を製造すると，トランス型不飽和脂肪酸が生成される．

4.　変質の防止

　人類はその長い歴史の中で，食肉を天日乾燥させる技術を会得してはじめて変質を防止し，獲物が獲れなくても食料を確保できる手段を得たとされる．その後，塩を使う塩蔵技術，冬場の寒い日に屋外に置いていた狩猟の獲物や漁労の魚介類が冷蔵あるいは冷凍されるという現象（冷蔵・冷凍法），燻煙で燻した塩蔵肉類や魚介類が単なる塩蔵よりも貯蔵期間が伸びる現象などを見出した．その後，産業革命を経て種々の技術が工夫され，現在では冷蔵・冷凍法，脱水法，加熱法，紫外線法，放射線法，塩蔵・糖蔵法および酢漬法，燻煙法などが食品の変質を防止する手段として定着している．

a.　冷蔵・冷凍法，チルド法ほか
1）冷蔵・冷凍法

　温度は微生物の増殖および活性に影響を及ぼす最も重要な環境要因であり，10℃ 以下の低温下では微生物の増殖が著しく遅延し，油脂の酸敗も低温下では進行が遅いとされている．そのため，多くの生鮮食品が冷蔵されているが，青果物の中には冷蔵すると低温障害※を起こすものがあり，低温障害を起こさない限度内の低温で貯蔵されている．なお，生鮮食品は 0℃ 以下に冷却すると，その食品の氷結点以下の温度で凍結するが，食品を凍結した状態で貯蔵することを冷凍という．

　食品を冷凍すると，食品中の自由水の一部は氷の結晶を形成し，氷は食品中の水だけを使って形成されるため，食品中の細胞が脱水されることとなり，凍結の温度によっては食品中の細胞が原形質分離を起こすこととなる．すなわち，凍結の温度が 0℃ に近い高温のときは氷の結晶は食品の細胞の間に存在する自由水だけに止まり，細胞の内部はいっさい脱水されることはないが，凍結温度が −15℃ 以下になると，細胞内部の自由水が細胞外に存在

※
低温障害：冷蔵保存により青果物の表面に褐変や窪み，あるいは軟らかくなるなどの品質の劣化が生じることをいう．

表 5-2　冷蔵および冷凍の保存温度と適用食品

保存法	保存温度[*1]	適用食品
冷蔵 （低温貯蔵）	10〜2℃ （10〜5℃）	生鮮食肉類，生鮮魚介類，生鮮野菜，生鮮果物などの生鮮食品，高水分加工食品，牛乳，果汁など
部分凍結	−3〜−5℃	生鮮食肉類，生鮮魚介類，乳製品，食肉加工製品，魚肉練り製品，開きアジなど
凍結貯蔵	−18℃以下 （−15℃以下）	無加熱摂取冷凍食品[*2]，加熱後摂取冷凍食品[*3]，生食用冷凍鮮魚介類[*4]

＊1 コールドチェーン勧告による．（　）内は食品低温流通協議会提示の数値．
＊2 無加熱摂取冷凍食品：食べる際に加熱の必要のない冷凍食品（カスタードプリン，水羊羹などの菓子やミカン，メロンなどの果実など）．
＊3 加熱後摂取冷凍食品：食べる際に70℃以上の加熱が必要な冷凍食品（ハンバーグ，餃子などの調理済み食品とコロッケ，魚フライなどの半調理食品など）．
＊4 生食用冷凍鮮魚介類：加熱しないで食べる切り身やむき身の凍結品（刺身用イカ，刺身用タコなど）．

する氷の結晶に毛細管現象が起こったかのごとく移動し，残された細胞内部は原形質が濃縮されて，耐凍性をもたない食品では原形質分離を起こすこととなる．この際，原形質内部の溶質は濃縮され水分活性（water activity：Aw）が低下することとなり，低温性カビを除くすべての微生物が増殖できなくなる．

水分活性☞4章（55頁）

　なお，凍結の方法がわるいときは氷の結晶が食品（ほとんどが魚介類）の細胞膜を傷つけることとなり，その場合は冷凍食品を解凍するときに大量のドリップが流出し，品質が著しく低下する．また，原形質分離を起こした食品（ほとんどが青果物）では，細胞膜に存在するある種の酵素（ホスホリパーゼなど）が凍結中に働くため，解凍後はオフフレーバーと呼ばれる悪臭を生じる．しかも，しなびてほとんど食用にできなくなるので，野菜類は凍結する前にブランチングという加熱処理を行って酵素を失活させてある．表5-2に，食品の冷蔵および冷凍の保存温度と適用食品を示す．

2）チルド法ほか

　チルド法とは冷蔵と冷凍の中間帯の温度域（5〜−5℃）で食品を保存する方法で，氷温貯蔵と部分凍結（パーシャルフリージング）がある．ただ，両者を厳密に区別することはできないが，氷の生成があるかないかの違いであり，水分活性を低下して氷結晶をできなくしたものが氷温貯蔵であるとされる．

　セルアライブシステム（cell alive system：CAS）冷凍機は磁気を利用して，−20℃まで過冷却状態を保ち，中心温度が−20℃に達した後，−20℃以上に温度上昇させることなく急速冷凍する装置であり，貞包らが（財）食品産業センターで実施した基礎研究「電磁場内での冷凍挙動」をもとにしている．そのほか1,000 V以上の高電圧を利用する方式の過冷却冷凍機も存在する．

b. 脱水法

　人類が最初に見つけたとされる食品の貯蔵法である天日乾燥技術は，現在まで変わることなく引き継がれている．これは，多くの微生物は水分活性（Aw）が 0.65 以下に脱水されると生育できなくなるという性質を利用している．天日乾燥以外にも現在は食品の脱水法として熱風乾燥，噴霧乾燥，凍結・真空乾燥などの手段が行われているが，それぞれの食品に適合した乾燥手段が工夫され採用されている．

　穀類は途上国ではいまだに天日乾燥されており，雨期のカビの被害が報告されているが，わが国では熱風乾燥されて貯蔵され，貯蔵中も湿度管理されている．手延素麺や乾燥うどんなどの乾燥では，天日乾燥が行われている．干しぶどうや干し柿などの乾燥果実，あるいは干ぴょうや切り干し大根などの乾燥野菜は現在でも天日乾燥した製品が出回っている．それぞれの食材の乾燥の程度は食品によって異なるが，だいたい水分含量が 15％以下とされている．

c. 加熱法

　通常微生物は 70℃，30 分間加熱すれば細胞（栄養細胞）を殺すことができるが，耐熱性芽胞菌の胞子はその程度の加熱条件ではむしろ発芽誘導されて，栄養細胞が形成され，その後室温で増殖してセレウス菌，ウェルシュ菌，ボツリヌス菌などの食中毒が発生する．

　この耐熱性芽胞菌の胞子を殺す（滅菌）ためには，120℃で 15 分間以上の加熱が必要であるとされるが，食品の種類によって殺菌する対象の細菌が異なる．すなわち，缶・瓶詰やレトルト食品などではボツリヌス菌胞子の生残が問題となるので 100℃以上で加熱殺菌されるが，食肉加工製品をそのような高温で加熱すれば品質の劣下が著しくなるので，それらは 75℃で 80 分間蒸煮されている．したがって耐熱性芽胞菌だけでなく変敗原因菌のミクロコッカス属やラクトバシラス属など一部の細菌が生残しており，そのため，食肉加工製品は低温流通され，かつ賞味期限も設けられている．果汁やトマトジュースはプレート式殺菌機を用いて 93 〜 95℃で 15 〜 20 秒間の殺菌が行われているが，それらは pH 4.5 以下の酸性食品であるため，耐熱性芽胞菌の胞子は発芽・生育することはないと考えられる．

　また乳類に関しては，現在わが国では低温殺菌乳と超高温瞬間殺菌乳の 2 種類が流通しているが，欧米では高温短時間殺菌乳も流通している．低温殺菌法（low temperature long time pasteurization：LTLT 法）では 62 〜 65℃で 30 分間，高温短時間殺菌法（high temperature short time pasteurization：HTST 法）ではプレート殺菌機を用いて 72 〜 85℃で 2 〜 15 秒間，超高温殺菌法（ultra high temperature pasteurization：UHT 法）ではプレート殺菌機を用いて 120 〜 150℃で 0.5 〜 4 秒間殺菌が行われる．現在わが国で流通している市販乳の主流は UHT 牛乳で，生乳中の微生物は耐熱性芽胞細菌の胞子を含めてほとんど死滅しているものの，UHT 処理後

充填されるまで無菌的に取り扱われていないため，冷蔵されても賞味期限が設けられている．ただ，long life（LL）牛乳は UHT 処理後，滅菌容器に無菌充填されており，室温でかなり長い期間貯蔵できる．

d. 紫外線法

紫外線のうち，250〜260 nm 付近の紫外線は強い殺菌力をもつが，効果は表面にとどまる．紫外線の殺菌力は波長以外にも照射照度および照射時間が関係しており，細菌の生存数は有効照射照度と照射時間の積に対して指数関数的に減少する．紫外線は細菌や酵母には有効に殺菌作用を示すものの，カビに対する効果は弱い．また，細菌でも胞子をつくらない大腸菌やプロテウス菌などには少ない線量で有効に殺菌作用を発揮するものの，耐熱性芽胞菌の胞子に対してはかなりの殺菌線量が必要である．現在，紫外線殺菌は空気殺菌（食品工場内の環境の除菌），表面殺菌（無菌充填包装装置などに組み込まれている），水殺菌（オゾン処理水などを用いる）に利用されている．

e. 放射線法

放射線（γ線，X線，電子線）は，欧米では冷殺菌（cold sterilization）として食品中の微生物を殺す目的で使われているが，わが国ではコバルト60（^{60}Co）によるγ線照射がジャガイモの発芽防止のみに許可されているだけで，それ以外の食品の殺菌目的での使用は認められていない．

f. 塩蔵・糖蔵法および酢漬法

通常，塩蔵による食品の長期保存には 10%以上の食塩濃度が必要であり，さらに常温で 1 年以上貯蔵するためには 20%以上の食塩濃度がなければならない．塩蔵により貯蔵性が向上する最も大きな理由は，食塩の浸透圧の上昇により微生物の増殖が抑制されると同時に水分活性（Aw）が低下するためである．Aw が 0.9 以下では細菌が，Aw が 0.85 以下では酵母が，Aw が 0.8 以下ではカビが増殖しにくくなる．ただ，10%の食塩を添加しても Aw は 0.92 前後にしか低下しないが，Aw 低下と食塩浸透圧上昇との併用効果に加えて，食塩が細胞内部に侵入するまでの間に食塩耐性の乳酸菌（ペディオコッカス属）が増殖して蓄積された乳酸も，カビを含めた微生物の増殖を抑制する．1 年以上常温貯蔵するときは，耐塩性の酵母やカビが増殖するため，食塩濃度を 20%以上に高めて Aw を 0.86 以下にしないと耐塩性酵母やカビの増殖が防止できない．

糖蔵の場合，10%食塩濃度に匹敵する Aw は 50%砂糖濃度であるが，50%以上もの砂糖を添加した食品はかなり甘く，生活習慣病を気にする現代人は低甘味を求める傾向にあるので，ジャム・マーマレード類以外では現在用いられることが少ない．ジャム・マーマレード類は糖度が 65〜68%となるように調製された製品が主流であったが，最近は糖度 50%以下の低糖度ジャムも出回っている（糖度の低いものでは 35%の製品もある）．それらは

要冷蔵で賞味期限が表示されている.

酢漬法では,食品に酢酸菌や乳酸菌などによる発酵を行って,食酢や乳酸などを増やすか,あるいは食酢や乳酸などを添加してpHを低下させ,微生物の増殖を抑制している.pHを6.0以下5.0〜4.0と低下させるにしたがって,有機酸による微生物の抑制作用は強くなる.

g. 燻煙法

食肉加工製品のハム,ベーコン,ドメスチックソーセージなどは塩蔵後,比較的短い時間乾燥させてから燻煙処理を行って製造される.燻煙法は脱水した塩蔵肉類や魚介類などを薪や木材チップなどの煙でいぶす方法であり,煙の中のホルムアルデヒド,フェノール,酢酸アセトンなどの成分が肉質に吸収され,特有の風味が得られるほか,殺菌効果が期待できる.本来,燻煙処理の目的は製品の保存性を高めるほか,燻煙臭の付加,燻煙色の付与であったが,近年は低温流通や家庭用冷蔵庫の普及により,燻煙処理の目的が保存性を求めるものではなくなり,食べる人の視覚,嗅覚,味覚を満足させることに重点が置かれるようになっている.燻煙法は冷燻法(10〜30℃),温燻法(30〜50℃)および熱燻法(50〜90℃)に分けられる.

魚介類の燻製品はサケやマスの燻製,タラ燻製,タコ燻製,イカ燻製,貝柱燻製,ニシン燻製などが製造されている.

h. 化学的変質の防止

化学的変質のうち油脂の変敗が最も大きな問題となる.まず最初に起こる油脂の自動酸化は光が主な原因となるが,空気中の酸素,金属,温度(高温加熱),酵素,水,放射線などが原因となるので,油脂を保存するときは,色付きガラス瓶など光を遮断するものに入れたのち,熱源のない場所で,密栓容器に保存するか,または固形食品であれば,エージレスなどの脱酸素剤を使って空気中の酸素を除去して保存するとよい.

また,揚げ物などの加熱調理に使っている油脂は通常はAVチェッカー(試験紙)を用いて確認して,AVが3以上であったら変敗油として廃棄する.変質していると判断されたときは,容器ごと油脂を新しいものと取り替えて,決して足し油のようなことをしてはならない.

6 食中毒

1. 食中毒の定義と分類

a. 食中毒の定義

　生理的に有害な物質が体内に入り，その化学的作用によって生理的異常を起こす現象を，一般に中毒と定義している．このうち，有害な物質が飲食物とともに経口的に摂取されて起こる中毒を，とくに食中毒という．食中毒とは，経口的に入ってくる有毒・有害な微生物，動植物，化学物質などによる急性または亜急性の生理的異常現象（飲食物に起因する健康障害：food-borne disease）を意味するものである．同じ飲食物に起因する健康障害の栄養障害，消化不良あるいは金属片などの異物の混入による物理的障害などは，食中毒とはいわない．

　なお，食品衛生法施行規則では，有害・有毒で食中毒の原因となるすべての物質（生体も含む）を総称して「病因物質」と呼んでいる．

b. 食中毒の分類

1) 食中毒の分類と法律上の取り扱い

　食中毒は，厚生労働省の食中毒統計において病因物質別，原因食品別，原因施設別などに分類されている．病因物質は，細菌，ウイルス，寄生虫，化学物質，自然毒，その他，不明に大別されている．食品衛生法施行規則2012（平成24）年12月28日に改正，2013（平成25）年1月1日に施行）の食中毒事件票の病因物質は，表6-1に示すように，27種に分けられている．

表6-1　食中毒事件票における病因物質の種別

1	サルモネラ属菌	10	カンピロバクター・ジェジュニ / コリ	19	クドア
2	ブドウ球菌			20	サルコシスティス
3	ボツリヌス菌	11	ナグビブリオ	21	アニサキス
4	腸炎ビブリオ	12	コレラ菌	22	その他の寄生虫
5	腸管出血性大腸菌（VT 産生）	13	赤痢菌	23	化学物質
		14	チフス菌	24	植物性自然毒
6	その他の病原大腸菌	15	パラチフス A 菌	25	動物性自然毒
7	ウェルシュ菌	16	その他の細菌	26	その他
8	セレウス菌	17	ノロウイルス	27	不明
9	エルシニア・エンテロコリチカ	18	その他のウイルス		

VT：ベロ毒素（verotoxin）.

表6-2　病因物質別にみた食中毒の分類

細菌性食中毒	細菌感染または細菌毒素による
ウイルス性食中毒	下痢症ウイルス，AおよびB型肝炎ウイルスなどの感染による
寄生虫性食中毒	感染動物や飲食物中の寄生虫の感染または寄生虫毒素による
化学性食中毒	化学物質による食中毒：細菌の作用で生じた初期腐敗魚介類などに含まれるアミン類および飲食物に混入した有害化学物質や環境汚染物質による
自然毒食中毒	植物性自然毒：毒キノコ，毒草，農作物中のカビ毒などによる 動物性自然毒：フグなどの毒魚や毒化貝類などによる
その他の食中毒	病因物質特定：1つの食中毒事件に2種以上の病因物質の関与が特定されたが，一人一人の患者または死者がどの病因物質によって食中毒を起こしたのか判明できない場合

（食品衛生法施行規則の食中毒事件票をもとに作成）

表6-3　食中毒の感染症類型による位置づけ

食中毒	感染症類型
コレラ，細菌性赤痢，腸管出血性大腸菌感染症，腸チフス，パラチフス	三類感染症
E型肝炎，A型肝炎，エキノコックス症，ブルセラ症，ボツリヌス症など	四類感染症
アメーバ赤痢，クリプトスポリジウム症，クロイツフェルト・ヤコブ病（プリオン病），ジアルジア症，A群溶血性レンサ球菌咽頭炎，感染性胃腸炎（サルモネラ属菌，腸炎ビブリオ，病原大腸菌，カンピロバクターなどの細菌によるもの，およびノロウイルス，ロタウイルス，アデノウイルスなどのウイルスによるもの，アニサキスなどの寄生虫によるもの）など	五類感染症

（2015年（平成27年）1月21日現在の感染症法における感染症の分類をもとに作成）

　なお，運用上，表6-1内の「19クドア」，「20サルコシスティス」はそれぞれクドア・セプテンプンクタータ，サルコシスティス・フェアリーをいい，「21アニサキス」はアニサキス科およびシュードテラノーバ科の線虫をいう．

　病因物質別にみた食中毒は，表6-2の分類表に示すように，細菌性食中毒，ウイルス性食中毒，寄生虫性食中毒，化学性食中毒，自然毒食中毒およびその他の食中毒に大別できる．

2）感染症法における「病原体による食中毒」

　食品衛生法における病因物質の中で，微生物や寄生虫などの病原体による食中毒は，「感染症の予防及び感染症の患者に対する医療に関する法律（感染症法）」の規定に基づいて，感染症としても取り扱われる（表6-3）．

　細菌やウイルスなどの病因物質による食中毒は，感染症法では三類・四類・五類感染症の急性肝炎および感染性胃腸炎などとして取り扱われる（表6-3）．

2. 食中毒の発生状況

　厚生労働省による食中毒統計として公表された食中毒の発生状況は，国内で発生した食中毒のすべてを網羅しているわけではない．というのは，すべての食中毒患者が医師の診断を受けるわけではなく，また医師が該当するものをすべて食中毒と判断して届け出るとは限らないからである．実数は統計上の数値の 20 〜 100 倍であろうと推測されている．

a. 分類別食中毒発生状況

1）病因物質別食中毒発生状況

　最近 5 年間（2014 〜 2018 年）の病因物質別食中毒発生状況を，表 6-4 に示す．

　クドア，サルコシスティス，アニサキス，その他の寄生虫は，2013（平成25）年 1 月 1 日に食中毒事件票の病因物質の種別欄に加えられた．厚生労働省食中毒統計の病因物質別食中毒の表は，食中毒事件票に基づいて作成されている．表 6-4 はそれをもとに作成したものである．

　a）事件数：最近の食中毒事件数の年間総数は，1,000 件前後である．事件数が多いものは，微生物性食中毒の細菌性食中毒（全食中毒の約 40％）とウイルス性食中毒（全食中毒の約 30％）である．次に多いのは寄生虫性食中毒であり，自然毒食中毒が続く．

　細菌性食中毒はカンピロバクターによるものが年間約 320 件で最も多く，細菌性食中毒の約 70％を占めている．次いで，サルモネラ属菌，ブドウ球菌，ウェルシュ菌，腸管出血性大腸菌，腸炎ビブリオによるものとなっている．

　ウイルス性食中毒は大部分ノロウイルスによるものである．ノロウイルス食中毒は年間約 320 件が発生しており，全食中毒の約 30％を占めている．

　寄生虫性食中毒は大部分クドアとアニサキスによるものであり，事件数はクドアよりもアニサキスの方が多い．アニサキスによるものは，年間約 200件であるが，最近増加傾向にある．

　自然毒食中毒の事件数は，植物性自然毒が動物性自然毒の約 2 倍となっている．

　b）患者数：最近の食中毒の年間患者数は，20,000 人前後であり．微生物によるものが全食中毒の 90％を占めている．そのうち，細菌性食中毒は全食中毒の約 35％を，ウイルス性食中毒は約 55％を占めている．次に患者数が多いのは自然毒食中毒であり，植物性自然毒食中毒の患者数は動物性自然毒食中毒の約 3 倍となっている．

　細菌性食中毒の患者数は，カンピロバクターにおいて年間約 2,000 〜 3,000人で最も多く，細菌性食中毒の約 35％を占めている．次いで，ウェルシュ菌，サルモネラ属菌，ブドウ球菌，腸管出血性大腸菌以外の病原大腸菌，腸

表 6-4　　病因物質別食中毒発生状況（事件数・患者数）

病因物質	2014 年		2015 年		2016 年		2017 年		2018 年	
	事件数	患者数	事件数	患者数	事件数	患者数	事件数	患者数	事件数	患者数
総　　数	976	19,355	1,202	22,718	1,139	20,252	1,014	16,464	1,330	17,282
細　菌（総数）	440	7,210	431	6,029	480	7,483	449	6,621	467	6,633
サルモネラ属菌	35	440	24	1,918	31	704	35	1,183	18	640
ブドウ球菌	26	1,277	33	619	36	698	22	336	26	405
ボツリヌス菌	0	0	0	0	0	0	1	1	0	0
腸炎ビブリオ	6	47	3	224	12	240	7	97	22	222
腸管出血性大腸菌（VT 産生）	25	766	17	156	14	252	17	168	32	456
その他の病原大腸菌	3	81	6	362	6	569	11	1,046	8	404
ウェルシュ菌	25	2,373	21	551	31	1,411	27	1,220	32	2,319
セレウス菌	6	44	6	95	9	125	5	38	8	86
エルシニア・エンテロコリチカ	1	16	0	0	1	72	1	7	1	7
カンピロバクター・ジェジュニ/コリー	306	1,893	318	2,089	339	3,272	320	2,315	319	1,995
ナグビブリオ	1	1	0	0	0	0	0	0	0	0
コレラ菌	0	0	0	0	0	0	0	0	0	0
赤痢菌	0	0	0	0	0	0	0	0	1	99
チフス菌	1	18	0	0	0	0	0	0	0	0
パラチフス A 菌	0	0	0	0	0	0	0	0	0	0
その他細菌	5	24	3	15	1	140	3	210	0	0
ウイルス（総数）	301	10,707	485	15,127	356	11,426	221	8,555	265	8.876
ノロウイルス	293	10,506	481	14,876	354	11,397	214	8,496	256	8,475
その他のウイルス	8	201	4	251	2	29	7	59	9	401
寄生虫（総数）	122	508	144	302	147	406	242	368	487	647
クドア	43	429	17	169	22	259	12	126	14	155
サルコシスティス	0	0	0	0	0	0	0	0	1	8
アニサキス	79	79	127	133	124	126	230	242	468	478
その他の寄生虫	0	0	0	0	1	21	0	0	4	6
化学物質	10	70	14	410	17	297	9	76	23	361
自然毒（総数）	79	288	96	247	109	302	60	176	61	133
植物性自然毒	48	235	58	178	77	229	34	134	36	99
動物性自然毒	31	53	38	69	32	73	26	42	25	34
その他	1	123	1	2	3	16	4	69	3	15
不　明	23	449	31	601	27	322	29	599	24	617

VT：ベロ毒素（vero toxin）.

管出血性大腸菌, 腸炎ビブリオの順となっている.

ウイルス性食中毒の患者は大部分ノロウイルスによるものであり, その数は年間約11,000人で, 全食中毒の中で最も多い.

寄生虫性食中毒の患者は大部分クドアとアニサキスによるものであり, その数において, 5年間の合計数で比較すると両者はほぼ同じである. 以前はクドアによる患者数の方が多かったが, 最近では, アニサキス食中毒の発生件数の増加に伴い, アニサキスによる患者数の方が多くなった.

c) 患者数/件:最近の食中毒事件においては, 平均すると1件につき約20人の患者が出ている. 毎年食中毒を発生させている病因物質の中で, 1件あたりの患者数が多く, 集団発生を起こすものとして, ウェルシュ菌, 腸管出血性大腸菌, その他の病原大腸菌, サルモネラ属菌, ノロウイルス, その他のウイルスなどがあげられる.

2018年には, 赤痢菌による集団食中毒の発生が1件あり, 患者数は99人であった.

カンピロバクター食中毒や自然毒食中毒は, 患者数/件が非常に少なく, 散発的な発生である. まれに飲食店などで本菌よる集団食中毒が起こっている.

d) 死者数:最近5年間の食中毒における死者数は, 合計28人である. その内訳は, ボツリヌス菌で1人, 腸管出血性大腸菌で11人, 植物性自然毒で11人, 動物性自然毒で3人となっている. これらの病因物質は非常に危険なものであるので, 要注意である. このほか, 病因物質不明で2人死亡している.

2) 原因食品別発生状況

最近5年間の原因食品別食中毒発生状況を, 表6-5に示す.

a) 事件数:過去数年間の食中毒事件において, 食事特定(原因食品においてその他の部類に属する)の事件が最も多く, 年間約500件である. 次いで魚介類, 肉類・その加工品, 複合調理食品, 野菜類・その加工品の順となっている.

魚介類加工品, 卵類・その加工品, 穀類・その加工品, 菓子類などでは, 食中毒事件が少ない. 乳類・その加工品による食中毒の発生は, ごくわずかである.

b) 患者数:食事特定の年間患者数は約11,500人であり, 他の原因食品の患者数よりも極端に多い. 次いで, 複合調理食品, 魚介類, 肉類・その加工品, 穀類・その加工品と野菜類・その加工品の順に多くなっている.

c) 患者数/件:食中毒事件における1件あたりの患者数は, 5年間を平均すると, 穀類・その加工品で約60人, 複合調理食品で約35人, 乳類・その加工品と菓子類はほぼ同じで約25人, 卵類・その加工品で約20人, 魚介類加工品で約15人となっている. 最近の5年間で1件だけ発生した魚介類加工品の魚肉練り製品による食中毒の患者数は, 約65人であった.

表 6-5　原因食品別食中毒発生状況（事件数・患者数）

原因食品	2014 年		2015 年		2016 年		2017 年		2018 年	
	事件数	患者数	事件数	患者数	事件数	患者数	事件数	患者数	事件数	患者数
総　数	976	19,355	1,202	22,718	1,139	20,252	1,014	16,464	1,330	17,282
魚介類	155	1,134	209	1,632	173	1,112	196	469	414	1,209
貝類	25	395	73	1,128	36	358	7	68	28	301
ふぐ	27	33	29	46	17	31	19	22	14	19
その他	103	706	107	458	120	723	170	379	372	889
魚介類加工品	12	85	15	368	19	227	12	67	26	420
魚肉練り製品	0	0	0	0	1	65	0	0	0	0
その他	12	85	15	368	18	162	12	67	26	420
肉類・その加工品	83	1,567	64	574	80	1,067	61	638	65	451
卵類・その加工品	8	95	1	2	3	106	2	4	1	39
乳類・その加工品	1	40	0	0	0	0	0	0	3	38
穀類・その加工品	7	1,350	7	133	11	368	5	113	7	214
野菜類・その加工品	44	746	48	190	70	619	27	295	34	216
豆類	0	0	0	0	0	0	1	17	0	0
きのこ類	24	85	38	95	42	110	16	44	21	43
その他	20	661	10	95	28	509	10	234	13	173
菓子類	3	70	4	147	3	27	5	182	4	72
複合調理食品	64	3,395	69	1,857	84	2,506	51	1,546	77	2,124
その他	453	9,814	629	16,442	566	12,702	512	11,927	488	11,084
食品特定	9	29	30	1,001	28	952	33	2,416	23	443
食事特定	444	9,785	599	15,441	538	11,750	479	9,511	465	10,641
不　明	146	1,059	156	1,373	130	1,518	143	1,223	211	1,415

　d）死者数：最近 5 年間の食中毒死者数は合計 28 人であり，その原因食品は主に野菜類（毒キノコ，毒草），魚介類（フグなど）となっている．

3）原因施設別食中毒発生状況
　最近 5 年間の原因施設別食中毒発生状況を表 6-6 に示す．
　a）事件数：過去数年間の食中毒事件において，発生件数が最も多いのは飲食店であり，その発生件数は年間約 670 件となっている．それは判明した原因施設の約 67％を占めている．次いで，家庭（約 115 件），旅館および販売店（それぞれ約 45 件），事業場（教職施設をもつ事業所等・保育所・老人ホーム，寄宿舎など：約 40 件）および仕出屋（約 40 件）となっている．
　b）患者数：原因施設別の患者数からみても，飲食店が最も多く，年間約

表 6-6　原因施設別食中毒発生状況（事件数・患者数）

原因施設			2014 年		2015 年		2016 年		2017 年		2018 年	
			事件数	患者数	事件数	患者数	事件数	患者数	事件数	患者数	事件数	患者数
総　数			976	19,355	1,202	22,718	1,139	20,252	1,014	16,464	1,330	17,282
原因施設判明			849	18,966	1,084	22,355	1,051	19,586	897	15,942	1,142	16,803
家　庭			79	161	117	302	118	234	100	179	163	224
事業場			37	903	42	1,217	52	2,002	23	623	40	1,959
	給食施設	事業所等	8	193	11	362	15	974	10	284	8	851
		保育所	6	202	14	418	8	210	4	157	9	466
		老人ホーム	18	447	13	291	20	618	6	139	12	398
	寄宿舎		0	0	0	0	4	49	0	0	1	33
	その他		5	61	4	146	5	151	3	43	10	211
学　校			10	246	12	627	19	845	28	2,675	21	1,075
	給食施設	単独調理場 幼稚園	1	19	0	0	1	27	0	0	1	36
		単独調理場 小学校	0	0	0	0	1	7	3	139	3	422
		単独調理場 中学校	0	0	1	231	0	0	0	0	1	56
		単独調理場 その他	0	0	0	0	3	355	1	44	1	24
		共同調理場	0	0	0	0	1	145	3	1,849	0	0
		その他	0	0	0	0	2	77	1	47	1	157
	寄宿舎		3	79	3	161	1	10	6	244	2	47
	その他		6	148	8	235	10	224	14	352	12	333
病　院			6	209	7	253	5	340	6	332	5	103
	給食施設		5	198	7	253	5	340	6	332	4	90
	寄宿舎		0	0	0	0	0	0	0	0	0	0
	その他		1	11	0	0	0	0	0	0	1	13
旅　館			48	2,308	64	2,016	50	2,750	39	1,852	31	1,266
飲食店			590	10,264	742	12,734	713	11,135	598	8,007	722	8,580
販売店			29	743	23	151	31	146	48	85	106	173
製造所			8	1,467	7	183	6	160	8	164	11	345
仕出屋			35	2,348	53	4,330	40	1,523	38	1,605	30	2,682
採取場所			0	0	0	0	1	2	1	43	3	3
その他			7	317	17	542	16	449	8	377	10	393
不　明			127	389	118	363	88	666	117	522	188	479

10,000 人の患者がみられる．次に患者数が多いのは旅館と仕出屋であり，年間 2,000 〜 2,500 人である．それから，事業場（約 1,300 人），学校（約 1,000 人），製造所（約 450 人），販売店（約 250 人）が続く．病院での食中毒患者は年間 250 人前後である．

c）患者数 / 件：食中毒発生 1 件あたりの患者数は，製造所，仕出屋，旅館，病院，学校，事業場などで多く（40 〜 60 人），集団的発生がみられる．

給食施設として共同調理場を利用している学校は，食中毒事件の患者数 / 件が最も多く，平均約 500 人 / 件となっており，集団発生の規模が大きい．

b. 月別食中毒発生状況

最近の月別食中毒事件数と患者数を，それぞれ図 6-1 と図 6-2 に示す．食中毒は年間をとおして月に約 80 〜 110 件発生しており，季節によって大きな変動がみられない（図 6-1）が，患者数は冬季に著しく多い（図 6-2）．

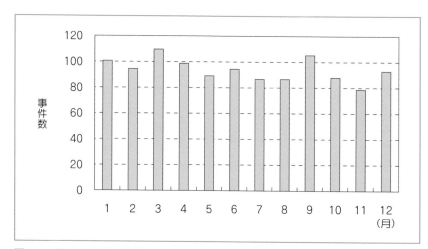

図 6-1　月別食中毒事件数（2014 〜 2018 年の 5 年間の平均値）

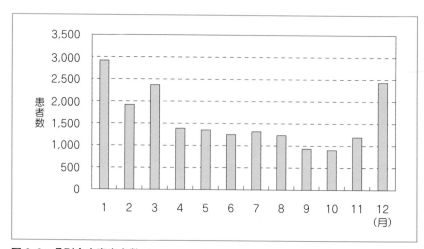

図 6-2　月別食中毒患者数（2014 〜 2018 年の 5 年間の平均値）

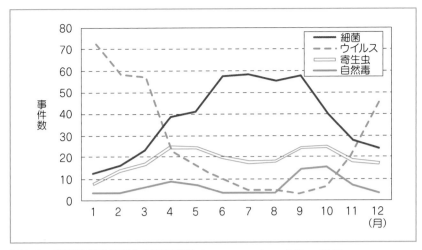

図 6-3　病因物質別月別食中毒事件数 (2014 ～ 2018 年の 5 年間の平均値)

　病因物質別月別食中毒事件数を図 6-3 に示す．細菌による食中毒（細菌性食中毒）は夏季に多発している．夏季は食中毒細菌の増殖に適した高温多湿の環境になるからである．

　一方，ウイルスによる食中毒（ウイルス性食中毒）は冬季に多発している．患者数が冬季に多いのは，ウイルスによる集団食中毒が冬季に多発するからである．ウイルス性食中毒は，ほとんどがノロウイルスによる．

　寄生虫性食中毒は，春季と秋季に多発している．この食中毒は魚類に寄生しているアニサキスまたはクドアが主な病因物質となっている．特にアニサキスによるものが多い．

　自然毒による食中毒（自然毒食中毒）も春季と秋季に多発している．これは主に植物性自然毒による．春は山菜の季節であり，秋はキノコが繁殖する季節であるので，誤って毒草や毒キノコを取って食べる機会が多い．

c．原因食品別にみた病因物質

　食中毒の原因食品と病因物質には関連性がみられる．

　魚介類（貝類とフグを除く）の食中毒は主に細菌の腸炎ビブリオ，寄生虫のクドアまたはアニサキスによって，貝類の食中毒は主にノロウイルスによって，フグの食中毒はそれに含まれる毒素（テトロドトキシン）によって，それぞれ発生している．魚介類の食中毒の病因物質は，主にアニサキスやノロウイルスとなっている．

　肉類・その加工品の食中毒は，カンピロバクター，腸管出血性大腸菌，サルモネラ属菌，ウェルシュ菌が主な病因物質となっている．卵類・その加工品の食中毒はサルモネラ属菌またはブドウ球菌が，穀類・その加工品の食中毒はブドウ球菌またはセレウス菌が，野菜類・その加工品の食中毒は植物性自然毒（毒草や毒キノコに含まれる毒素）が，それぞれ主な病因物質となっている．

　複合調理食品の食中毒の病因物質は，主にウェルシュ菌，ノロウイルス，ブドウ球菌，サルモネラ属菌となっている．

d. 原因施設別にみた病因物質

　最近数年間に発生した食中毒事件の病因物質を施設別にみる．

　家庭での食中毒の病因物質は，植物性自然毒（毒草），動物性自然毒（主にフグ毒），アニサキスとなっている．

　福祉施設などの事業場での食中毒は，ノロウイルスによって多発している．次いで，ウェルシュ菌，サルモネラ属菌などによって発生している．また，病原大腸菌，カンピロバクター，クドアによって発生することもある．学校での食中毒の病因物質は，主にノロウイルスやカンピロバクターとなっている．病院ではノロウイルスによる食中毒が多いが，サルモネラ属菌やブドウ球菌による食中毒も発生している．

　旅館ではノロウイルスによるものが著しく多い．次いでカンピロバクター，ウェルシュ菌，腸炎ビブリオ，ブドウ球菌，サルモネラ属菌となっている．

　飲食店ではノロウイルスやカンピロバクターによる食中毒が多発している．次いで多いものは，アニサキス，クドア，サルモネラ属菌，ブドウ球菌，腸管出血性大腸菌，ウェルシュ菌となっている．販売店ではアニサキスによるものが多い．次いで，クドアや動物性自然毒（とくにフグ毒）となっている．製造所ではノロウイルスによるものが多い．仕出屋ではノロウイルスによるものが大部分を占めているが，ブドウ球菌による食中毒も発生している．

3.　細菌性食中毒

※
経口感染症・消化器系感染症・人獣共通感染症の病原細菌については，「7章 食品の媒介による感染症」（135頁）を参照．

　細菌性食中毒は，一般には飲食物中で増殖した細菌あるいは増殖した細菌が産生した毒素を，飲食物とともに摂取することによって起こる※．ところが，食中毒の原因菌の中には飲食物中で増殖しないで，そのまま飲食物を介して経口的に摂取され食中毒を起こす，感染力の強い食中毒菌もいる．細菌性食中毒は，その発症メカニズムに基づいて，表6-7に示すように，3つのタイプに大別することができる．細菌性食中毒の主な症状は急性胃腸炎であるが，原因菌の種類によっては，腎障害や神経障害を呈することもある．

　感染症法で三類感染症の病原菌に指定されている赤痢菌，チフス菌，パラチフス菌，コレラ菌については，「7章 4. 主な消化器系感染症」で述べる．また，人獣共通感染症の病原菌である炭疽菌，リステリア菌，レプトスピラ菌などについては，「7章 5. 人獣共通感染症」で述べる．

a. サルモネラ属菌食中毒

　サルモネラ属菌（*Salmonella*）による食中毒には，食品中で増殖した生菌

表 6-7　細菌性食中毒のタイプと発症経路・原因菌

食中毒タイプ	発症までの経路	原因菌
感染型	①食品に付着した菌，食品中で増殖した菌の摂取 ②腸管内での菌の増殖 ③腸管粘膜上皮細胞の障害 ④急性胃腸炎	サルモネラ属菌，腸炎ビブリオ，病原大腸菌，カンピロバクター，エルシニア・エンテロコリチカ，ナグビブリオ，赤痢菌，チフス菌，パラチフス A 菌，A 群溶血性レンサ球菌，リステリアなど
食物内毒素型 （生体外毒素型：毒素型）	①原因菌の食品中での増殖 ②菌による毒素の産生と蓄積 ③毒素を含む食品の摂取 ④主に急性胃腸炎，菌によっては神経障害	黄色ブドウ球菌，ボツリヌス菌，セレウス菌（嘔吐型食中毒）
生体内毒素型 （感染毒素型：中間型）	①原因菌の食品中での増殖 ②原因菌またはその芽胞を含む食品の摂取 ③腸管内での菌の増殖 ④毒素産生 ⑤主に急性胃腸炎，菌によっては腎臓障害・脳障害	ウェルシュ菌，セレウス菌（下痢型食中毒），コレラ菌

を食品とともに多量（$10^5 \sim 10^9$）に摂取して発症する場合と，少量の生菌に汚染された食品の摂取で発症する場合がある．これは原因菌の種類によって異なる．

　感染症法では，前者の場合は五類感染症の感染性胃腸炎で，後者の場合は三類感染症の腸チフス，パラチフスに指定されている．ここでは，前者のものについて述べる．

腸チフス，パラチフス
☞ 7章（138 〜 140頁）

1）原因菌

　サルモネラ属は，血清型（O 抗原：菌体抗原，H 抗原：鞭毛抗原）で分類すると，2,500 以上の種類がある．人に病原性を示すものは，ほとんどが亜種 1（*Salmonella enterica* subsp. *enterica*）に属する．亜種 1 に属する血清型の菌株にはすべてエンテリティディス（Enteritidis）やティフィムリウム（Typhimurium）のように，固有名詞がつけられている．日常的に使用されるサルモネラ・エンテリティディスは，学名では *Salmonella enterica* subsp. *enterica* serovar Enteritidis と表記される．

　サルモネラ属菌のプロフィールを，図 6-4 に示す．

　食中毒原因菌としてとくに重要なのは，エンテリティディスとティフィムリウムである．

2）食品汚染と原因食品

　サルモネラ属菌は哺乳類，は虫類，両生類，魚類，鳥類など，多くの動物の腸管内に生息し，また，これらの糞便により汚染された土壌，河川，下水などにも分布している．

　したがって，肉類，鶏卵，酪農製品，魚介類，およびこれから二次汚染※

※
二次汚染およびその防止については「12 章 1. 食中毒の防止」（213頁）を参照．

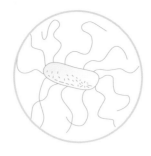

グラム陰性，通性嫌気性，桿菌

鞭毛：周毛

芽胞（内生胞子）を形成しない

感染力：チフス菌やパラチフス A 菌は強い．エンテリティディス（ゲルトネル菌，腸炎菌）やティフィムリウム（ネズミチフス菌）は弱い

生息：哺乳類，鳥類，は虫類，魚類，両生類などの腸管に生息する

増殖最適温度：37℃
増殖温度域：8 ～ 45℃．5℃以下では増殖しないが，死滅もしない

熱抵抗性：弱い．75℃で1分以上の加熱で死滅する

増殖最適 pH：7 ～ 8．pH4.0 以下では増殖できない
酸抵抗性：弱い

図6-4 サルモネラ属菌のプロフィール

を受けた各種の食品など，ほとんどの食品が本菌によって汚染される可能性がある．食中毒発生の原因食品は，主に食肉や鶏卵である．近年，エンテリティディス菌で汚染された卵類や，その加工品である液卵や乾燥卵によるサルモネラ属菌食中毒の発生が多くなっている．

3）感染・発症経路
サルモネラ属菌食中毒における感染・発症経路を，図6-5 に示す．保菌状態の家畜やニワトリから汚染された牛肉・豚肉や鶏肉・鶏卵，また二次汚染を受けた他の食品中において，原因菌が輸送や保存期間中に増殖する．その食品を生，半生，加熱不足のまま摂取すると感染する．原因菌が腸管内でさらに増殖し，粘膜上皮細胞を損傷することによって発症する．

4）症 状
潜伏期は，個体および摂取菌量によって相違があり，6 ～ 48 時間である．平均すると，12 時間である．最近における小児のエンテリティディス食中毒では，しばしば3 ～ 4 日に及ぶことがある．
主な症状は，下痢，腹痛，悪寒，発熱，嘔吐などを伴う急性胃腸炎である．発熱は38 ～ 40℃と高い．下痢は水様便が多く，重症例では粘血便や膿血便を排泄することもある．症状の重さは，個体や菌の血液型，摂取量によって異なる．サルモネラ属菌に対する感受性は，年少者ほど高く，とくに乳幼児では小児赤痢様の重い症状を呈することがある．
一般に経過は短く2 ～ 3 日で主症状はおさまり，1 週間以内に回復する．死亡率は0.1 ～ 0.2％で，死因は内毒素によるショックである．死亡例は，老齢者および小児に多い．

5）発生状況
細菌性食中毒の中で発生件数や患者数が最も多いのは，従来では腸炎ビブ

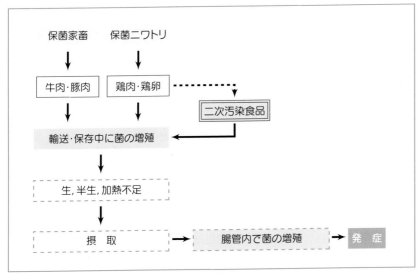

図 6-5　サルモネラ属菌食中毒における感染・発症経路

> ❀ ❀ ❀ **健康保菌者** ❀ ❀ ❀
>
> 　腹痛や下痢などの自覚症状がなく健康なのに，病原菌を保菌・排菌している者を健康保菌者といい，本人がそのことを自覚していないために，病原菌の汚染源になりやすい．特別な者だけがなるのではなく，誰でもが健康保菌者になりうる．したがって，食品取り扱い従事者は，定期的に検便検査して健康保菌していないことを確かめる必要がある．ちなみに，わが国のサルモネラ属菌健康保菌率は，約 0.01 ～ 0.5％と報告されている.

リオ食中毒であった．しかし近年になってサルモネラ属菌による食中毒は増加傾向にあり，最近では横ばい状態か，あるいはやや減少傾向にあるが，毎年多くの患者数がみられる．本食中毒の患者数，発生件数ともに，細菌性食中毒の中ではカンピロバクター食中毒に次いで多い.

6）予　防

　ほとんどの動物は，サルモネラ属菌を保菌しているので，食品汚染を完全に防止することは困難である．サルモネラ汚染の可能性の高い食品である食肉や鶏卵から他の食品への二次汚染を防止するためには，これらの食品を扱った調理器具や手指を洗浄・消毒すること，食肉や鶏卵と他の食品を分別して保存することである．食品中の菌の増殖を阻止するためには，食品の冷蔵・凍結保存が有効である．また，調理後の迅速な摂取，調理品の温度管理も重要である.

　サルモネラ属菌を死滅させるためには，75℃で1分以上の加熱が必要である．食品中の本菌を死滅させるためには，食品の中心部温度が75℃で1分以上の加熱を要する.

　免疫能力の少ない人（幼小児，老齢者，糖尿病患者など）は，サルモネラ属菌に対する感受性が高いので，生や半熟の鶏卵の摂取を避けることである．食品衛生法省令では，生食用殻つき鶏卵は，生食用であることの表示および賞味期限の表示を義務づけている．

7）食中毒事例（サルモネラ・エンテリティディス：SE）

　a）**事例1**：2013（平成25）年，鹿児島県奄美市の菓子店で製造されたシュークリームを摂食した17人のうち7人が下痢，腹痛，発熱などの症状を示した．原因は，鶏卵の不適切な取り扱い，手洗いの不十分な手指から，施設内がSEにより汚染されたものと推定された（外園千代：食品衛生学雑誌55：J-161-162, 2014）．

　b）**事例2**：2014（平成26）年，群馬県前橋市の医療機関（老人保健施設，グループホーム，デイサービスが併設）の給食施設で調理された「オムレツ」および「やまかけ」を摂食した入所者，利用者，調理従事者60人のうち14人が発熱，下痢などの食中毒症状を示した．原因は，SEに汚染された鶏卵を使って調理されたオムレツが加熱不十分であったうえに，調理後，室温保管されたことによりSEが増殖したと推定された．「オムレツ」の翌日に提供された「やまかけ」（非加熱，卵未使用）による食中毒は，調理器具を介したSEの二次汚染によるものと推定された（黒岩尚隆：食品衛生学雑誌56：J-169-170, 2015）．

8）食中毒事例（サルモネラ・ティフィムリウム）

　2009（平成21）年，大分市の回転寿司店で摂食した76人中35人が腹痛，下痢，発熱，倦怠感，嘔気，嘔吐，頭痛などの症状を示した．平均潜伏期間

❖ ❖ ❖ 検　便 ❖ ❖ ❖

　栄養士や調理従事者は，月に1〜2回の検便を行い，自分が健康保菌者になっていないかどうか（腸管系病原菌を排菌していないかどうか）をチェックする必要がある．この検便は通常「腸内細菌検査」と呼ばれ，サルモネラ属菌，赤痢菌，O157等の腸管出血性大腸菌の検査が行われる．検便の方法は排泄便でも可能であるが，通常は採便棒を用いた直接採便が行われる．採便棒を用いた直接採便では，肛門内に3cm以上差し込んで確実に採便することが重要である．

　検便制度は米国で実際に起こった事例に基づく．それはある女性の健康保菌者が，大好きな調理業に携わりたいため，いくつかの州で調理従事者としての就労が禁止されたにもかかわらず，禁止されていない州をわたり歩き，多くの州でサルモネラ菌による腸チフス患者が続出した．そのため，政府はその女性の全米での就労を禁止し，かつ健康保菌者をチェックするため，検便の結果保菌していないことが確認されなければ，就労できないことを定めた．

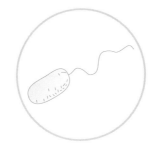

グラム陰性，通性嫌気性，両端丸みの単桿菌

鞭毛：1本の極鞭毛．寒天培地上での増殖初期には周毛となることがある

芽胞：形成しない

感染力：$10^7 \sim 10^9$ 個以上の生菌の摂取により発症する

生息：沿岸に近い海水域

増殖至適温度：$35 \sim 37\text{℃}$
増殖至適温度域：$10 \sim 42\text{℃}$

熱抵抗性：弱い．60℃で10分以内に死滅

増殖至適 pH：$7.6 \sim 8.0$
増殖 pH 域：$5.5 \sim 9.6$

好塩性：$2 \sim 3\%$食塩環境下で最もよく増殖する．真水に弱く，真水中では溶菌して死滅する

図 6-6　腸炎ビブリオのプロフィール

は 27 時間 15 分で，原因食「月見納豆」の仕込みに用いたウズラ卵がサルモネラ・ティフィムリウム（ネズミチフス菌）に汚染されていたため起こったと推定された（林　智子：食品衛生学雑誌 51：J-215-216，2010）．

b. 腸炎ビブリオ食中毒

　腸炎ビブリオ（*Vibrio parahaemolyticus*）は，1950 年，大阪府南部で発生した「シラス干し」による大規模な食中毒の原因菌として，世界ではじめて分離された．

1）原因菌

　腸炎ビブリオは，沿岸近海に生息している菌であり，冬期には近海水域からほとんど検出されないが，夏期には沿岸海域の泥土，プランクトン，海水などに広く分布している．海水温度が 17℃ 以上になると，増殖をはじめるといわれている．本菌の増殖速度は，最適条件下で 1 回の分裂に要する時間（世代時間）が約 8 〜 10 分であり，きわめて速い．

　腸炎ビブリオのプロフィールを，図 6-6 に示す．

　腸炎ビブリオは，血清型（O 抗原：菌体抗原，K 抗原：莢膜抗原）により分類されている．食中毒の原因となった腸炎ビブリオの血清型は，以前には O4：K8 が主流であったが，1995 年以降は O3：K6 が急増し，1997 年以降には最も多くなっている．

　腸炎ビブリオには，病原因子である耐熱性溶血毒（thermostable direct hemolysin：TDH）および類似溶血毒（TDH-related hemolysin：TRH）を腸管内で産生するものがいる．この毒素タンパク質は，溶血作用のほかに，腸管毒性や致死活性などを示す．腸炎ビブリオにおいて，TDH 非産生菌株は食中毒を起こさないが，TDH 産生菌株は食中毒を起こすので，腸炎ビブリオによる食中毒は，TDH の毒素作用によって起こるものと考えられてい

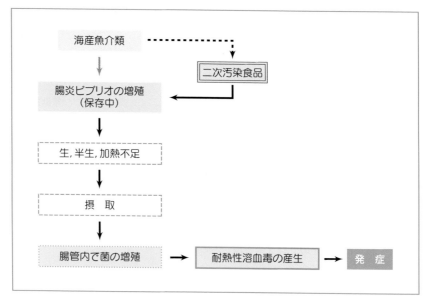

図6-7　腸炎ビブリオ食中毒における感染・発症経路

る．このようなことから，腸炎ビブリオ食中毒は，現在は感染型食中毒とされているが，生体内毒素型食中毒に分類されるべきものであろう．

本菌は好塩性を有し．3％の食塩濃度で最もよく増殖する．

2）食品汚染と原因食品

夏期には，海産魚介類は沿岸海域に多数分布している腸炎ビブリオによって汚染されている．したがって，本菌による食中毒の原因食品は，主に海産魚介類およびその加工品である．魚介類とともに陸上に上がった腸炎ビブリオは，わずかな塩分と栄養があれば夏期の温度では速やかに増殖するので，魚介類を扱った容器，まな板，ふきん，手指などから他の食品を二次的に汚染する場合もあり，二次汚染を受けた食品が原因食品となることがある．二次汚染を受けた弁当類などの複合調理食品が原因食品となっている．

腸炎ビブリオは，魚介肉中では，塩分を加えなくても速やかに増殖する．とくにイカ，タコ，貝類などの軟体動物では増殖が速い．したがって，海産魚介類の刺身が本菌による食中毒の原因食品となりやすい．

3）感染・発症経路

腸炎ビブリオ食中毒における感染・発症経路を，図6-7に示す．腸炎ビブリオは，汚染海産魚介類および二次汚染を受けた食品中で，保存温度管理がわるいと，増殖する．菌の増殖した食品を，生，半生，加熱不足のまま摂取すると，腸管内でさらに菌が増殖して耐熱性溶血毒（TDH）が産生される．この毒素の作用を受けて胃腸炎症状を呈する．

4）症　状

　潜伏期は，ほぼ10〜24時間（平均12時間）である．主な症状は腹痛と下痢である．腹痛は上腹部激痛で，胃けいれんと間違えることがある．下痢は水様便で，ときには粘血便が混じり，赤痢と誤られる．このほかに，発熱，嘔気，頭痛などがみられる．

　一般に経過は良好であり，2〜3日で回復する．

5）発生状況

　腸炎ビブリオ食中毒は，1980年代前半までは細菌性食中毒のおよそ半数を占めており，発生件数および患者数ともに常に第1位であったが，1980年代後半から減少傾向にあった．1990年代前半から再び急増しはじめ，一時は発生件数および患者数ともに，サルモネラ属菌食中毒を上回った．その後は減少しており，ここ数年の発生件数・患者数は，年間40件未満・600人未満になっている．

　腸炎ビブリオ食中毒の発生は，6〜9月の夏期に集中しており，それ以外の時期はほとんどみられない．

6）予　防

　腸炎ビブリオの生息場所が海水域であるので，夏期に海産魚介類の一次汚染を防ぐことは不可能である．汚染を受けた魚介類での菌の増殖を阻止することで予防できる．また，二次汚染を防止することも重要である．

　予防法としては，鮮魚介類の洗浄（真水に弱い），魚介類の低温保存（増殖阻止），調理器具類や手指などを介しての二次汚染の防止（洗浄・消毒），調理後の迅速摂取（菌が増える前に摂取）が重要となる．当然のこととして，食品・調理品を摂取直前に加熱すれば予防できる．

7）食中毒事例（腸炎ビブリオ）

　a）事例1：2016（平成28）年，埼玉県所沢市の飲食店で提供された弁当を喫食した25人のうち19人が下痢や腹痛，嘔気などの症状を示した．当該弁当には魚介類が使用されておらず，調理器具からの二次汚染が原因であると推定された（峰村由貴恵：食品衛生学雑誌 **58**：J-39-40, 2017）．

　b）事例2：2016（平成28）年，千葉県木更津市のホテル内の飲食施設で提供された夕食を喫食した540人のうち42人が下痢，腹痛，嘔吐などの症状を示した．患者便から腸炎ビブリオ（O3：K6）が検出された．原因食品の特定には至らなかったが，発症者42人のうち40人が「アワビの踊り焼き」を喫食していた．当該食品は客自身が加熱するようになっており，加熱が十分に行われていない可能性が推定されため原因食品として疑われた（黒田泰輔：食品衛生学雑誌 **58**：J-128-129, 2017）．

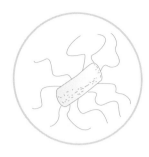

グラム陰性, 通性嫌気性, 桿菌

鞭毛：周毛

芽胞：形成しない

感染力：EPEC, ETEC, EAggEC は $10^6 \sim 10^8$ 個以上の摂取で発症する. EIEC と EHEC は 50 〜 100 個程度の摂取でも発症することがある

ヒトや動物の腸管内に生息. 糞便とともに排泄され, 飲食物を汚染する

増殖至適温度：37℃
増殖温度域：2.5 〜 45℃

増殖至適 pH：6 〜 8
増殖 pH 域：4.3 〜 10

加熱に弱く, 75℃で 1 分以上の加熱で死滅する

図 6-8　病原大腸菌のプロフィール

表 6-8　食中毒を起こす大腸菌の種類

病原菌名		食中毒タイプ
腸管病原性大腸菌	enteropathogenic *E. coli*（EPEC）	感染型
腸管組織侵入性大腸菌	enteroinvasive *E. coli*（EIEC）	
腸管毒素原性大腸菌	enterotoxigenic *E. coli*（ETEC）	生体内毒素型
腸管凝集性大腸菌	enteroaggregative *E. coli*（EAggEC）	
腸管出血性大腸菌	enterohemorrhagic *E. coli*（EHEC）	

c. 病原大腸菌食中毒

　大部分の大腸菌は病原性がないが, 一部の菌株が病原性を示す. 病原性を有する大腸菌を総称して病原大腸菌（pathogenic *Escherichia coli*）といい, それによる主な疾患には下痢, 尿路感染症, 敗血症, 髄膜炎などがある. 食中毒を起こすものは, 一般に下痢原性大腸菌ともいわれている. なお, 病原大腸菌のうち, 腸管出血性大腸菌（ベロ毒素※産生）による食中毒は, 感染症法では腸管出血性大腸菌感染症として, 三類感染症に指定されている.

1）原因菌

　大腸菌は, 血清型（O 型と H 型の組合せ）に分類されている. 原因菌は, 病原大腸菌であり, 人や動物の腸管内に生息することがある. 病原大腸菌のプロフィールを, 図 6-8 に示す. 病原大腸菌は, 食中毒の発症メカニズムによって 5 種類に分けられる（表 6-8）.

　感染型のものは, 腸管病原性大腸菌（enteropathogenic *E.coli*：EPEC）, 腸管組織侵入性大腸菌（enteroinvasive *E. coli*：EIEC）であり, 経口的に摂取されて腸管に達した EPEC と EIEC は, 腸管粘膜上皮細胞に付着し, そこで増殖した菌体が上皮細胞に損傷を与える. EPEC は上皮細胞の微絨毛を損傷し, EIEC は上皮細胞に侵入して損傷を与える. 一方, 腸管毒素原性大腸菌（enterotoxigenic *E.coli*：ETEC）, 腸管凝集性大腸菌（enteroaggregative

※
ベロ毒素（verotoxin：VT）：腸管出血性大腸菌が産生し, 菌体外に分泌する毒素で, 1 型（VT1）と 2 型（VT2）とがある.
1 型は, 赤痢菌が産生する毒素（志賀毒素）と同じものである.

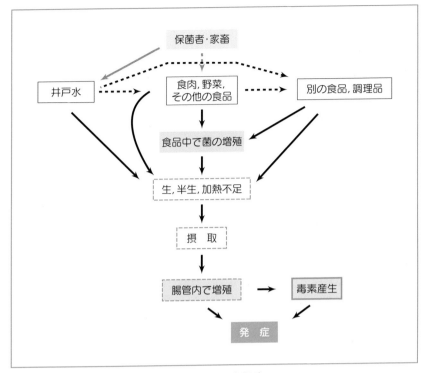

図 6-9　病原大腸菌食中毒における感染・発症経路

E.coli：EAggEC），腸管出血性大腸菌（enterohemorrhagic *E.coli*：EHEC）
は，腸粘膜上皮細胞に付着し，そこで増殖した菌体が毒素を産生して，その
毒素作用で発症させるので，生体内毒素型として分類されるべきものであろ
う．

2）食品汚染と原因食品

　病原大腸菌を保菌している人および家畜などの動物の糞便が，汚染源であ
る．野菜，食肉などの食品やその加工品・調理品などが汚染されて原因食品
となる．食品は，調理台，調理器具類，手指などを介して二次汚染されるこ
とがある．また，汚染された井戸水の使用も本食中毒発生の原因となる．

　EHEC は成熟したウシなどの家畜には非病原性で，それらの糞便中に存
在しており，と畜場における糞便から食肉への汚染がきわめて重要である．
EHEC による食中毒の原因食品は，主に肉類およびその加工品・調理品と
なっている．

　その他の病原大腸菌の場合は，野菜類およびその加工品・調理品，弁当類
などの複合調理食品が原因食品となっている．

3）感染・発症経路

　病原大腸菌食中毒における感染・発症経路を，図6-9に示す．病原大腸菌
に汚染された飲食物あるいは汚染後に菌が増殖した飲食物の摂取によって，

感染する．飲食物とともに摂取された病原大腸菌は，腸粘膜上皮細胞に付着して，そこで増殖する．人は，菌体あるいは毒素によって発症する．

a）腸管病原性大腸菌（EPEC）：乳幼児下痢症の原因菌として重要視されている．乳幼児の場合は，少量の菌で感染する．若年以上の人に対しては，他の感染型食中毒と同様に飲食物中で著しく増殖した生菌の摂取により食中毒を起こす．EPEC は粘膜上皮細胞に強固に付着し，そこで増殖して上皮細胞微絨毛を破壊し，細胞骨格に障害を与える．

b）腸管組織侵入性大腸菌（EIEC）：若年以上の人に感染することが多く，赤痢菌に似ている．生菌のわずかな摂取量で感染し，集団流行することがある．人から人へ直接感染することもある．上皮細胞に侵入して増殖した菌は，隣接する細胞を次々と侵襲・破壊して潰瘍をつくる．血管壁を破壊して出血させることもある．

c）腸管毒素原性大腸菌（ETEC）：生菌のわずかな摂取量で感染するといわれている．腸粘膜上皮細胞に付着し，増殖した菌は，易熱性エンテロトキシン（heat-labile enterotoxin：LT），耐熱性エンテロトキシン（heat-stable enterotoxin：ST）を産生して，その毒素で発症させる※．LT は，コレラ菌の下痢原毒素であるコレラエンテロトキシン（cholera enterotoxin：CT）と似ている．

d）腸管凝集性大腸菌（EAggEC）：幼少児などの下痢の原因菌である．上皮細胞に凝集塊状に付着し，増殖した菌は耐熱性エンテロトキシン（EAST1）を産生して食中毒を起こす．

e）腸管出血性大腸菌（EHEC）：幼小児や老齢者は感染しやすく，50 ～ 100 個の生菌を摂取すると感染する．人から人への感染もみられる．上皮細胞に付着し，増殖した菌は，ベロ毒素（VT）を産生する．この毒素は，上皮細胞微絨毛を破壊し，上皮細胞に侵入して細胞に障害を与え，血管壁を破壊して出血を起こす．さらに，血流に乗って腎臓に達した毒素は，腎臓に障害を与える．また，脳や神経にも作用する．

4）症　状

a）腸管病原性大腸菌（EPEC）：主症状は，嘔気，嘔吐，急激な発熱，下痢，腹痛である．症状は一般にサルモネラ属菌食中毒よりも軽い．

b）腸管組織侵入性大腸菌（EIEC）：潜伏期はほぼ 2 日である．主症状は，腹痛，発熱，血便あるいは膿粘血便，しぶり腹などの赤痢症状である．

c）腸管毒素原性大腸菌（ETEC）：LT や ST による下痢が主体である．下痢は水様便で激しい．発熱はほとんどなく，症状も一般に軽い．東南アジアなどにおいて，旅行者の下痢の原因となっていることが多い．

d）腸管凝集性大腸菌（EAggEC）：EAST1 による胃腸炎症状であり，腹痛や下痢である．

e）腸管出血性大腸菌（EHEC）：潜伏期間は 2 ～ 7 日（平均 5 日）と長いのが特徴である．主な症状は VT による腹痛や下痢の胃腸炎症状であり，

※
> エンテロトキシン（en-terotoxin：ET）：細菌が産生する毒素で，腸管に作用し下痢などの症状を引き起こす．腸管毒素ともいう．細菌の種類によって毒素の性質が異なる．

下痢は出血便である．乳幼児や老齢者などでは，このような急性胃腸炎のほかに，VT による溶血性尿毒症症候群（hemolytic uremic sydrome：HUS）を併発することもあり，まれに死亡する．また，VT が脳に入り，脳炎を起こして死亡することもある．人から人への経口感染力が強いので，注意を要する．

5) 発生状況

1996 年には，腸管出血性大腸菌（EHEC）（VT 産生）（O157：H7）による食中毒が異常発生した．そのときの患者数はきわめて多く，約 1 万人であった．また 2007 年には，学生食堂で EHEC（O157）による集団食中毒が発生し，患者数は 57 人であった．2011 年には，飲食チェーン店（焼肉店 5 店舗）において EHEC（VT 産生）による集団食中毒事件が起こった．このときの原因菌は EHEC（O111）であり，患者数は 181 人で，そのうち 32 人が重症となり，重症者のうち 5 人が死亡した．

最近の病原大腸菌食中毒の発生は，年間 35 件前後であり，患者数は 1,000 人前後となっている．EHEC（VT 産生）による食中毒と，その他の病原大腸菌による食中毒との発生状況を比較すると，発生件数は前者が多いが，患者数は後者の方が圧倒的に多い．すなわち，腸管出血性大腸菌による食中毒の発生は散発的であるが，その他の病原大腸菌によるものは集団的である．しかしながら，腸管出血性大腸菌食中毒は，前述のように，ときには集団的になる場合もある．

6) 予　防

汚染防止のためには，手指を十分に洗浄・消毒する．食肉を扱った容器，包丁，まな板の洗浄，消毒を行う（熱湯で殺菌するのも有効である）．まな板，包丁などは食材ごとに使い分ける．食品別に容器に入れて分別保存する．

増殖防止のためには，生ものは早めに調理する．調理後は早めに食べる．低温や高温で保存する．本菌を死滅させるためには井戸水は加熱して使用する．食材はよく洗浄して十分に加熱する．食品の中心温度が 75℃，1 分以上となるように加熱する．とくに食肉の汚染率が高いので，十分に注意することが重要である．

2011 年 4 月に発生した飲食チェーン店での腸管出血性大腸菌（EHEC）（VT 産生）による食中毒では，食肉（牛肉）の生食が原因となって 5 人が死亡し，重症者が多数出たことを受け，再発防止の観点から，厚生労働省は「生食用食肉の規格基準」を設定し，消費者庁は，厚生労働省・農林水産省との協議のうえ，「生食用食肉に係る表示基準」を策定し，2011 年 10 月に施行した．これらの基準は，厚生労働省および消費者庁のサイトにそれぞれ掲載されている．その後，2012 年 7 月 1 日から食品衛生法に基づき，牛レバーを生食用として提供・販売することが禁止された．さらに 2015 年 6 月

12日から，豚の肉や内臓も生食用として販売・提供することが禁止された．

7）食中毒事例（病原大腸菌）

a）腸管毒素原性大腸菌（ETEC）（O159）：2017（平成29）年，千葉県船橋市の大学研修施設で提供された食事を喫食した教員および学生173人のうち44人が下痢，発熱などの症状を示した．当該施設の調理従事者3人の検便を実施した結果，1人から腸管毒素原性大腸菌O159が検出された．不顕性感染者であった当該従事者は，調理および盛付けに携わっており，手指や器具を介して二次汚染が起こったと推定された（佐々裕一郎：食品衛生学雑誌 59：J-128-129，2018）．

b）腸管出血性大腸菌（EHEC）（O157）：2017（平成29）年，埼玉県の総菜販売チェーン店で販売されたポテトサラダを摂食した22人のうち13人が腹痛，下痢，血便などの症状を示し，1人はHUSを発症した．当該施設でのO157汚染の可能性は低く，汚染源は他の工場で製造された「ポテトサラダの素」であることが推定された（笹本 史：食品衛生学雑誌 59：J-127-128，2018）．

d．カンピロバクター食中毒

カンピロバクター（*Campylobacter*）は，ウシやヒツジなどの家畜で流産や腸炎を起こす菌として知られていたが，1970年代に人にも腸炎を起こすことが判明し，その後，分離培養法の改良によって，下痢患者から本菌が高率に分離されるようになった．わが国では，1982年に食品衛生法における食中毒事件票の「病因物質」に加えられ，食中毒原因菌として指定された．

1）原因菌

カンピロバクターは15菌種9亜種に分類されている．食中毒を起こすのは，カンピロバクター・ジェジュニ（*Campylobacter jejuni*），カンピロバクター・コリ（*C. coli*），カンピロバクター・フェツス（*C. fetus*）が知られているが，下痢症患者から分離されるものは，カンピロバクター・ジェジュ

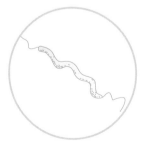

グラム陰性，微好気性（酸素濃度5～10％），らせん状桿菌

鞭毛：両端に単毛

芽胞：形成しない

感染力：強い．生菌100個程度の摂取で感染する．炭水化物はまったく利用しない

分布：家畜，家禽，野生動物，野鳥の腸管内に常在

増殖至適温度：35～43℃
増殖温度域：31～46℃と狭い．

30℃以下では増殖不可能．低温では長時間生残．熱に弱く，60℃で1分以上の加熱で死滅．また乾燥にも弱い

増殖可能域pH：pH5.5～8.0

図6-10　カンピロバクター・ジェジュニのプロフィール

表6-9　食肉・惣菜ならびに食肉店舗の施設・調理器具におけるカンピロバクター・ジェジュニ / コリの汚染状況

対　象	検出率（%）	対　象	検出率（%）
市販食肉		食肉店舗	
ニワトリ	73	まな板	10
ウシ	2	包丁	6
ブタ	2	スライサー	0
臓物（ニワトリ・ブタ）	68	冷蔵庫内壁	0
市販惣菜	0	冷蔵庫すのこ	4
		その他	13

（伊藤　武ほか：感染症学雑誌 **59**：93，1985 より引用）

ニ・亜種ジェジュニ（*C. jejuni* subsp. *jejuni*）がその 95 ～ 99％を占めている．したがって，カンピロバクター食中毒は，ほとんどがカンピロバクター・ジェジュニによるものである．本菌はウシ，ブタ，ヒツジ，ニワトリなどの家畜・家禽や野鳥の腸管内に広く常在菌として保菌されている．カンピロバクター・ジェジュニのプロフィールを，図6-10 に示す．

2）食品汚染と原因食品

カンピロバクター・ジェジュニを保菌している家畜・家禽・野生動物・野鳥の糞便が汚染源であり，これに汚染された飲食物が原因となり，本菌による食中毒が起こる．

本食中毒発生時における原因食品を特定することはきわめて困難であり，不明が多い．これは，少量の生菌数で感染が成立し，また潜伏期間も長く，さらに通常の大気条件下で本菌が急速に死滅するなどの要因による．患者の喫食調査ならびに施設等の疫学調査の結果から，推定原因食品または原因食品として，鶏肉関連調理食品が示唆されている．これは，鶏肉調理過程の不備によることが指摘されている．二次汚染を受けるケースは，調理器具類や手指を介することが多い．表6-9 に，食肉・惣菜ならびに食肉店舗の施設・調理器具におけるカンピロバクター・ジェジュニ / コリの汚染状況を示す．

このほかに，井戸水，湧き水，簡易水道水による水系感染事例もあるが，その原因のほとんどは不十分な消毒・殺菌である．

3）感染・発症経路

カンピロバクター食中毒における感染・発症経路を，図6-11 に示す．カンピロバクターに汚染された鶏肉・牛肉・牛レバー・豚肉・野菜類などの食品，または二次汚染を受けたその他の食品や調理品などを媒介にして，カンピロバクター・ジェジュニが腸管内に入り，そこで増殖した菌は腸管に損傷を与えて食中毒を起こす．また，井戸水や簡易水道水などから感染して集団発生することもある．

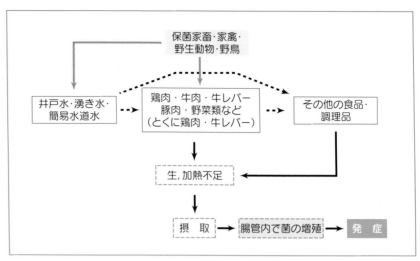

図6-11　カンピロバクター食中毒における感染・発症経路

4) 症　状

　潜伏期間は，腸管出血性大腸菌と同じように2～7日間であり，比較的長いのが特徴である．主な症状は，発熱，腹痛，下痢などである．下痢は血便を伴うことがある．重症例では，水様性下痢のために急速に脱水症状を呈する．また，まれに虫垂炎や腹膜炎の症状を呈することもある．

5) 発生状況

　カンピロバクター食中毒は，1996年までは，サルモネラ属菌食中毒，腸炎ビブリオ食中毒，病原大腸菌食中毒に次ぐ発生であったが，最近は，発生件数でサルモネラ属菌食中毒を追い越して第1位を占めており，本食中毒の患者数は，年間約2,400人となっている．

　以前には水系感染による集団発生がみられたが，最近では散発的発生である．

6) 予　防

　食肉処理施設では，食肉やレバーへの汚染を防止する．食肉などを冷蔵庫に保管するときは他の食品と分ける．食肉などを扱った調理器具類や手指は十分に洗浄し，消毒を行う．食肉や内臓物は十分に加熱したのちに喫食する．井戸水や簡易水道水などの飲料水は煮沸し，完全に消毒してから飲む．

7) 食中毒事例（カンピロバクター）

　a)　事例1：2016（平成28）年，高知市内の宿泊施設で提供された食事を喫食した87人のうち54人が下痢，腹痛，発熱などの症状を示した．原因食品の特定には至らなかったが，患者便からカンピロバクター・ジェジュニが検出され，鶏肉からの二次汚染が疑われた．当該施設では，保管する冷蔵庫

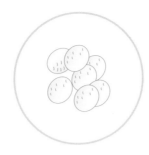

グラム陽性，通性嫌気性，球菌

芽胞形成しない

鞭毛なし

増殖至適温度：35 〜 37℃
増殖温度域：10 〜 45℃

増殖至適 pH：7.0 〜 7.5

食塩耐性：高濃度(10%)．食塩環境
下でも増殖可能
コアグラーゼ陽性

分布：各種の哺乳動物や鳥類，とくに，ヒトの鼻，咽頭，腸管内に分布し，健康者の保有率は 20 〜 30%．手指や鼻などの化膿創には濃厚に存在

食品中に耐熱性のエンテロトキシン（ET）を産生．食品中の ET は，120℃，20 分間の加熱でも毒素作用は消失しない

ET 産生至適 pH：6.8 〜 7.2
この pH での ET 産生温度域：16 〜 43℃

図 6-12　黄色ブドウ球菌のプロフィール

内が常に満杯の状態であり，整理整頓が行われておらず，庫内での食肉等との相互汚染が生じたことが原因のひとつとして推定された（弘田直子：食品衛生学雑誌 **58**：J-34-35，2017）．

　b）事例 2：2016（平成 28）年，福島県内の宿泊施設で提供された食事を喫食した 63 人のうち 26 人が下痢，腹痛，発熱などの症状を示した．患者便および宿泊施設の使用水からカンピロバクター・ジェジュニが検出された．付近の山林内にある湧水を当該施設の使用水として利用しており，消毒が不十分なまま水が供給されたため食中毒が起こったと推定された（谷津明彦：食品衛生学雑誌 **58**：J-129-130，2017）．

e．ブドウ球菌食中毒
　ブドウ球菌食中毒は，黄色ブドウ球菌（*Staphylococcus aureus*）が食品中で増殖するときに産生するエンテロトキシン（腸管毒素：ET）を，食品とともに摂取することによって起こる．

1）原因菌・毒素
　a）原因菌：ブドウ球菌（*Staphylococcus*）は，コロニーの色調によって白色ブドウ球菌，黄色ブドウ球菌，橙色ブドウ球菌に分けられていたが，その後，表皮ブドウ球菌（*S. epidermidis*），黄色ブドウ球菌（*S. aureus*），腐性ブドウ球菌（*S. saprophyticus*）の 3 菌種に改名された．現在では，遺伝学的分類法の導入によって 35 菌種に分類されている．
　食中毒の原因菌は，化膿の病原菌でもある黄色ブドウ球菌である．黄色ブドウ球菌のプロフィールを，図 6-12 に示す．
　b）毒　素：黄色ブドウ球菌の産生するエンテロトキシン（staphylococcal enterotoxin：SE）には多くの型（亜型）があるが，免疫学的には A,B,C,D,E の 5 型に分類されている．

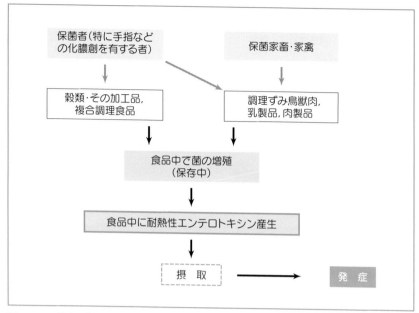

図 6-13　黄色ブドウ球菌食中毒における感染・発症経路

　SAET は，タンパク質であるが，タンパク質分解酵素によって容易には不活性化されない．したがって，食品とともに摂取された毒素は，胃酸や生体から分泌されるタンパク質分解酵素により破壊されない．

　また，SAET は食品中では非常に耐熱性が大で，通常の調理による加熱ではその毒素作用を消失させることができない．

2）食品汚染と原因食品

　黄色ブドウ球菌の汚染源として重要なのは，人の化膿創である．とくに食品取扱者の化膿性疾患がある場合には，食品が黄色ブドウ球菌の濃厚な汚染を受ける．また人の鼻咽喉（鼻前庭）には，食中毒を起こす黄色ブドウ球菌がしばしば存在するので，クシャミや手指を介して食品を汚染することがある．

　次に注意を要するのは，ウシの乳房炎である．乳房炎の不完全治癒状態のウシの乳は，一見正常でもかなり黄色ブドウ球菌を含むことがあるので危険な汚染源である．

　世界的に共通した主要原因食品は，牛乳，クリーム，乳菓子などの乳加工品および調理ずみ鳥獣肉，ハム，ソーセージなどの畜産製品である．しかし，わが国では，にぎり飯，折詰弁当などの米飯や和菓子などの穀類およびその加工品が重要な原因食品となっている．

3）感染・発症経路

　黄色ブドウ球菌食中毒における感染・発症経路を，図 6-13 に示す．黄色ブドウ球菌に汚染された穀類・その加工品，複合調理食品，乳・乳製品，食

肉・肉製品などの中で，菌が増殖し，そしてエンテロトキシンが産生され，それを摂取して発症する．

4）症　状

潜伏期間は 1〜5 時間，平均 3 時間で，短いことが特徴である．

はじめ唾液の分泌が増し，次いで嘔気，嘔吐が起こる．また下痢，腹痛も起こる．このうち，嘔気，嘔吐が必発であり，これが本食中毒の特徴でもある．重症例では，脱水症状と衰弱をきたし，血圧の低下がみられたりする．発熱することは，ほとんどない．一般に軽症で 1〜3 日で回復するが，重症例では 1 週間以上も経過が長引くことがある．

5）発生状況

ブドウ球菌による食中毒は，年間を通じて発生しているが，細菌の増殖に適した高温の時期（夏期）に多発する．すなわち 70〜80％が 5〜10 月に発生している．わが国では，1990 年頃までは年間 100 件以上の発生がみられ，患者数も数千人にのぼったが，近年は減少傾向にある．ところが，2000 年夏期には乳類およびその加工品によって大規模な発生が起こり，患者数は約 15,000 人にも達した．最近では，年間発生件数が約 50 件で，患者数が約 1,000 人となっている．

6）予　防

ブドウ球菌による食中毒の発生においては，化膿創による食品の濃厚汚染がとくに危険であるので，化膿創をもった人は，食品を取り扱うことを避けるべきである．事情により，食品を取り扱わねばならない場合は，食品への汚染防止のためにゴム手袋またはポリ手袋，マスクを必ず着用する．

食品中の菌の増殖を防ぐには，10℃以下の低温保蔵をする．汚染された食品は，加熱して殺菌する．しかし，菌の増殖に伴い耐熱性エンテロトキシンが産生された状態の食品の加熱は，予防上無効であるので，注意を要する．

7）食中毒事例（黄色ブドウ球菌）

2017（平成 29）年，飲食店営業許可を有する公民館調理室で調理，提供された弁当を喫食した 37 人が嘔気，嘔吐，下痢，腹痛などの症状を示した．平均潜伏時間は 4 時間 35 分であった．患者の便，調理従事者の便および手指，残置弁当から黄色ブドウ球菌（エンテロトキシン A 型）が検出された．発生原因の特定には至らなかったが，調理従事者が使用していた使い捨て手袋の衛生的な取り扱いが行われていなかったことや，調理従事者を介して汚染された弁当の調理後，常温で長時間保管されたことが食中毒につながったと推定された（佐藤貴子：食品衛生学雑誌 59：J131-132，2018）．

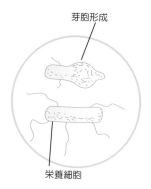

グラム陽性，偏性嫌気性，大桿菌

芽胞：耐熱性芽胞形成

鞭毛：数本有する

毒素産生：毒素の免疫学的差異によりA～Gの7型に分類．食中毒を起こすのは主にA，B，E型菌

芽胞形成

栄養細胞

分布：土壌，海や湖の泥，河川沿岸，魚の消化管など

耐熱性芽胞：通常の調理加熱では殺菌が困難

増殖至適温度：35～37℃

発芽増殖適温：30～37℃．20℃でもよく増殖．E型菌は4℃でも増殖可能

毒素は熱に弱い．80℃で30分間の加熱，数分間の煮沸で失活

図6-14　ボツリヌス菌のプロフィール

表6-10　ボツリヌス菌の芽胞の耐熱性

菌　型	芽胞殺菌の加熱条件
A型・B型	100℃で6時間以上 110℃で30分間以上 120℃で4分間以上
E型	80℃で30分間以上 100℃で5分間以上

f．ボツリヌス菌食中毒

　ボツリヌス菌（*Clostridium boturinum*）による食中毒は，食品中でボツリヌス菌が増殖して産生した毒素を摂取することによって起こる．本食中毒は，致死率が非常に高いので，細菌性食中毒の中で最も恐ろしいものである．

1）原因菌・毒素

　a）原因菌：ボツリヌス菌食中毒の原因菌は，クロストリジウム・ボツリヌスである．食中毒を起こすのは，ほとんどがA，BおよびE型菌である．ボツリヌス菌のプロフィールを図6-14に，A，B，E型菌の芽胞の耐熱性を表6-10に示す．

　b）毒　素：ボツリヌス菌は，増殖に伴って致死率の高い毒素を産生する．ボツリヌス毒素は猛毒であり，消化器および神経に作用するが，主な作用は神経系への影響であり，麻痺を起こす．

2）食品汚染と原因食品

　自然界に広く分布するボツリヌス菌の食品への汚染を防止することは，きわめて困難である．北海道周辺は世界で最も濃厚なE型菌汚染地帯とみなされている．A型菌も，秋田県，鹿児島県，長崎県の土壌から検出されて

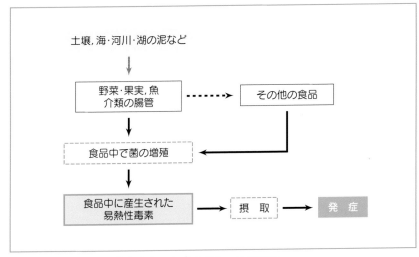

図6-15　ボツリヌス菌食中毒における感染・発症経路

いる．E型菌は，海，湖の泥，河川の沿岸，魚類の消化管などに分布している．

　米国やヨーロッパにおけるボツリヌス食中毒はA型やB型菌によるものが多く，米国での原因食品は主に野菜・果実およびこれらのジュースなどの自家製缶詰である．

　わが国では，E型菌に汚染された魚介類や野菜類が原因食品となっている．とくに，北海道や東北地方でつくられる「いずし（飯寿司）」が主な原因食品となっている．この食品は，米飯，麹，野菜，調味料の混合物を，魚の切身と交互に重ねて漬け込み，3～4週間発酵させ熟成させたのちに食される．わが国において発生はきわめてまれであるが，A型やB型菌による事件例もあり，その原因食品はA型菌では芥子レンコン，B型菌ではオードブルなどがあげられる．

　後述する乳児ボツリヌス症の主な原因食品は，ハチミツ（ボツリヌス菌芽胞汚染）であり，厚生労働省は1歳未満までの乳幼児にはハチミツを与えないように指導している．

3）感染・発症経路

　ボツリヌス菌で汚染され，菌の増殖に伴い産生された毒素を有する食品を加熱しないで摂取すると，発症する（図6-15）．成人ではこの発症経路であるが，生後3週間～8ヵ月の乳児のみが罹患する乳児ボツリヌス症では，ボツリヌス菌が乳児の腸内で定着・増殖し，腸内で産生された毒素によって発症する食中毒である．

4）症　状

　潜伏期間はふつう12～36時間であるが，2時間あるいは14日という特

殊例もある．毒素摂取量の多いほど潜伏期間は短く，また重症となる．E型中毒は比較的潜伏期間が短く，3日以上の例はほとんどない．

ボツリヌス菌食中毒の主な症状は，特異な神経症状であるが，これに先だって嘔気，嘔吐，腹痛，下痢などの消化器症状を呈することが多い．神経症状としては，必ず眼症状が起こる．視力低下，複視，瞳孔散大，対光反射遅延などがみられる．これに伴って，舌のもつれ，嚥下困難，発声困難，便秘，腹部膨満，手足の運動麻痺が起こる．

重症例では，呼吸筋や横隔膜の麻痺のため呼吸困難におちいり，死に至る．E型中毒では発病後2日以内に，A, B型中毒では4～8日目に死亡する例が多い．

5) 発生状況

ボツリヌス菌食中毒の発生は少ないが，米国，ヨーロッパではA型やB型の中毒が多く，わが国ではほとんどが「いずし（飯寿司）」のE型による中毒である．きわめてまれであるが，A型やB型による中毒も発生している．過去には，「芥子レンコン」による大規模なA型中毒が発生したことがある．その食中毒では，患者数36人，死者数11人に及んだ．

世界各地から輸入されている食品が増加しているので，A型やB型に対しても十分な警戒が必要である．

6) 予　防

ボツリヌス菌の汚染源は，主として土壌や魚や動物の糞便である．予防には，次のような方法がある．野菜類や果実類は十分に洗浄する．魚は調理の際に腸内容物で汚染されないように十分に注意する．

E型菌は4℃でも増殖して毒素を産生するので，冷蔵は3℃以下に行う．ボツリヌス毒素は熱に弱いので，食品（缶詰，瓶詰，パック包装などの食品）を食前に加熱する．

7) 食中毒事例（ボツリヌス菌）

2017（平成29）年，粉末状の市販の子ども用飲料を水に溶かしてハチミツを混ぜたものを，離乳食として与えられた生後5ヵ月の乳児が死亡した．患者便からはA型ボツリヌス菌およびA型ボツリヌス毒素，家庭にあったハチミツ残品からA型ボツリヌス菌が検出された．患者家族の中には，乳児にハチミツを与えてはいけないことを知らなかった者がおり，ハチミツには栄養があるとの認識から，子どものためにあえて与えていた．当該ハチミツの容器には，1歳未満の乳児には与えてはいけない旨の表示があった（高橋八重子：食品衛生学雑誌 **59**：J-39-40，2018）．

g. セレウス菌食中毒

セレウス菌（*Bacillus cereus*）による食中毒には，下痢型と嘔吐型の2つ

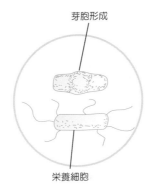

グラム陽性，通性嫌気性，大桿菌

芽胞形成：芽胞は耐熱性

鞭毛：周毛性

発症菌量：下痢型で $10^7 \sim 10^8$ 個以上，嘔吐型で 10^8 個以上

芽胞形成

栄養細胞

分布：土壌，空気，水，植物など自然界に広く分布

増殖至適温度：$28 \sim 35℃$
増殖温度域：$10℃ \sim 48℃$.

pH4.9 以下の酸性では増殖しにくい

毒素：エンテロトキシン，嘔吐毒

下痢型：腸管内に産生されたエンテロトキシンの作用による

嘔吐型：食品中に産生された嘔吐毒の作用による

図 6-16　セレウス菌のプロフィール

のタイプがある．下痢型は後述のウェルシュ菌食中毒と同じ生体内毒素型である．嘔吐型は前述のブドウ球菌食中毒と同じく食物内毒素型であり，その毒素は耐熱性である．

1）原因菌

セレウス菌は自然界では，多くは芽胞として存在している．鞭毛抗原（H抗原）によって，23 の H 血清型に分類されている．主として芽胞が農作物やその他の食品を汚染している．セレウス菌のプロフィールを，図 6-16 に示す．

2）食品汚染と原因食品

土壌細菌であるセレウス菌は，芽胞として穀類，豆類，香辛料，食肉製品を広く汚染している．下痢型食中毒の主な原因食品は，食肉，鶏肉，スープ，野菜の煮物，プリンなどである．一方，嘔吐型食中毒の主な原因食品は，米飯，焼き飯，パスタなどである．

3）感染・発症経路

セレウス菌食中毒における感染・発症経路を，図 6-17 に示す．下痢型食中毒は，食品中で芽胞が発芽し，栄養細胞となって増殖した菌を食品とともに摂取し，さらに腸管内で増殖して，そこで産生されたエンテロトキシンの作用を受けて発症する．嘔吐型食中毒は，食品中で芽胞が発芽し，栄養細胞となり増殖し，それに伴って産生・蓄積された嘔吐毒を食品とともに摂取することによって発症する．

4）症　状

下痢型食中毒の場合，潜伏期間は 8 〜 22 時間で，主な症状は腹痛，下痢

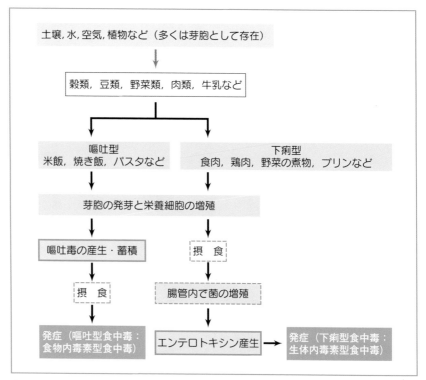

図 6-17 セレウス菌食中毒における感染・発症経路

である.

嘔吐型食中毒の場合, 潜伏期間は 1 〜 5 時間で, 主な症状は嘔気, 嘔吐である.

5) 発生状況

わが国では, 毎年 10 件程度のセレウス菌食中毒が発生しており, 患者数は数百人程度である. 近年のわが国では, ほとんどが嘔吐型食中毒である. 本菌による食中毒は, 一般に夏期に多く発生している. 原因施設別にみると, 大部分が飲食店で, そこで調理された食品が原因となっている.

6) 予 防

セレウス菌は一般食品を高率に汚染しており, 食品原材料の農産物の汚染を防止することは困難である. また, 本菌は耐熱性芽胞を形成するので, 通常の加熱調理において, 完全には殺菌しがたい.

したがって, 本菌による食中毒を予防するには, 食品・調理品中での本菌の増殖を阻止することに重点をおくべきである. 米飯やパスタなどを保存する場合には, 50℃以上の加熱保存または 10℃以下の低温保存が有効な手段である.

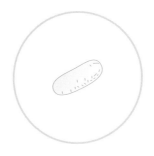

グラム陽性，偏性嫌気性，大桿菌

耐熱性芽胞形成

鞭毛なし

発症菌量：約 10^7 個以上

分布：ヒト・動物の糞便，土壌，下水，河川など広く分布

増殖至適温度：43 〜 47℃．50℃で芽胞発芽する（増殖可能温度は20 〜 50℃）

分裂時間：45℃で約 10 分間と短い

毒素：腸管内で芽胞形成時にエンテロトキシンを産生

図 6-18　ウェルシュ菌のプロフィール

7）食中毒事例（セレウス菌）

2016（平成 28）年，山形県の高等学校の調理室で調理された給食を喫食した生徒および職員 96 人のうち 12 人が嘔吐，下痢の症状を示した．患者および調理従事者の便，検食からセレウス菌（下痢型）が検出された．下痢症状のあった生徒が調理に従事していたことや，調理器具の衛生的な保管や使い分けができていなかったことが食中毒の原因であると推定された（細矢雄輝：食品衛生学雑誌 **58**：J-133-134，2017）．

h．ウェルシュ菌食中毒

1892 年にウェルチ（Welch）が分離し，ウェルシュ菌（*Clostridium welchii*）と名づけた．その後，ウェルシュ菌は学名をクロストリジウム・パーフリンゲンス（*Clostridium perfringens*）と改名された．本菌は，本来ガス壊疽菌として知られているものであるが，1943 年イギリスでの本菌による集団食中毒事件がはじまりで，以来食中毒菌として注目されるようになった．

ウェルシュ菌による食中毒は，本菌が腸管内で産生したエンテロトキシンの作用で発症するものであり，生体内毒素型である．

1）原因菌

ウェルシュ菌は，産生する毒素の種類によって A 〜 E までの 5 型に分類されているが，人の食中毒の原因菌は，ほとんどが A 型菌である．食中毒の原因となるウェルシュ菌は，100℃，1 〜 4 時間の加熱に耐える芽胞を形成するので，これをとくに耐熱性ウェルシュ菌と呼んでいる．しかし，近年では，熱抵抗性の弱い芽胞を形成する菌株がかなりあるといわれている．

ウェルシュ菌のプロフィールを，図 6-18 に示す．

2）食品汚染と原因食品

ウェルシュ菌は，人や動物の糞便，土壌，下水など広く自然界に分布しているので，食品が本菌により汚染される機会はきわめて多い．汚染源として

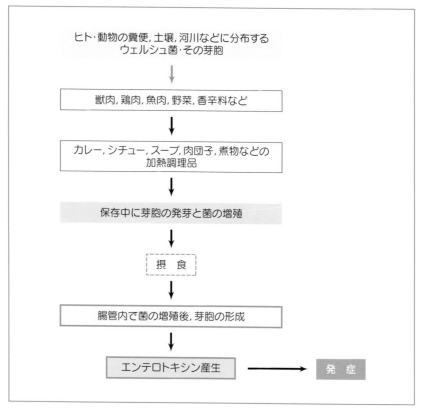

図6-19　ウェルシュ菌食中毒における感染・発症経路

は，とくに人や動物の糞便が重要である．牛肉，豚肉，鶏肉，魚肉などは，製造時または環境から本菌により汚染される．その汚染率は高いといわれている．その他の食品として，環境から野菜，香辛料などが汚染されている．

　主な原因食品は，カレー，スープ，肉団子，チャーシュー，肉入り野菜の煮物などである．一般的には，次の2つの特徴がある．

① 大部分が獣肉，鶏肉あるいは魚肉などのタンパク質性食品である．

② 原因食品は加熱調理されたのち，数時間から一夜室温に放置されている．

3）感染・発症経路

　ウェルシュ菌食中毒における感染・発症経路を，図6-19に示す．ウェルシュ菌汚染率の高い獣肉，鶏肉，魚肉が主体となるが，汚染された野菜，香辛料なども重要である．これらの食品を加熱調理したのち（芽胞は生残している），温度管理がわるいと，調理品（加熱により酸素がなくなって嫌気的になっている）中で本菌が増殖（芽胞が発芽し，栄養細胞になって増殖）する．菌の増殖した調理品をそのまま（菌が生きたまま）摂取すると，腸管内でさらに菌が増殖し，エンテロトキシンが産生され，その毒素作用で発症し，食中毒が起こる．

4) 症　状

潜伏期間は 8 ～ 20 時間，平均 12 時間である．主症状は下痢，腹痛である．嘔吐，発熱はほとんどみられない．下痢は 1 日数回程度の水様便であり，粘血便はほとんどなく，しぶり腹も認められない．一般に症状は軽く，1 ～ 2 日で回復する．

5) 発生状況

ウェルシュ菌食中毒は，欧米諸国においては発生例もかなり多いので，関心が高い．わが国におけるウェルシュ菌食中毒の発生件数は，年間 30 件前後で比較的少ない．しかし，患者数は多く，年間約 2,000 人となっている．本食中毒の患者数は，細菌性食中毒の中では，サルモネラ属菌やカンピロバクターによる食中毒に次いで，第 3 位となっている．1 件あたりの患者数は，食中毒の中で最も多い．

ウェルシュ菌食中毒の主な発生場所は，大量調理を取り扱う給食施設や仕出屋，旅館，飲食店などである．したがって，本菌による食中毒の発生は集団的となっている．

6) 予　防

ウェルシュ菌の食品への汚染防止はきわめて困難であるので，菌の増殖を阻止することが中心となる．食品を加熱調理しても本菌の耐熱性芽胞が生残しており，また加熱調理済みの食品・調理品は本菌の生育に好条件の嫌気的になっているので，温度管理がわるいと芽胞が発芽し，菌が増殖する．したがって，菌の増殖を阻止するために，温度管理に十分な注意を払うことが重要である．

① 加熱調理品は速やかに消費する．菌が著しく増殖しないうちに食べる．
② 保存する場合は，調理後急速に冷却（氷水中などに容器ごと入れて冷却）してから冷蔵庫に入れる．この方法によって，芽胞が発芽して菌が増殖するのを防ぐことができる．
③ 調理品を摂取する直前に，再加熱する．加熱しても芽胞は生残するが，栄養細胞の菌は死滅し，発症菌量よりも著しく少なくなるので，予防できる．

7) 食中毒事例（ウェルシュ菌）

2017（平成 29）年，福島県のスキー場レストハウス内の飲食店でカレーライスを喫食した 231 人のうち 55 人が腹痛，下痢の症状を示した．患者の便からエンテロトキシン産生ウェルシュ菌が検出された．食中毒発生の原因は，回転釜での加熱調理において残存したウェルシュ菌が，再加熱時に十分殺菌されず，さらに温蔵庫においてウェルシュ菌の増殖可能な品温で保管されたためと推定された（谷津明彦：食品衛生学雑誌 **59**：J-37-38, 2018）．

i. その他の細菌性食中毒

その他の細菌性食中毒を以下に解説する.

1) ナグビブリオ食中毒

a) 原因菌：ナグビブリオ（NAG *Vibrio*）は，O抗原の血清型の1番目（O1）あるいは139番目（O139）を有するビブリオ・コレラ（*Vibrio cholerae*）すなわち，コレラ菌と異なり，これらの抗血清と凝集反応を示さない（non-agglutinable：NAG）．学術的には，non-O1 *V. cholerae* あるいは non-O139 *V. cholerae* と称されている．ビブリオ・ミミクス（*V. mimicus*）は，non-O1 *V. cholerae* に属していたが，最近では分類学的に異なることが明らかになった．しかしながら便宜上，ナグビブリオとして取り扱っている.

b) 分 布：ナグビブリオはコレラ菌と同様に河川などの淡水域に生息するが，海水の混入する河口付近の水域が本菌の増殖には最適の場所である．今日ではわが国の各地の河川などに常在していることが明らかにされている．本菌は冬期の河川，海水，魚介類には検出されないが，夏期には高頻度に検出される.

c) 原因食品と感染経路：夏期には，魚介類のナグビブリオ汚染率が高いので，本食中毒の原因食品は，魚介類が主体となっている．汚染された魚介類を，非加熱もしくは加熱不足のまま摂取すると感染し，さらに腸管内で増殖した菌によって発症する.

d) 症 状：コレラ様下痢と急性胃腸炎の2種類の型がある．コレラ様下痢の場合は，下痢と嘔吐が主体で通常発熱はない．下痢は水様便で激しいときは脱水症状を呈する．急性胃腸炎の場合は，下痢や嘔吐のほかに腹痛と発熱がある.

e) 発生状況：ナグビブリオによる下痢症は，従来アジアのコレラ常在地域で多く発生しているが，近年わが国でも発生がみられるようになった.

f) 予 防：流通過程を一貫して常に低温に保って菌の増殖を阻止することが重要である．また，魚介類を扱った調理器具類や手指は，それらから他の食品を汚染することがあるので，十分洗浄し，消毒することが大切である．本菌は60℃以上で10分以上の加熱で死滅するので，食品を加熱すれば予防できる．調理加工中は冷蔵庫などを活用して低温下での作業を心がけ，また完成品は低温もしくは高温で保管する.

2) エルシニア・エンテロコリチカ食中毒

a) 原因菌：エルシニア・エンテロコリチカ（*Yersinia enterocolitica*）は，グラム陰性，通性嫌気性の短桿菌で，腸内細菌科に属する．本菌は低温（4℃以下）でも増殖可能である.

b) 分 布：各種の動物の腸管内に広く保菌されている．なかでもブタ，イヌ，ネコが重要である．わが国のブタの保菌率は13％，ペットでは数％であり，豚肉の汚染率は2〜8％であるといわれている.

c) **原因食品と感染経路**：保菌しているブタ，イヌ，ネコなどの動物の糞便によって飲食物が汚染され，その中で本菌が増殖し，生菌を摂取して感染する．発症するために必要な摂取生菌数は，一般に10^9個以上とされている．食肉，乳・乳製品，魚介類，野菜などの食品が広く汚染されている．とくに豚肉，牛乳・乳製品が原因食品として重要である．井戸水も汚染される場合があり，それが原因で集団発生が起こっている．本菌は小腸内に感染して，そこで増殖した菌によって腸管が障害を受けて発症する．

d) **症　状**：潜伏期間は2〜5日間である．主な症状は猛烈な腹痛と下痢であり，軽い発熱や発疹を伴う．年齢が高くなると，リンパ節炎，虫垂炎，敗血症などを呈することがある．

e) **発生状況**：本菌による食中毒は，1960年代からヨーロッパで報告された．近年，わが国や米国でも集団的な発生が起こった．わが国における集団発生事例はいずれも小・中学校あるいは幼稚園で，胃腸炎症状である．最近では，小・中学校などの集団給食施設の衛生管理がよくなり，発生件数もきわめて少なくなった．

f) **予　防**：食肉などを保存するときには，他の食品と分けて保存する．冷蔵保管するのがよいが，本菌は低温でも速度は遅いが増殖できるので，食品や調理品を低温で長く保存しない．食肉などを扱った調理器具類や手指は十分に洗浄し，消毒する．食品は十分加熱（75℃，1分以上）して食べる．

3）A群溶血性レンサ球菌食中毒

a) **原因菌**：レンサ球菌（*Streptococcus*）は，グラム陽性球菌で，溶血性を示す．19群に分類されており，このうちA群溶血性レンサ球菌が食中毒の原因となる．本菌は化膿性扁桃炎や上気道炎などの原因菌となるが，ときには飲食物を介して感染し，食中毒を起こす．

b) **原因食品と感染経路**：本菌に感染している調理従事者からの食品汚染と非衛生的な食品の取り扱い，食品や調理品の温度管理が不適切なことによる．主な原因食品は，卵サンドイッチや仕出し弁当などとなっている．

c) **症　状**：咽頭痛，発熱，頭痛，倦怠感などである．

d) **発生状況**：発生件数はきわめて少ないが，集団発生的である．

e) **予　防**：調理後の食品の適切な温度管理が重要である．弁当類はすぐに冷ます．食べる直前に，食品や調理品を再加熱する．

4）エロモナス・ヒドロフィラ / ソブリア食中毒

エロモナス（*Aeromonas*）は，通性嫌気性のグラム陰性桿菌であり，鞭毛を有する．エロモナス・ヒドロフィラ（*A. hydorophila*）とエロモナス・ソブリア（*A. sorbria*）は，人の急性胃腸炎の原因菌である．

淡水中に常在する細菌で，淡水魚や飲料水が汚染される．また，沿岸海域にも分布するので，エビ，カキなどの海産魚介類も汚染される．

主な症状は水様下痢と腹痛であり，一般に軽症である．患者は成人よりも

表6-11　主な細菌性食中毒の要点

食中毒原因菌	病原因子・主作用部位	主な原因食品	主な症状
サルモネラ属菌	腸管に感染した菌 腸管	食肉，鶏卵，牛乳およびそれらの加工品 卵サンドイッチ，オムレツなど	潜伏期間　6〜48時間（平均12時間） 高熱，頭痛，嘔吐，腹痛，下痢
腸炎ビブリオ	腸管内で産生された溶血毒素 腸管	魚介類（さしみ，たたきなど） 生魚介類を扱った調理器具や手指などによる 二次汚染を受けた食品	潜伏期間　10〜24時間 上腹部激痛，嘔吐，下痢，発熱
腸管出血性大腸菌	腸管内で産生されたベロ毒素 腸管，腎臓，脳	井戸水，牛肉，野菜など 焼肉，ハンバーガー，サラダなど	潜伏期間　2〜7日（平均5日） 風邪様症状，下痢（出血便），腹痛，ときに，溶血性尿毒症症候群，脳炎
カンピロバクター	腸管に感染した菌 腸管	鶏肉，牛肉，豚肉，井戸水，湧き水など	潜伏期間　2〜7日 発熱，頭痛，下痢
黄色ブドウ球菌	食物内に産生された耐熱性エンテロトキシン 腸管	にぎり飯，弁当，仕出し料理，生菓子， 市販惣菜など	潜伏期間　1〜5時間 嘔気，嘔吐，下痢，腹痛
ボツリヌス菌	食物内に産生されたボツリヌス毒素 消化器官，神経	ソーセージ，缶詰，瓶詰 いずし（飯寿司：魚・野菜・米の発酵食品）など	潜伏期間　12〜36時間 倦怠感，胃腸炎症状，眼症状，運動麻痺，呼吸筋・横隔膜麻痺，呼吸困難 致死率が高い
セレウス菌	嘔吐型：食物内に産生された嘔吐毒 下痢型：腸管内に産生されたエンテロトキシン 消化器官	嘔吐型：ピラフ，焼きそば，スパゲッティなど 下痢型：食肉・野菜・乳，それらの加工品，スープ，ソースなど	嘔吐型：潜伏期間　1〜6時間　嘔吐 下痢型：潜伏期間　8〜16時間　下痢
ウェルシュ菌	腸管内に産生されたエンテロトキシン 腸管	食肉調理食品（煮物，肉団子など） 魚介類調理食品（スープ，フライなど）	潜伏期間　8〜20時間 下痢，腹痛

乳幼児に多くみられる．

5）プレシオモナス・シゲロイデス食中毒

プレシオモナス・シゲロイデス（*Plesiomonas shigelloides*）は，グラム陰性の通性嫌気性桿菌で，鞭毛を有する．

本菌は淡水中の常在菌で，河川水，泥土，淡水魚などに広く分布している．ときには，沿岸海水や海産魚介類からも分離される．イヌやネコが保菌していることがある．淡水魚や海産魚介類が主な原因食品となり，食中毒を起こすと推定されている．

近年，本菌によると考えられる集団食中毒が発生している．

主な症状は，水様下痢および腹痛で，ときに発熱を伴うこともある．

6）その他

リステリア菌（*Listeria monocytogenes*）は「7章 5. 人獣共通感染症」でくわしく述べるが，1980年代にキャベツからの感染が明らかになって以来，重要な食品媒介感染症として注目されるようになった．特に，未成熟な推肥を使った有機野菜からリステリア菌が検出される可能性が高く，注意しなければならない．

j. 細菌性食中毒の要点

これまで述べてきた細菌性食中毒の主な原因菌，原因食品，症状について，表6-11にまとめた※.

※
細菌性食中毒予防の3原則については，12章（213頁）を参照．

4. ウイルス性食中毒

主に飲食物を介してヒトに感染して下痢や嘔吐などの症状を起こす食中毒ウイルスは，ノロウイルス，ロタウイルスなどである．このほかに，急性胃腸炎や急性肝炎を引き起こすA型肝炎ウイルスやE型肝炎ウイルスもある．

2014～2018年のウイルス性食中毒の発生件数は，年間約250～450件であり，全食中毒の約30%を占めている※. その大部分がノロウイルスによるものである．

※
「表6-4　病因物質別食中毒発生状況（事件数・患者数）」を参照（76頁）．

a. 感染性胃腸炎ウイルス食中毒

飲食物を介して経口的に摂取され，感染し，胃腸炎症状を起こす食中毒ウイルスがいる．代表的なものは，ノロウイルスとロタウイルスである．

1）ノロウイルス食中毒

a）病原体：ノロウイルス（*Norovirus*）は，カリシウイルス科のノロウイルス属に分類されており，直径約30 nmのエンベロープをもたないRNAウイルスである．人に感染して発病させるノロウイルスは，ノーウォークウイルス種である．ノロウイルスのプロフィールを，図6-20に示す．ノロウイルスは，ヒトの小腸粘膜上皮細胞に感染して増殖する．人の糞便や吐物から自然環境に排泄されたノロウイルスは，乾燥にも強いので，環境中で長く生存できる．

b）食品汚染と原因食品：ノロウイルスは，感染した人の排泄物（糞便，吐物）中に多量に含まれている．それが下水から河川や沿岸海水に流れ込み，そこにすんでいる二枚貝の中腸腺に濃縮される．生で食べることの多いカキが主な原因食品となっている．保菌調理人の糞便や吐物から，とくに手指を介しての食品への汚染があり，最近ではこれが原因で飲食店などでの集

nm（ナノメートル）：10億分の1メートル

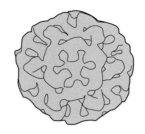

ノロウイルス：カリシウイルス科
ノロウイルス属のウイルス

大きさは直径約 30 nm

胃液に抵抗性あり．水道水に含ま
れている低濃度の塩素には抵抗性
を示す

感染性の消失：次亜塩素酸ナトリ
ウム溶液での消毒，85℃以上で1
分以上の加熱

経口的に摂取され，小腸に到達す
ると絨毛突起先端部の上皮細胞で
増殖する．感染量は 10 ～ 100 個
である

図 6-20　ノロウイルスのプロフィール

団発生が多くみられている．また，二枚貝から他の食品への二次汚染もあ
る．最近では，保菌者（とくに保菌調理人）からの食品への二次汚染が問題
となっている．

　原因食品の主体であるカキにおいては，生カキ，加熱不足の焼きガキやカ
キ鍋，酢ガキが原因となっている．そのほかに宴会調理，学校給食，仕出し
弁当などの複合調理食品が，原因食品となっている．

　c）感染・発症経路：ノロウイルス食中毒の感染・発症経路を，図 6-21
に示す．ノロウイルスに汚染されたカキなどの二枚貝，その他の食品，飲料
水を加熱不十分な状態で摂取すると，酸に強いノロウイルスは胃から小腸に
達し，小腸粘膜上皮細胞に付着し，その細胞内に侵入して増殖し，細胞を損
傷する．食品や水を介しての感染以外に，人から人への経口感染もある．

　d）症　状：潜伏期間は 24 ～ 48 時間（平均 36 時間）であり，主症状は
嘔気，嘔吐，激しい水様便，差し込むような腹痛である．発熱は軽度であ
る．感染しても発症しない場合や，軽い風邪のような症状を呈することもあ
る．通常は 2, 3 日で回復するが，老人や幼児，病弱な人は重症化することが
ある．

　e）発生状況：ノロウイルスによる食中毒は，季節別にみると，細菌性食
中毒とは異なり，冬季に多発している．最近の発生状況をみると，発生件数
は 1 年間に約 300 件で第 1 位のカンピロバクター食中毒に次いでいるが，患
者数は約 10,000 人で第 1 位となっている．

　f）予　防：食品の中心温度が 85 ～ 90℃で 90 秒以上の加熱を行って，ノ
ロウイルスの感染性を失活させる．

　保菌者や貝類からの他の食品への汚染を防止するためには，手指や調理器
具の洗浄・消毒が重要となる．手指は石けんと流水で十分に洗浄する．とく
に排便後や調理前には，手指を十分に洗浄することが重要である．調理器具
は洗浄後，熱湯消毒することが効果的である．ノロウイルスはアルコール消
毒液に強いので，次亜塩素酸ナトリウム溶液などを使用した塩素消毒が有効
である．

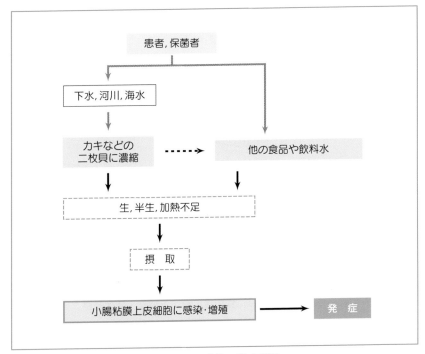

図 6-21　ノロウイルス食中毒における感染・発症経路

2) ロタウイルス食中毒

a) 病原体：ロタウイルス（*Rotavirus*）は，直径約 80 nm の球状粒子である．2 歳児以下の乳幼児にみられる冬季乳児下痢症は，主として本ウイルス感染による．感染量は 10 〜 100 個である．人から人への感染もある．

b) 感染・発症経路：患者の便とともに排泄されたロタウイルスが，手指を介して経口感染する．しかし，気道の分泌物やその他の体液にもロタウイルスが少量ではあるが出てくることから，鼻水などによる感染の可能性がある．

ロタウイルスは体外の環境下でも安定であるので，本ウイルスにより汚染された水や食物を飲食すると感染する．また，汚染されたおもちゃをしゃぶることによっても感染する．

c) 症　状：潜伏期間は 2 〜 3 日で，急な白色水様便ではじまり，嘔吐，発熱もしばしば伴う．重症例は少なく，7 〜 10 日で回復する．

d) 発生状況：食中毒として統計にあがってくる数は，きわめて少ない．晩秋から早春にかけて発生するが，1 〜 2 月がとくに多い．

e) 予　防：予防のためには，手指をよく洗うことが大切である．帰宅した後，トイレの後，オムツを着替えた後，調理・配膳・食事・おやつの前などには，手指をよく洗う．手を洗った後は，使い捨ての紙タオルで拭くのが望ましい．

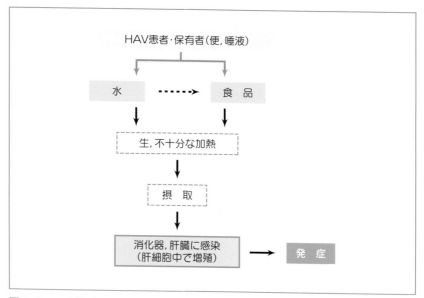

図6-22 A型肝炎ウイルス（HAV）食中毒における感染・発症経路

b. 肝炎ウイルス食中毒

飲食物を介して急性肝炎を起こすウイルスに，A型肝炎ウイルスとE型肝炎ウイルスがいる．これらのウイルスによる食中毒は，感染症法では急性A型肝炎ウイルス感染症，急性E型肝炎ウイルス感染症として四類感染症に指定されている．

1）A型肝炎ウイルス食中毒

a）病原体：A型肝炎ウイルス（Hepatitis A virus：HAV）は，ピコルナウイルス科のヘパトウイルス属（*Hepatovirus*）に属するRNAウイルスである．直径27 nmの球形である．

熱抵抗性があり，60℃，60分の加熱でも安定である．100℃，5分の加熱処理では失活する．エーテルや酸に対しても安定である．一般のウイルスと同様に塩素やホルマリンによる処理および紫外線照射などによって感染性を失う．肝臓にのみ強い親和性をもち，他の細胞や臓器，組織での増殖は明らかではない．

b）感染・発症経路：HAV食中毒の感染・発症経路を，図6-22に示す．HAVを含んだ糞便に汚染された食物や水を経口的に摂取することによって，感染する．患者の唾液からの経口感染もある．HAVは肝臓に感染し，肝細胞中で増殖して，肝細胞を破壊して急性肝炎を起こす．

c）症 状：潜伏期間は平均28日である．主症状は急激な発熱（38℃以上）である．次いで全身倦怠，嘔気，嘔吐などが半数以上の患者にみられる．腹痛，下痢，頭痛，咽頭痛などの感冒様症状も，しばしば認められる．まれに劇症肝炎や腎不全へと移行し，重症化することがある．

成人では半数以上に黄疸がみられるが，小児では1/4程度である．また，

小児では一般に全身症状も軽く，下痢などの消化器症状が目立つので，感冒や風邪と診断されることも多い．

　A型肝炎の予後は，ほとんどが1～2ヵ月で肝機能が正常化する．

　d) 発生状況：HAV食中毒は，熱帯，亜熱帯地域での発生が多く，水系感染で多数の患者が発生している．本中毒は温帯地域でも発生する．温帯地域では秋から冬にかけて発生している．わが国では，熱帯・亜熱帯地域への旅行者が帰国後に発症するケースが多い．いわゆる輸入感染が主流となっている．

　e) 予　防：A型肝炎の流行地への旅行の際には，あらかじめA型肝炎ワクチンの接種を行う．また，現地では生水を飲まないこと，また生の魚類を食べないことが重要である．

2）E型肝炎ウイルス食中毒

　a) 病原体：E型肝炎ウイルス（Hepatitis E virus：HEV）は，未分類（孤立）のRNAウイルスで，エンベロープをもたない直径38 nmの小型球形のウイルスである．HEVに感染すると，主として肝臓がターゲットとなり，急性肝炎（まれに劇症肝炎）を引き起こす．黄疸に先立ってウイルス血症が出現し，ウイルスは便へも排泄される．

　b) 感染・発症経路：HEV食中毒における感染・発症経路を，図6-23に示す．HEVに汚染された食物や水，HEVを保有している動物の肉やレバーの摂取により感染し，発症することが多い．

　わが国における原因食品例としては，野生イノシシのレバーや野生シカ肉などがある．豚レバーは通常生では食べないが，用心すべき食品である．

　汚染された水による感染（水系感染）は，集団発生を引き起こす．

　人から人への感染はない．

　c) 症　状：潜伏期間は15～50日，平均42日である．嘔気，食欲不振，腹痛などの消化器症状を伴う急性肝炎（肝腫大，肝機能の悪化）を呈する．褐色尿を伴った強い黄疸が急激に出る．

　まれに劇症肝炎となることがあり，死亡する場合もある．E型肝炎の死亡率はA型肝炎の10倍といわれ，妊婦では致命率が20%に達するとの報告もある．

　HEVによる肝炎の罹患率は，成人では高く，小児では低い（A型肝炎は通常小児間で流行する）．

　d) 発生状況：中央アジア，東南アジア，北アフリカなどが流行地域であるが，わが国をはじめとする先進国でもE型肝炎ウイルス食中毒が時折みられる．大部分は開発途上国で感染を受け，帰国後発症した輸入感染例であるが，近年，わが国や米国などで，海外渡航歴のない人のHEV食中毒の散発的な発生がみられる．1999～2002年の間に10例以上の国内感染例が報告されている．

　e) 予　防：HEV食中毒の予防には，野生動物の肉やレバーは十分に加熱

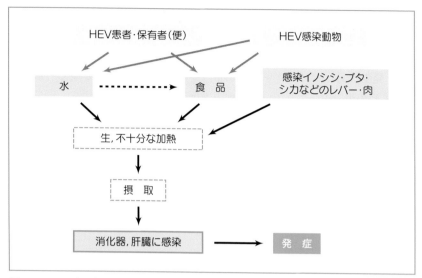

図 6-23　E 型肝炎ウイルス（HEV）食中毒における感染・発症経路

して食べることである．また豚レバーも，生や半生の状態よりも，十分に加熱して食べる方が望ましい．

5.　寄生虫性食中毒

　近年，養殖ヒラメを介して病因物質不明の食中毒が多発していたが，最近，その病因物資は，ヒラメの筋肉に寄生する，クドア・セプテンプンクタータ（ミクソゾア門に属する粘液胞子虫の一種）であることが解明された．また，馬肉食中毒においても病因物質が不明であったが，その病因物質は寄生虫のサルコシスティス・フェアリー（アピコンプレックス門コクシジウム綱サルコシスティス属，住肉胞子虫の一種）であることも明らかにされた．2011（平成 23）年には，これらの寄生虫は食中毒病因物質として取り扱われるようになった．

　2013（平成 25）年 1 月 1 日に，食品衛生法施行規則における食中毒事件票の病因物質種別欄に「クドア」，「サルコシスティス」，「アニサキス」，「その他の寄生虫」が追加された．

　寄生虫性食中毒はほとんどがクドアとアニサキス（シュードテラノーバを含む）によるものであり，生鮮魚類の生食によって秋季に多発している．

　寄生虫性（アニサキス，クドア）食中毒事件数の年次推移を，図 6-24 に示す．クドアよりもアニサキスによる食中毒が多く発生している．アニサキス食中毒の事件数は年々増加しており，最近，その増加が著しい．

　寄生虫性食中毒・その関係事項ついては，「4 章 食品と微生物」および「8 章 食品から感染する寄生虫」にて解説している．

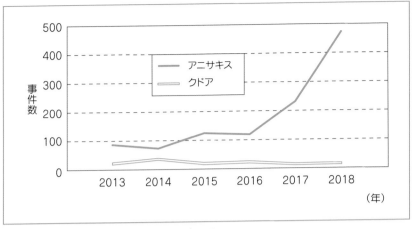

図 6-24　寄生虫性食中毒事件数の年次推移
アニサキス：アニサキス科およびシュードテラノーバ科の線虫.
クドア：クドア・セプテンプンクタータ.

6. 自然毒食中毒

a. 概要と発生状況

1) 概　要

　自然毒食中毒とは，天然に存在する動植物が含有する有毒物質（自然毒）を摂取したときに生じる食中毒をいう. 動物性自然毒食中毒では魚類，貝類に発生がみられ，植物性自然毒食中毒では，キノコ類，高等植物にみられる（表 6-12）.

　これらの動植物に含まれる有毒物質は環境や季節によってその毒性や含有量が異なることが多く，また動植物の器官や部位によっても含有量は異なる. 一般に有毒な動植物は食用に適さないので，日常生活で自然毒食中毒が頻発することはない. しかし食用と間違えたり，不適切な調理法で調理されたときには，食中毒が発生し，ときに死亡事例も発生する. これら自然毒を含む動植物による食中毒は，細菌性食中毒と比べると件数，患者数はそれほど多くないが，フグ毒やキノコ毒のように致死率の高いものがあるので食品衛生上きわめて重要である.

　厚生労働省は，自然毒に関するリスクプロファイル※を開設しており，わが国における情報としては網羅的である.

2) 発生状況（表 6-4 〜 6）

　厚生労働省が寄生虫を含めた食中毒の統計を取りはじめた 2013 年から 2018 年の 6 年間で，自然毒食中毒の発生件数は 476（全食中毒の 7.2％），患者数は 1,331（同 1.1％），1 事件当たりの患者数は 2.8 であった. この期間の全食中毒死亡 29 人のうち，半数以上の 15 人が自然毒食中毒で死亡してい

※
自然毒のリスクプロファイルについては，厚生労働省の Web サイト（https://www.mhlw.go.jp/stf/seisakunitsuite/bunya/kenkou_iryou/shokuhin/syokuchu/poison/index.html）を参照. 食中毒事件票において，食中毒病因物質の自然毒として取り扱われているカビ毒については「9 章 2. カビ毒」（167 頁）を参照.

表 6-12　代表的な動物性自然毒および植物性自然毒

動物性自然毒	植物性自然毒
<魚類> 　フグ毒 　シガテラ毒 　パリトキシン 　アオブダイ毒 　卵巣毒（ナガヅカなど） 　過剰ビタミン A（イシナギなど） 　ワックス（アブラソコムツなど）	<キノコ> 　消化器障害型：クサウラベニタケ，ツ 　　キヨタケなど 　神経障害型：ドクササコなど 　原形質毒性型：ドクツルタケ，シロタ 　　マゴテングタケなど
<二枚貝> 　麻痺性貝毒 　下痢性貝毒 　アザスピロ酸	<高等植物> 　チョウセンアサガオ 　トリカブト 　スイセン 　ドクゼリ 　バイケイソウ 　イヌサフラン 　ジャガイモ
<巻貝> 　唾液腺毒（テトラミン） 　フグ毒 　ピロフェオホルバイドα（光過敏症）	

る．致死率は 1.1％であり，それ以外の食中毒の致死率（0.012％）と比して 100 倍近く高い．このように自然毒食中毒は，予防可能でありながら，一歩間違えると死亡することも起こりうる．

　予防の観点から重要なことは，食材の採取や調理において，「素人判断ではなく専門家にまかせる」態度である．

b. 植物性自然毒

　自然毒食中毒のうち植物由来の毒性成分は植物性自然毒に分類され，作用に関係する物質は大きく分けて，アルカロイド（天然由来の有機化合物の総称），サポニン，配糖体，ポリペプチドなどがある．植物性自然毒による食中毒は，動物性自然毒によるものよりも，事件数で 2 倍程度，患者数で 3 倍程度，死者数で 4 倍程度発生している．

　自然毒食中毒のうち，毒キノコ※が事件数・患者数ともに最多である．じゃがいもによる食中毒は重症化しにくいが，患者数は毒キノコに次いで多い．イヌサフランによる食中毒は，患者数は少ないが，致死率が高く，食品衛生上注意が必要である（表 6-13）．

※
キノコは生物学的には植物ではなく菌類であるが，政府食中毒統計ではキノコは植物として扱われているため，ここでも同様に扱う．

1）毒キノコ

　a) 概　況：近年わが国で発生する植物性食中毒は年間 50 件前後であるが，その半分以上を占めるのがキノコ食中毒である．そのため植物性自然毒食中毒の発生ピークは 9 ～ 10 月である．正確な数はわかっていないが，わが国には 4,000 種ともいわれるキノコが存在しており，そのうち食用に適す

表6-13　過去10年間の有毒植物による食中毒発生状況（2009〜2018年）

植物名	事件数	患者数	死亡数
毒キノコ	402	1,136	2
ジャガイモ	21	346	0
スイセン	48	180	1
チョウセンアサガオ	16	39	0
バイケイソウ	16	33	0
クワズイモ	13	26	0
観賞用ヒョウタン	3	20	0
イヌサフラン	13	19	8
コバイケイソウ	5	13	0
トリカブト	8	12	3
ハシリドコロ	3	8	0
アジサイ	1	5	0
スノーフレーク	2	5	0
ヨウシュヤマゴボウ	4	4	0
ドクゼリ	1	4	0
ジギタリス	1	1	0
テンナンショウ類	0	0	0
その他（ベニバナインゲン，タマスダレなど）	17	51	0
不明	4	14	0
合計	176	780	12

［厚生労働省：有毒植物による食中毒に注意しましょう．https://www.mhlw.go.jp/stf/seisakunitsuite/bunya/kenkou_iryou/shokuhin/yuudoku/index.html（最終アクセス2019年5月9日），厚生労働省：食中毒統計資料 https://www.mhlw.go.jp/stf/seisakunitsuite/bunya/kenkou_iryou/shokuhin/syokuchu/04.html（最終アクセス2019年6月24日）をもとに作成］

るキノコはおよそ100種といわれている．一方，毒キノコは，200種ほど知られているが，とくに食用キノコと類似の特徴をした10種程度に，誤食による食中毒が発生している．

　最近の事例では，2018年9月に発生した三重県の毒キノコによる死亡例があげられる．男性は自分で採ったキノコを自宅で鍋の具材として煮て食べた．翌日に下痢・嘔吐・肩の痛みなどを訴えて入院後，呼吸困難となり意識不明の状態が6日ほど続いた後死亡した．男性は「食用のクロハツと思って食べた」と話していたが，実際に食べたのは猛毒を含むニセクロハツであった．誤認による典型的なキノコ食中毒事例である．

　b）毒　性：毒キノコによる食中毒は，その作用別に消化器障害型，神経障害型，原形質毒性型の3つに分類される．消化器障害型は，消化器系に作用し，嘔気，嘔吐，下痢などの症状を起こす．神経障害型は，神経系に作用し，幻視，幻聴，知覚麻痺，激しい頭痛，めまいなどを起こす．原形質毒性型は，さまざまな臓器や細胞に作用し，腹痛，嘔吐，下痢からはじまり，肝不全，腎不全，循環器不全の併発といった全身症状を呈して，死に至る場合もある．とくに重要な毒キノコとその作用の分類を，表6-14にまとめた．

　c）予　防：毒キノコによる食中毒予防はむずかしいものではなく，「自

表6-14 毒キノコの系統別作用分類

系統別作用カテゴリ		発症までの時	主な症状※	主な毒キノコ名
消化器障害型		20分〜2時間	嘔気，嘔吐，下痢，全身の倦怠感	ツキヨタケ，クサウラベニタケ，カキシメジ，オオシロカラカサタケ，ニガクリタケ（特にツキヨタケ，クサウラベニタケの2種類で全キノコ中毒の半分を占める）
神経障害型（知覚および神経系症状）	副交感神経刺激型（ムスカリン様）	10〜30分	激しい発汗，腺分泌の亢進，瞳孔縮小，徐脈から血圧低下，重症では精神錯乱など発現し，呼吸困難を起こして意識喪失	オオキヌハダトマヤタケ，アセタケ，クサウラベニタケ
	副交感神経麻痺型（アトロピン様）	30分〜1時間	異常な興奮，流涎，散瞳，うわ言，錯乱状態，症状が進むと痙攣，筋硬直，意識不明	イボテングタケ，テングタケ，ハエトリシメジ
	中枢神経麻痺型（幻覚剤様）	30分〜1時間	幻視，幻聴，知覚麻痺，めまい，言語障害，酩酊状態，重症では精神錯乱，筋弛緩が起こり意識不明	シビレタケ，ヒカゲシビレタケ，オオワライタケ
	末梢血管運動神経刺激型（肢端紅痛症）	数時間以上	不快感，嘔気，しびれ感，全身倦怠感，数日後に手足末端が赤く腫れ，浮腫を起こし激痛	ドクササコ
	ジスルフィラム型（アンタビュース様）（きのこを食べる前後にアルコールを摂取した場合にのみ発症）	20分〜2時間	顔，首，胸が紅潮，激しい頭痛，めまい，嘔吐，呼吸困難，不快感	ホテイシメジ，ヒトヨタケ，スギタケ
原形質毒性型（致死率が高い）	コレラ様症状，肝臓，腎臓障害型	6〜10時間以上	突然の腹痛，激しい嘔吐，下痢（コレラ様の水溶性下痢が反復継続），脱水症状，糖代謝異常または肝細胞の壊死，中毒末期には黄疸，中毒性腎炎から肝不全，腎不全，肝性脳症を併発して死に至る	ドクツルタケ，シロタマゴテングタケ，タマシロオニタケ，テングタケモドキ
	溶血障害，心機能不全型	10〜30分	嘔吐，下痢，瞳孔縮小，背筋硬直，言語障害，血尿から心機能障害，意識不明	ニセクロハツ
原形質毒性型（致死率が高い）	毛細血管など循環器障害型	30分〜2時間	悪寒，腹痛，頭痛，激しい嘔吐，下痢，喉の渇き，顔などの粘膜性びらん，脱毛，重症では腎不全，循環器不全，脳障害などの全身症状が現れ死に至る	カエンタケ

［内閣府食品安全委員会：食中毒予防のポイント．https://www.fsc.go.jp/sonota/kinoko_tyudoku.html（最終アクセス2019年5月9日）をもとに作成］

分で判断しない」ことが肝要である．東京都がリスクコミュニケーションとして出している，毒キノコによる食中毒予防5ヵ条※を守ることが重要となる（以下の①〜⑤）．

① 食用と判断できないキノコは絶対に「採らない」「食べない」「人にあげない」．
② キノコ採りでは，毒キノコが混入しないように注意する．
③ 「言い伝え」は，信じない．
④ 図鑑の写真や絵にあてはめて，勝手に鑑定しない．
⑤ 食用のキノコでも，生の状態で食べたり，一度に大量に食べると食中毒になるものがあるので注意する．

※

毒キノコによる食中毒予防5ヵ条については，東京都福祉保健局のWebサイト（http://www.fukushihoken.metro.tokyo.jp/shokuhin/kinoko/tyudoku.html）を参照．

2）ジャガイモ

a）概　況：食中毒事例は，家庭菜園や学校での栽培によって収穫されたものからが多く，事件あたりの患者数が多くなる特徴があるが，死亡事例はほとんどない．

b）毒　性：ジャガイモは発芽部分や緑変部にアルカロイドのα-ソラニンおよびα-チャコニンを含有し，それによって食中毒を起こす．これらの毒素は中枢神経毒で，溶血性もあるため，多く摂取すると食後数時間以内に腹痛，頭痛，めまい，胃腸症状などを呈する．

c）予　防：栽培・収穫・保存・調理から喫食に至る各過程においての予防策が肝要となる※．保存・調理・喫食段階で重要な対策として，以下があげられる．

① 入手元を確認し，市販でないものはとくに注意する
② 暗くて涼しい場所に保存し，なるべく早く消費する．
③ 未熟なものは避ける．
④ 芽・外皮（緑変部）をきちんと処理する．
⑤ 毒の特性（水溶性・熱に強い）に基づく調理を行う（よく洗う）．
⑥ 苦みがあるものは食べない．
⑦ 少量でも食中毒となる小児の場合は，とくに注意する．

※

予防策については農林水産省のWebサイト（http://www.maff.go.jp/j/syouan/seisaku/foodpoisoning/naturaltoxin/potato.html）を参照．

3）イヌサフラン

a）概　況：イヌサフランの食中毒事例は，ジャガイモと対照的に，事件数ごとの患者数は少ないが，致死率が高い．2008年から2017年の10年間で，植物性自然毒食中毒により11人が死亡しているが，半数以上の6人はイヌサフランが原因である．最近では，2019年4月に群馬県で発生した事例がある．70歳代の男性が，庭に自生したイヌサフランを，ギョウジャニンニクとして知人から譲られ，自宅で炒めて食べた．その後，嘔吐や下痢，呼吸困難を示し入院治療を受けていたが，5日後に死亡した．

b）毒　性：イヌサフランの球根や種子にはアルカロイドのコルヒチン（colchicine）が含まれており，誤って摂取すると嘔吐，下痢，皮膚の知覚減

表 6-15　植物性自然毒事例のある植物と間違えやすい植物例

植物名	間違えやすい植物の例 （「自然毒のリスクプロファイル」より）
ジャガイモ	※親芋で発芽しなかったイモ，光に当たって皮がうすい黄緑 　～緑色になったイモの表面の部分，芽が出てきたイモの芽 　および付け根部分などは食べない．
スイセン	ニラ，ノビル，タマネギ
チョウセンアサガオ	ゴボウ，オクラ，モロヘイヤ，アシタバ，ゴマ
バイケイソウ	オオバギボウシ，ギョウジャニンニク
クワズイモ	サトイモ
観賞用ヒョウタン	ヒョウタン
イヌサフラン	ギボウシ，ギョウジャニンニク，ジャガイモ，タマネギ
コバイケイソウ	オオバギボウシ，ギョウジャニンニク
トリカブト	ニリンソウ，モミジガサ
ハシリドコロ	フキノトウ，ギボウシ
アジサイ	※葉や花が料理の飾りに使われる場合があるので要注意
スノーフレーク	ニラ
ヨウシュヤマゴボウ	ヤマゴボウ
ドクゼリ	セリ
ジギタリス	コンフリー（現在，食用禁止）
テンナンショウ類	トウモロコシ，タラノキの芽
その他（ベニバナインゲン，タマスダレなど）	

［厚生労働省：有毒植物による食中毒に注意しましょう．https://www.mhlw.go.jp/stf/seisakunitsuite/bunya/kenkou_iryou/shokuhin/yuudoku/index.html（最終アクセス 2019 年 5 月 9 日）をもとに作成］

※

LD$_{50}$（50% lethal dose，半数致死量）：急性毒性の指標であり，投与した動物の半数が死亡する用量．

退，呼吸困難を発症し，重症の場合は死亡することもある．ヒトにおける LD$_{50}$※は 86 μg/kg であり，少量の摂取でも死亡する可能性があるため，注意が必要である．

　c）予　防：毒性のある葉や球根が，食用の植物（ギョウジャニンニク，タマネギ，ジャガイモ）と似ていることから，家庭レベルの誤食がみられるため，予防として，対象となる類似植物に関して確実な判断ができない場合は摂食しないことが重要である．

4）その他の植物性自然毒

　その他も含め，重要な植物性自然毒の原因となる植物について，表 6-15 にまとめた．ここ 10 年では，キノコ，イヌサフラン以外に，トリカブトやスイセンの誤食による死亡事例があり，注意が必要である．

c. 動物性自然毒

　動物性自然毒の食中毒は，主に魚介類による[※]．その毒素の多くは海洋中の細菌やプランクトンなどによって産生され，食物連鎖によって生物濃縮され，有毒魚介類の体内に蓄積される．動物性自然毒による食中毒は，植物性自然毒によるものよりも事件数および患者数が少ないが，致死率は植物性自然毒と同様に，ほかの食中毒よりも高い．動物性自然毒の中でもフグによる食中毒は，事件数も多く，致死率も高い．そのほかにはシガテラによる食中毒や，貝毒による食中毒，ビタミンAやワックスなど異常脂質による食中毒などが食品衛生学上重要である．

陸上にもヘビやハチなどの有毒動物が生息し被害はあるが，食中毒事例はまれである．

1）フ　グ

　a）概　況：2008〜2017年の10年間で，231件のフグによる食中毒が発生し，患者数337人，死亡数6人（致死率2％）であった．フグによる食中毒では，フグ専門店における事故はほとんどなく，もっぱら素人による調理で起こっている．わが国では食用のフグは約20種あるが，その毒性はフグの種類や臓器によって大きく異なる（表6-16）．フグの内臓，とくに肝臓や卵巣には高濃度の毒素が蓄積されているので，これらを食べた場合にフグ食中毒になることが多い．

　b）毒　性：フグ毒の本体はテトロドトキシン（tetrodotoxin）であり，その構造も解明されている．この毒素は海洋細菌によって生産されるアルカロイドで，食物連鎖によってフグ体内に蓄積される．フグのほかにアカハライモリ，ツムギハゼ，ヒョウモンダコ，一部の巻貝などの生物もこの毒をもっている．

　人（体重50 kg）のフグ毒[※]に対する最小致死量は2 mgと推定されているが，個体差（体重など）や摂取時の状況（飲食・飲酒など）によって異なる．わが国のフグ毒の検査・定量では，体重20 gのマウスを30分間で死亡させる毒量を1マウスユニット（MU）と定義し（1 MU＝テトロドトキシン0.22 μg相当），フグの各組織1 g当たり10 MUを超えるものは食品衛生法の規制対象となる．

　テトロドトキシンは骨格筋や神経の膜電位依存性ナトリウムチャネルに結合し，チャネル内へのナトリウムイオンの流入を阻害して神経伝達を遮断する神経毒である．フグ食中毒は，食後20分〜3時間で発現し，軽症の場合は口唇のしびれや舌端の麻痺を感じ，嘔吐する．重症になると，運動麻痺や発声障害などが現れ，最悪の場合，呼吸麻痺を起こして死に至る．フグ食中毒に対しては有効な治療・解毒方法がなく，呼吸麻痺に対する人工呼吸を含む呼吸管理が重要である．死亡例は，食後8時間以内に発生している．8時間を超え，12時間程度経過すると軽快に向かう．

　c）予　防：テトロドトキシンは耐熱性があり，加熱調理によって毒性が減じることはなく，消化酵素によって分解されることもない．死亡例のほとんどは家庭や釣り人といった素人による処理・調理によるため，確実な予防

フグ毒のリスクプロファイルは厚生労働省のWebサイト（https://www.mhlw.go.jp/topics/syokuchu/poison/animal_det_01.html）を参照．

表6-16 フグの可食部位（○：可食，×：食用不可）

科　名	種　類	部　位		
		筋肉	皮	精巣
フグ科 Tetraodontidae	クサフグ（*Fugu niphobles*）	○	×	×
	コモンフグ（*F. poecilonotum*）	○	×	×
	ヒガンフグ（*F. pardale*）	○	×	×
	ショウサイフグ（*F. vermiculare vermiculare*）	○	×	○
	ナシフグ（*F. vermiculare radistum*）*	×	×	×
	マフグ（*F. vermiculare porphyreum*）	○	×	○
	メフグ（*F. ocellatus obscurum*）	○	×	○
	アカメフグ（*F. chrysopes*）	○	×	○
	トラフグ（*F. rubripes*）	○	○	○
	カラス（*Takifugu chinensis*）	○	○	○
	シマフグ（*F. xanthopterum*）	○	○	○
	ゴマフグ（*F. sticulonotum*）	○	×	○
	カナフグ（*Lagocephalus laevigatys inermis*）	○	○	○
	シロサバフグ（*L. sp.*）	○	○	○
	クロサバフグ（*L. gloveri*）	○	○	○
	ヨリトフグ（*Liosaccus pachygaster*）	○	○	○
	サンサイフグ（*T. flavidus*）	○	×	×
ハリセンボン科 Diodontidae	イシガキフグ（*Chilomycterus affinis*）	○	○	○
	ハリセンボン（*Diodon holacanthus*）	○	○	○
	ヒトズラハリセンボン（*D. liturosus*）	○	○	○
	ネズミフグ（*D. hystriz*）	○	○	○
ハコフグ科 Ostraciidae	ハコフグ（*Ostracion cubicus*）	○	×	○

（注）1．本表は，有毒魚介類に関する検討委員会における検討結果に基づき作成したものであり，ここに掲載されていないフグであっても，今後，鑑別法および毒性が明らかになれば追加することもある．
2．本表は，日本の沿岸域，日本海，渤海，黄海および東シナ海で漁獲されるフグに適用する．ただし岩手県越喜来湾および釜石湾ならびに宮城県雄勝湾で漁獲されるコモンフグおよびヒガンフグについては適用しない．
3．○は可食部位．
4．まれに，いわゆる両性フグといわれる雌雄同体のフグがみられることがあり，この場合の生殖巣はすべて有毒部位とする．
5．筋肉は骨を，皮にはヒレを含む．
6．フグは，トラフグとカラスの中間種のような個体が出現することがあるので，これらのフグについては両種とも○の部位のみ可食部位とする．
＊ナシフグは原則食用不可．ただし，筋肉は有明海，橘湾，香川県および岡山県の瀬戸内海で漁獲されたものに限り食用可．精巣は有明海および橘湾で漁獲され，長崎県が定める要領に基づき処理されたものに限り食用可．
〔厚生省生活衛生局長通知：衛乳第270号別表1（1995年12月27日）をもとに作成〕

法は，資格を有した専門店での購入・喫食となる．

2) パリトキシン様毒

a) 概　況：1953年から2016年にかけて，アオブダイ，ハコフグに含まれるパリトキシン様毒によって，少なくとも44件の食中毒の記録があり，患者総数は129人で，そのうち8人が死亡している（致死率6%）.

b) 毒　性：毒の本体は，生化学的性状がパリトキシンによく似た物質（パリトキシン様毒）と考えられているが，化学構造などの解明には至っていない．発症までの時間はおおむね12〜24時間と比較的長く，横紋筋の融解に由来する激しい筋肉痛（横紋筋融解症）が主症状で，しばしば黒褐色の排尿（ミオグロビン尿症）を伴う．また，患者は呼吸困難，歩行困難，胸部の圧迫，麻痺，痙攣などを呈することもあり，重篤な場合には死亡することもある.

c) 予　防：有毒種の喫食を避ける以外に，対策はない.

3) シガテラ

a) 概　況：シガテラは，熱帯から亜熱帯海域のサンゴ礁周辺に生息する有毒魚介類（ドクウツボ，オニカマス，バラハタ，バラフエダイなど）による食中毒の総称である．毒化プランクトンが産生するシガテラ毒が食物連鎖を経て大型の肉食魚に蓄積する．毎年10〜30人程度の患者が発生しているが，死亡例はない.

b) 毒　性：シガテラ毒は，シガトキシン（ciguatoxin）および類縁化合物を主成分としている．毒性は非常に強いが（テトロドトキシンの30倍の毒性），有毒魚介類の含有量が少ないため死亡はまれである．症状は，消化器系，循環器系，神経系などがあり，発症までの時間は比較的早く，1〜8時間程で発症し，回復は一般に非常に遅く，完全回復には数ヵ月以上を要することもある.

c) 予　防：シガテラ毒のほとんどは脂溶性で，加熱調理しても毒性は失われない．自治体ごとに中毒事例のある有毒種を中心に食用としないよう指導し，中毒の未然防止を図っている.

4) ビタミンA過剰症

a) 概　況：イシナギの肝臓を食べると頭痛や皮膚の剥落などの食中毒が発生することが，明治時代から知られていた．魚類の肝油の製造とともに減少したが，1955年ごろから肝油の需要が減少して肝臓が市中に出回り，一連の中毒が発生した．イシナギの肝臓は1960年に食用禁止となったが，サメ，マグロ，カツオなどの大型魚の肝臓も食中毒の原因となり，現在でも年間数人程度であるが発生している※.

b) 毒　性：ビタミンAの過剰摂取の症状は，食後30分から12時間で発症し，激しい頭痛，発熱，嘔気，嘔吐，顔面の浮腫がみられ，下痢，腹痛を伴うこともある．特徴的な症状は2日目ごろからはじまる顔面や頭部の皮膚の剥離・落屑で，重症の場合は全身に及ぶ．回復には3〜4週間程度かか

※
食品安全委員会による「ビタミンAの過剰摂取による影響」(http://www.fsc.go.jp/sonota/factsheet-vitamin-a.pdf#search) に詳細がまとめられている.

表6-17 貝毒の種類と毒性成分

種 類	貝 毒	毒化が報告されている貝類	毒性成分
二枚貝	麻痺性貝毒	ホタテガイ，アサリ，アカザラガイ，マガキ，ムラサキイガイなど二枚貝類のほか，マボヤとウモレオウギガニなど	サキシトキシン，ネオサキシトキシンおよびゴニオトキシン群など
	下痢性貝毒	ムラサキイガイ，イガイ，ホタテガイ，アカザラガイ，アサリ，イタヤガイ，コタマガイ，チョウセンハマグリ，マガキなどで，中でもムラサキイガイの毒化例が多く毒性値も高い	オカダ酸とその同族体のジノフィシストキシン群
	記憶喪失性貝毒	ムラサキイガイ，イガイ，ホタテガイ，マテガイなど	ドウモイ酸
	神経性貝毒	ミドリガイ，マガキなど	ブレベトキシン
	アザスピロ酸	ムラサキイガイの摂食によるもの多いが，ホタテガイ，アサリ，マガキ	アザスピロ酸類
	アサリ中毒	アサリ	有毒物質は貝の中腸腺にのみ含有され，ベネルピンと命名されたが，構造は確認されていない
巻貝	唾液腺毒（テトラミン）	エゾバイ科巻貝（ヒメエゾボラ，エゾボラモドキなど）	テトラミン
	フグ毒	小型ではエゾバイ科のバイ，ムシロガイ科のキンシバイ，大型ではフジツガイ科のボウシュウボラ	フグ毒と同じ
	光過敏症	アワビ類（クロアワビ，エゾアワビ，メガイ，トコブシなどのミミガイ科の巻貝），サザエも弱いながら有毒	ピロフェオホルバイドa

る.

　c）予　防：厚生労働省の「日本人の食事摂取基準」において，ほとんどの人が過剰摂取による健康障害を起こすことのない栄養素摂取量の最大限の量として，上限量を設定している．また，妊娠時におけるビタミンAの過剰摂取は催奇形性のリスクとなると報告されているため，過剰摂取とならないよう注意喚起がなされている.

5）異常脂質（トリグリセリド，ワックスエステル）

　アブラボウズ，アブラソコムツ，バラムツの筋肉中には多量のワックスが含まれ，消化不良により下痢を引き起こしやすい．アブラソコムツによる食中毒は，散発的に発生していたが，1990年を最後に発生はみられていない.

6）貝毒

　貝による食中毒には，ノロウイルスなどの微生物に起因する場合と，貝が毒化プランクトンを捕食し，有毒物質が中腸線などに蓄積することによって

表 6-18　化学性食中毒の特徴（原因・発生パターン・影響）

原因の人為性	故意によるもの（犯罪）	近年の冷凍餃子への農薬混入事件など，食品に対する意図的な異物の混入事件が社会問題となり，そういった意図的な食の安全の脅威に対して，食品防御（フードディフェンス）という考え方，取り組みが実施されはじめている
	人為的過失によるもの（知識不足・不注意など）	有害物質の中には，外観が無害なものや，食用のものとよく似ているため誤用されるものがある．このようなことがないよう保管場所を区別したり，保管容器の形状を変えて，間違えないよう区別する必要がある
発生の不規則性	発生前（予測不可能）	通常，食品の製造者の不注意や誤用によることが多いため，消費者個人による予防は困難である．そのため製造側の遵法精神，食品衛生的知識が要求される
	発生後（特定に時間がかかる）	摂取された化学物質の量によって症状が異なることが多く，原因の特定が困難な場合がある．同様に急性中毒から慢性中毒まで症状が多様であるため，診断・治療に際しても混乱が生じる
被害の広範性	地理的影響	化学性食中毒は発生すると大規模かつ広範囲にわたることがあり，その影響は甚大である
	時間的影響	中毒を起こした患者には後遺症を残す危険もある

毒化する場合がある．後者の毒を貝毒といい，その種類には「下痢性」「麻痺性」「記憶喪失性」「神経性」がある．食品衛生法では「下痢性」「麻痺性」の貝毒について規制値が設定されている．表 6-17 に，貝毒についてまとめた．

7.　化学性食中毒

a.　概要と特徴

1）概　要

化学性食中毒とは，有害化学物質の摂取による食中毒をいう．2013 〜 2018 年の発生状況としては，全食中毒の 1 ％程度の件数がみられ，年間平均 14 件発生し，236 人の患者を出している．この期間において死亡事例は発生していないが，過去には 100 人規模の死亡事例や社会的問題となった公害事件がある．

有害化学物質には，初期腐敗魚介類などに含まれる細菌の作用で生じたアミン類（とくにヒスタミン），鉛，亜鉛，ヒ素のような重金属，使用が許可されていない食品添加物，農薬や PCB のような合成有機化学物質，そのほかの無機物質などがある．

2）特　徴

化学性食中毒の特徴としては，① 原因の人為性，② 発生の不規則性，③ 被害の広範性，の 3 つがあげられる（表 6-18）．

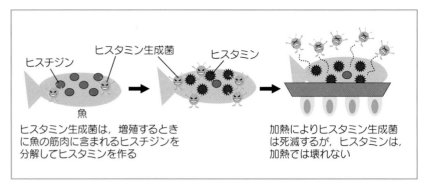

ヒスタミン生成菌は，増殖するとき
に魚の筋肉に含まれるヒスチジンを
分解してヒスタミンを作る

加熱によりヒスタミン生成菌
は死滅するが，ヒスタミンは，
加熱では壊れない

図6-25　ヒスタミン食中毒発生の機序（加熱調理無効の原因）

b. ヒスタミン食中毒

1）概　況

食品中の遊離アミノ酸のヒスチジンが細菌によって分解され，ヒスタミンが発生し，これによってアレルギー様食中毒（ヒスタミン食中毒）が起こることがある．ヒスタミン食中毒の発生は，統計上は年間に10件前後であるが，実際は相当多いと推測される．最近では，2018年年9月，山梨県にある保育所6ヵ所において，アレルギー様集団食中毒が発生し（喫食者702人中92人（13％）が発症），保健所の調査によって，食材のマグロから180〜5,300 mg/kgが検出された（新鮮な魚のヒスタミン濃度は通常1 mg/kg以下）．

2）毒　性

ヒスタミンは，マグロ，カツオ，サバ，サンマ，イワシなど，青魚の赤身の魚肉部に多量に含有されているヒスチジンが，腐敗の過程で細菌（モルガネラ・モルガニー（*Morganella morganii*）など）の有するヒスチジン脱炭酸酵素によって脱炭酸されて生成する．アレルギー様食中毒を起こした原因食品中には，3〜32 mg/gのヒスタミンが蓄積されている．また，ヒスタミンは熱によって不活化されないため，加熱調理は無効である（図6-25）．

摂取後，30〜60分で発症し，主症状は顔面紅潮，じんま疹様発疹や紅斑（額部，頸部，上半身，ときに全身）である．発熱，頭痛，嘔吐，下痢を伴うこともある．通常，1日で回復する．抗ヒスタミン薬の投与で速やかに回復する．

3）予　防

予防法を以下に示す．温度管理がもっとも重要である．
① 魚を購入した際は，常温に放置せず，速やかに冷蔵庫で保管する．
② ヒスタミン産生菌はエラや消化管に多く存在するので，魚のエラや内臓は購入後できるだけ早く除去する．
③ 鮮度が低下した魚は食べない（加熱してもヒスタミンは分解されない）．

④ ヒスタミンを高濃度に含む食品は，口唇や舌先に通常と異なる刺激を生じるため，その場合は食べずに処分する．

c．加工，製造過程中の不純物，有害物質の混入

食品添加物などの化学合成品の原料に含まれる不純物や反応副生成物などが，有害物質として加工食品中に混入することがある．なお，ここではヒ素・PCB・農薬・重金属について過去の事例を中心に概略を述べるが，詳細は9章において学習する．

1）ヒ素（調製粉乳によるヒ素ミルク事件）

ヒ素（As）は自然界に広く存在する元素で，食品中にも微量に含有している．人体に毒性を示す物質であるため，食品衛生法の規制対象となっている．

ヒ素混入による食中毒として有名なものに，調製粉乳によるヒ素ミルク事件がある．1955年，岡山県下で原因不明の発熱，下痢，肝障害などの症状をきたす乳児が多数現れ，その後，近畿，中国，四国，九州などに患者が広がり，患者総数12,000人，死者130人の大事件となった．遺体解剖の結果，急性ヒ素中毒と判明し，その後の調査で，粉ミルクから30～34 ppmのヒ素が検出された．このヒ素は，加工工程中に添加したリン酸水素二ナトリウムに不純物として含まれていたものであった．

この事件を契機として，1957（昭和32）年に食品衛生法が改正され，食品添加物の純度規格基準が定められた．

2）PCB（米ぬか油による油症事件）

ポリ塩化ビフェニル（polychlorobiphenyl：PCB）は化学的に安定で，分解されにくいため各種の用途に用いられてきた．

1968年に，米ぬか油の製造工程で熱媒体として用いていたPCBがパイプから漏洩・混入したことにより，西日本各地で2,000人近くの中毒患者が出た．中毒症状は皮膚の着色やクロルアクネ（chloracne，塩素痤瘡），皮膚の角化などの皮膚症状と，手足のしびれ，食欲不振，倦怠感などの全身症状がある．また中毒患者の妊婦から生まれた新生児は，全身が黒ずんでいたため「黒い赤ちゃん」と呼ばれた（米ぬか油による油症事件）．原因物質についての疫学調査や分析結果から，漏洩したPCBがその原因とされたが，詳細な分析の結果，PCBだけではなく，その二次副生物であるポリ塩化ジベンゾフラン（polychlorodibenzofuran：PCDF）などの混合物であることが明らかとなった．油症患者の体内には永年にわたりPCBが蓄積し，現在でもPCBが血中に認められるという．

本事件のような事故が再度発生しないようにするため，製油業者は食品衛生管理者をおかなければならないことが追加指定された．またPCBは環境汚染物質としても問題となっている．

d. 農薬, その他の有害物質の残留, 蓄積

1) 農 薬

第二次世界大戦後, わが国では世界に類をみない量（単位面積あたり）の農薬が使用されてきた. これらのうち有機塩素系農薬に代表される残留性の強い農薬は, その製造や使用が禁止になった昭和40年代以降, 数十年後の今日も, 農産物に残留している. そしてこれらの農薬は, 微量ながらも体内に蓄積される. そのため現在でも, 多くの食品において残留農薬の基準が定められている.

2) 重金属

食品を汚染する人体に有害な重金属には, ヒ素, 水銀, カドミウム, スズなどがある. 過去に国内で起こった重大な中毒事例としては, カドミウムによるイタイイタイ病（1955年）, メチル水銀による水俣病（1956年）などがある. これらの有害重金属は, 環境中に蓄積され, 食品の持続的摂取により人体に蓄積し, 慢性中毒症状を引き起こす可能性があるため, 食品別の規格基準あるいは暫定的規制値が設けられている.

8. マスターテーブル法

集団食中毒事件が発生した場合, 食べた食品が多種類であるときには, マスターテーブル法によって原因食品が推定される.

発症者と非発症者を対象に一つ一つの食品について喫食調査を実施して, それを表にまとめたものをマスターテーブル（点呼表）という. これをもとに, 各食品について統計学的処理を行い, 原因食品を推定する. 下記にその想像例を示す.

ある飲食店での宴会で食中毒事件が起こり, 多数の患者が出た. 患者を含め, 宴会に出席していた全員に喫食調査を行った.

まず, 統計学的に原因食品を推定するために, 表6-19に示すように, マ

表6-19 マスターテーブル（点呼表）

食品 （メニュー）	発症群（発症者）		対照群（非発症者）	
	食べた人	食べなかった人	食べた人	食べなかった人
	a	b	c	d
食品A	22	8	13	7
食品B	20	10	14	6
食品C	24	6	8	12
食品D	17	13	13	7
食品E	20	10	9	11

> ❧ ❧ ❧ **オッズとオッズ比** ❧ ❧ ❧
>
> オッズとは，ある事情の起こる確率を p とすると，$p/(1-p)$ の値をいう.
> オッズ比は，ある事情の起こりやすさを2つの群で比較して示す統計学的な尺度である.
> 集団食中毒事件においては，ある特定食品の発症リスクの高低（危険性の度合）を，すなわち発症の要因となる可能性の高低（度合）を示す.

表 6-20　食品 C の 2×2 表（四分割表）

食品 C	発症者	非発症者
食べた人	24 (a)	8 (c)
食べなかった人	6 (b)	12 (d)

表 6-21　オッズ比と χ^2 検定

食　品	オッズ比 (ad/bc)	95%信頼区間* （下限値 − 上限値）	χ^2 検定		
			χ^2 値	p 値	危険率 （5%水準）
食品 A	1.5	0.4-5.0	0.4	NS	有意でない
食品 B	0.9	0.2-2.9	—	—	—
食品 C	6.0	1.6-21.3	8.3	< 0.01	有意である
食品 D	0.7	0.2-2.3	—	—	—
食品 E	2.4	0.7-7.8	2.3	NS	有意でない

NS（not significant）：p 値が 0.05 以上.
＊95%信頼区間の下限値が1より大きい場合，または上限値が1より小さい場合，データは有意であると判定される.

スターテーブルを作成する.

　次に，オッズ比を求め，χ^2 検定を行うために，各々の食品について 2×2 表（四分割表）に直す. たとえば，表 6-17 中の食品 C の 2×2 表（四分割表）は，表 6-20 に示すとおりとなる.

　各食品の 2×2 表（四分割表）から，各食品についてフィッシャーの正確確率検定を行い，オッズ比やその 95%信頼区間（下限値，上限値）を求めた. その結果，表 6-21 に示すように，オッズ比の最も大きい食品は食品 C であったので，食品 C が原因食品として最も疑わしいことになる. その 95%信頼区間の下限値が1より大きくて，統計学的にも有意であったことから，食品 C が原因食品であると推定される.

　オッズ比が1より大きい食品について，2×2 表（四分割表）をもとに χ^2 検定を行い，原因食品を推定することも行われる. 食品 A，食品 C，食品 E のオッズ比が1より大きかったので，これらの食品の χ^2 検定を行った. 表 6-19 に示すように，χ^2 値が最も大きい食品 C は統計学的に危険率 5%水準

> ❖ ❖ ❖ p 値 ❖ ❖ ❖
>
> 　観察された差の統計学的信頼性を示すものである. 一般にはこの値が0.05（5%）未満の場合, データに統計学的有意差があるとする.
> 　この値が0.05（5%）以上（not significant：NS と記される）の場合は, 統計学的有意差がないとする.

表6-22　食中毒事件Aのマスターテーブル

食品 （メニュー）	食べた人		食べなかった人	
	発症者 （人数） a	非発症者 （人数） b	発症者 （人数） c	非発症者 （人数） d
野菜サラダ	52	50	16	19
ハンバーグデミグラスソース	88	15	16	17
あさりのバター焼き	50	30	25	20
焼き魚	50	60	16	18
五目ご飯	53	62	15	21

表6-23　食中毒事件Aにおける発症割合・相対危険度・オッズ比

食品 （メニュー）	食べた人	食べなかった人	相対危険度 $\dfrac{a/(a+b)}{c/(c+d)}$	オッズ比 ad/bc
	発症割合 a/(a+b)	発症割合 c/(c+d)		
野菜サラダ	0.51	0.46	1.1	1.2
ハンバーグ デミグラスソース	0.85	0.48	1.8	6.2
あさりのバター焼き	0.63	0.56	1.1	1.3
焼き魚	0.45	0.47	1.0	0.9
五目ご飯	0.46	0.42	1.1	1.2

で有意であった. 他の食品については, 有意でなかった. これらの結果から, 原因食品は食品Cであると推定される.

　保健所などは, 食中毒原因食品を厳密に推定するために, 統計学ソフトを使用してオッズ比の95%信頼区間を求め, さらに χ^2 検定も行っている.

　そこまでしなくても, 食中毒発生のマスターテーブルのデータから相対危険度（食べた人の発症割合と食べなかった人の発症割合を比べたもの）, またはオッズ比を求めるだけでも, 原因食品を予測できる. その例を次に述べる.

　食中毒事件Aにおけるマスターテーブルを作成し, 表6-22に示した. このデータから発症割合（発症率%：発症割合×100）, 相対危険度, オッズ

表6-24　食中毒事件 B のマスターテーブル

食品 （メニュー）	食べた人		食べなかった人	
	発症者 （人数）	非発症者 （人数）	発症者 （人数）	非発症者 （人数）
ポテトサラダ	19	6	6	19
だし巻き卵	11	12	13	14
ホタテ貝照焼き	15	13	10	12
鶏肉照焼き	12	10	11	17
おにぎり	18	19	7	6

表6-25　食中毒事件 C のマスターテーブル

食品 （メニュー）	食べた人		食べなかった人	
	発症者 （人数）	非発症者 （人数）	発症者 （人数）	非発症者 （人数）
野菜サラダ	11	9	14	17
吸い物	8	12	12	14
魚のさしみ	18	7	7	19
焼き肉	14	13	11	13
生卵かけご飯	13	9	12	17

表6-26　食中毒事件 D のマスターテーブル

食品 （メニュー）	食べた人		食べなかった人	
	発症者 （人数）	非発症者 （人数）	発症者 （人数）	非発症者 （人数）
コーンシチュー	8	34	15	30
ハムエッグ	15	26	14	28
スパゲッティサラダ	34	18	6	35
ベイクドサーモン	15	24	15	27
スモークベーコン	25	27	13	16

比をそれぞれ求めたものを，表6-23 に示した．

　事件 A において，相対危険度が最も高い食品（メニュー）は，ハンバーグデミグラスソースあった．この食品は，事件 A における食品の中で最も発症危険度が高いことを示している．またオッズ比が最も大きい食品は同じくハンバーグデミグラスソースであったことは，この食品が他のいずれの食品よりも発症させる度合いが大きいことを示している．これらのことから，事件 A における食品の中で，ハンバーグデミグラスソースが食中毒の原因として最も疑わしい食品であることがわかる．

　　食中毒事件 B のマスターテーブルを，表 6-24 に示す．そのデータから相対危険度およびオッズ比を求め，それらの結果を食品別に比較すると，事件 B においてはポテトサラダが食中毒の原因として最も疑わしい食品であることがわかる．

　　食中毒事件 C および D のマスターテーブルを，それぞれ表 6-25，26 に示す．相対危険度およびオッズ比を求め，その結果からそれぞれの事件における食中毒の原因食品を予測してみよう．

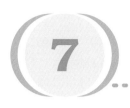

7 食品の媒介による感染症

1. 感染症の分類

　医学の進歩や衛生水準の著しい向上により，多くの感染症が克服されてきたが，新たな感染症の出現や既知の感染症の再興により，また，国際交流の進展などに伴い，感染症は，新たな形で，今なお人類に脅威を与えている（感染症法前文より抜粋）．

　このような感染症をめぐる状況の変化に対応するために，以前は主として伝染病の予防に関する法律が，約100年ぶりに改正され，「感染症の予防及び感染症の患者に対する医療に関する法律」（感染症法；法律第114号）として1998年に交付された．その後，緊急時における感染症対策や，動物由来感染症対策を強化する目的で，対象疾患および感染症の分類見直しなどの改正を重ね，2014年11月21日に公布，2016年4月1日に施行（法律第115号）されている．

　感染症の分類は，一類から五類までの感染症，および新型インフルエンザ等感染症，指定感染症，新感染症に大別されている（表7-1）．

表7-1　感染症法における感染症の分類

分　類	対象感染症
一類感染症	エボラ出血熱，クリミア・コンゴ出血熱，痘そう，南米出血熱，ペスト，マールブルグ熱，ラッサ熱
二類感染症	急性灰白髄炎，結核，ジフテリア，重症急性呼吸器症候群，中東呼吸器症候群，鳥インフルエンザ（H5N1），鳥インフルエンザ（H7N9）
三類感染症	腸管出血性大腸菌感染症，コレラ，細菌性赤痢，腸チフス，パラチフス
四類感染症	E型肝炎，ウエストナイル熱，A型肝炎，エキノコックス症，黄熱，オウム病，狂犬病，ダニ媒介脳炎，炭疽，鳥インフルエンザ（H5N1，H7N9を除く），日本脳炎，ブルセラ症，ボツリヌス症，マラリア，野兎病，レジオネラ症，レプトスピラ症，その他（政令で規定）
五類感染症	アメーバ赤痢，クリプトスポリジウム症，クロイツフェルト・ヤコブ病，咽頭結膜熱，A群溶血性レンサ球菌咽頭炎，感染性胃腸炎，後天性免疫不全症候群，ジアルジア症，侵襲性インフルエンザ菌感染症，水痘，破傷風，風しん，マイコプラズマ肺炎，その他（省令で規定）
新型インフルエンザ等感染症	新型インフルエンザ，再興型インフルエンザ等感染症
指定感染症	現在なし
新感染症	現在なし

（2019年2月現在）（抜粋）

表7-2　感染症法に基づく就業制限

就業制限有 対象疾病等	一類感染症，二類感染症，三類感染症または新型インフルエンザ等感染症の患者（症状有，病原体有）
	一類感染症，二類感染症，三類感染症または新型インフルエンザ等感染症の無症状病原体保有者
	一類感染または新型インフルエンザ等感染症の疑似症患者（症状有・病原体検査中等）
措置	感染のおそれがなくなるまでの期間，飲食物の製造，販売，調製または取扱いの際に，直接接触する業務に従事してはならない
制限解除 確認方法	感染のおそれがなくなったことの確認方法： 患者については2回または3回の検便で，無症状病原体保有者については1回または2回の検便で，いずれも病原体が検出されないこと

表7-3　感染症の分類と性質

分類	性質
一類感染症	感染力および罹患した場合の重篤性等に基づく総合的な観点からみた危険性がきわめて高い感染症
二類感染症	感染力および罹患した場合の重篤性等に基づく総合的な観点からみた危険性が高い感染症
三類感染症	感染力および罹患した場合の重篤性等に基づく総合的な観点からみた危険性が高くないが，特定の職業への就業によって感染症の集団発生を起こし得る感染症
四類感染症	動物，飲食物等の物件を介して人に感染し，国民の健康に影響を与えるおそれがある感染症（人から人への伝染はない）
五類感染症	国が感染症の発生動向の調査を行い，その結果等に基づいて必要な情報を国民一般や医療機関関係者に情報を提供・公開していくことによって，発生・拡大を防止すべき感染症
新型インフルエンザ等感染症	新型インフルエンザ：新たに人から人に伝染する能力を有することとなったウイルスを病原体とするインフルエンザ 再興型インフルエンザ：かつて，世界的規模で流行したインフルエンザであって，その後流行することなく長期間が経過しているものが再興したもの 両型ともに，全国的かつ急速なまん延により国民の生命・健康に重大な影響を与えるおそれがあると認められるもの
指定感染症	既知の感染症の中で上記一類～三類，新型インフルエンザ等感染症に分類されていない感染症で，一類～三類に準じた対応の必要性が生じた感染症
新感染症	人から人へ伝染すると認められる疾病であって，既知の感染症と症状等が明らかに異なり，その伝染力，罹患した場合の重篤度から判断した危険性がきわめて高い感染症

（改正感染症法（2014年）より引用）

　　　一類から三類の感染症および新型インフルエンザ等感染症は就業制限の対象となり（表7-2），四類感染症では，消毒，ネズミ・昆虫等の駆除といった対応が必要になる場合がある．感染症の分類と性質を表7-3に示す．

2.　経口感染症の概要

　　　感染症の病原体である細菌やウイルスなどの微生物や寄生虫が食品，手指，器具，昆虫などを介して経口的に体内に侵入して感染し，病気になるこ

とを経口感染症という.

　食品の媒介による経口感染症の病原体は，食品衛生法に規定されている食中毒事件票において食中毒病因物質として取り扱われる.

　食品の媒介による代表的な経口感染症には，以下のものがある．病原細菌によるものとしては，コレラ，細菌性赤痢，腸チフス，パラチフス，腸管出血性大腸菌感染症，ボツリヌス症，感染性胃腸炎（細菌性）がある．病原ウイルスによるものとしては，急性灰白髄炎，急性 A 型ウイルス肝炎，急性 E 型ウイルス肝炎，感染性胃腸炎（ウイルス性）がある．単細胞の原生動物（原虫）によるものとしては，アメーバ赤痢，クリプトスポリジウム症，感染性胃腸炎（原虫性）がある．多細胞の寄生虫によるものとしては，エキノコックス症，感染性胃腸炎（寄生虫性）などがある.

　食品の媒介による経口感染症の多くは消化器系統の障害を起こすので，これを総じて消化器系感染症と呼んでいる.

3. 経口感染症の感染経路

a. 感染経路

　経口感染症の病原菌は，患者あるいは保菌者の糞便，尿，吐物などに含まれて体外に排泄されて感染源となる．病原菌の主な感染経路には，直接的なものと間接的なものがある．図 7-1 に，主要な経口感染経路を示す.

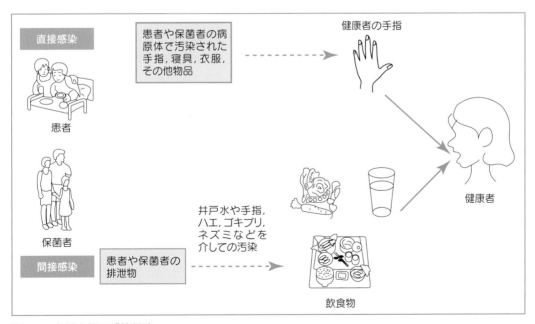

図 7-1　主要な経口感染経路

b. 予 防

経口感染症の基本的な予防は，手指・調理器具・食器の洗浄・消毒および材料の洗浄を励行すること，さらに飲食に関しては，生食を避けて加熱することである．

4. 主な消化器系感染症

消化器系感染症の病原体の多くは，食中毒病因物質としても取り扱われている細菌，ウイルス，原虫，寄生虫などである．

本章では三類感染症のコレラ，細菌性赤痢，腸チフス，パラチフス，および五類感染症のウイルスによる感染性胃腸炎について述べる※．

三類感染症の消化器系感染症の発生は，ワクチンの普及・接種などの防疫体制の整備，環境衛生の改善，個人の衛生意識の向上などから，近年著しく減少している．しかし，1970年代ごろから国際交流の発展に伴って，海外渡航者の増加や輸入生鮮魚介類などの飛躍的増大により，コレラや赤痢などの病原体を国内に持ち込む機会が多くなった．今日では，これらの病原体による輸入感染症が重要な問題となっている．ウイルスによる感染性胃腸炎（ウイルス性胃腸炎）は毎年，冬季に乳幼児や高齢者に多く発生しており，とくに重要な消化器系感染症である．食品の媒介による主要な消化器系感染症について，表7-4に示す．

※
その他の消化器系感染症については，「6章 食中毒」（73頁）および「8章 食品から感染する寄生虫」（149頁）を参照．

a. コレラ

コレラは，コレラ毒素を産生するコレラ菌（*Vibrio cholerae* O1，同じくO139）に起因する下痢性疾患である．便は米のとぎ汁様を呈し，大量の下痢便の排泄により高度の脱水症状を引き起こす．わが国では，現在コレラ菌の常住はなく，インドを中心としたアジア地域が常住地である．近年の患者発生は流行地での感染，国内への持ち込み例であり，わが国でのコレラの発生件数は，7件（2017年）に留まっている．コレラ菌のプロフィールを，図7-2に示す．

b. 細菌性赤痢

細菌性赤痢は，赤痢菌（*Shigella*）に起因する急性腸管感染症で，保菌者の排泄物で汚染された食品から経口感染する．水様性，粘血便を伴った下痢，腹痛，発熱を呈し，しぶり腹を伴う粘血便が典型的である．わが国での細菌性赤痢の発生件数は，141件（2017年）である．病原体である赤痢菌のプロフィールを，図7-3に示す．

c. 腸チフス

腸チフスは，チフス菌（*Salmonella* Typhi）に起因し，患者の便や汚染さ

表7-4　主要な消化器系感染症（三類感染症，および五類感染症のウイルスによる感染性胃腸炎）

感染症	病原体	潜伏期間	主症状	主な感染経路	一般的予防
細菌性赤痢	赤痢菌（志賀赤痢菌, ソンネ菌など）	2〜7日 普通3日	頭痛，発熱，腹痛，下痢 重症の場合：粘液や血液を含んだ下痢 近年の国内発症例は，ソンネ菌によるものが多く症状が軽い	病原体を含んだ糞便に汚染された手指，食器，飲食物を介する 飲料水や食品などを加熱しないで飲食する	・ハエ，ゴキブリ，ネズミの駆除や施設への侵入防止 ・手指，調理器具，食器の洗浄・消毒 ・食品の洗浄 ・飲食物の加熱 熱帯・亜熱帯地域では， ・生水を飲まない ・生野菜を食べない ・果実は皮付きのものを沸騰させた水を使用して十分に洗浄する
腸チフス	チフス菌	10〜14日	食欲不振，頭痛，高熱持続（39〜40℃），発疹 重症の場合：下痢，腸出血もある	病原体を含んだ糞便と尿に汚染された飲料水や食品などを加熱しないで飲食する	熱帯・亜熱帯地域では， ・生水・氷水を飲まない ・生野菜を食べない ・果実は皮付きのものを沸騰させた水を使用して十分に洗浄する
パラチフス	パラチフスA菌	10〜14日	腸チフスとほとんど同じ 腸チフスと比較して軽い	腸チフスと同じ	熱帯・亜熱帯地域では， ・生水・氷水を飲まない ・生野菜を食べない ・果実は皮付きのものを沸騰させた水を使用して十分に洗浄する
コレラ	コレラ菌	数時間〜5日 通常1日以内	下痢 重症の場合：突然の下痢と嘔吐，少量の粘液が混じった灰白色水様便，血圧低下，体温下降，筋肉麻痺，虚脱	患者や保菌者の糞便，患者の吐物に汚染された飲料水や食品（特に魚介類）などを加熱しないで飲食する	熱帯・亜熱帯地域では， ・生水・氷水を飲まない ・魚介類は加熱して食べる 輸入魚介類 ・加熱して食べる
嘔吐下痢症（ウイルス性胃腸炎）	ロタウイルス アデノウイルス ノロウイルス	1〜3日	嘔吐，下痢（ひどい場合は白色水様の下痢） ときには発熱	患者や保菌者の糞便に汚染された手指，食器，飲食物を介する経口感染が主体である 飛沫感染も重要である	・うがい ・トイレ後の手指の洗浄・消毒の励行 ・カキなどの二枚貝の十分な加熱 ・調理器具・食器の汚染防止や消毒・洗浄

グラム陰性，通性嫌気性，桿菌

形状：やや湾曲したバナナ状

感染力：強い

増殖至適温度：37℃

増殖至適pH：7.6〜8.0

加熱に弱い：55℃，15分で死滅

抵抗性：酸や乾燥に弱い

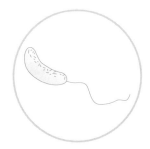

図7-2　コレラ菌のプロフィール

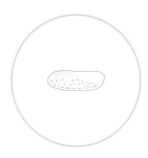

グラム陰性，通性嫌気性，短桿菌

鞭毛なし

芽胞形成なし

感染力が強い

増殖至適温度：37℃

増殖至適 pH：7.2 〜 7.4

低温下では長期間の生存

60℃で 10 分間の加熱で死滅
直射日光，塩素殺菌剤に弱い

図 7-3　赤痢菌のプロフィール

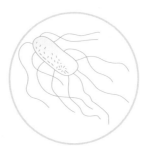

グラム陰性，通性嫌気性，桿菌

周毛性鞭毛をもつ

芽胞形成なし

感染力が強い

増殖至適温度：37℃

自然界での生存期間：排出糞便中
で 1 〜 2 カ月，地下水中で 2 〜 3
週間，氷中で数ヵ月間

加熱に弱い：60℃，15 〜 20 分の
加熱で死滅

図 7-4　チフス菌のプロフィール

れた飲料水，食物から経口感染する．菌はリンパ節から血中に入り，全身倦怠，食欲不振から悪寒，発熱が現れる．重篤な場合は昏迷状態になる．チフス菌は，食中毒菌のサルモネラ属菌と同じくサルモネラ属に属する菌である．わが国での腸チフスの発生件数は，37 件（2017 年）である．チフス菌のプロフィールを，図 7-4 に示す．

d. パラチフス

　パラチフスは，パラチフス A 菌（*Salmonella* Paratyphi A）に起因する．パラチフス菌には，A，B，C の 3 型があり，三類感染症の病原体となるのは A 型菌である．腸チフスと似ているが症状は重くない．わが国でのパラチフスの発生件数は，14 件（2017 年）である．パラチフス A 菌のプロフィールは，チフス菌とほぼ同じである．

e. 嘔吐下痢症（ウイルス性胃腸炎）

　嘔吐下痢症は，乳幼児や抵抗力の弱い高齢者を中心としたウイルスによる急性胃腸炎である．乳児嘔吐下痢症の病原ウイルスのほとんどがロタウイルス※とアデノウイルスである．高齢者のウイルス性胃腸炎である嘔吐下痢症の病原体は，ほとんどがノロウイルス※である．

※
ノロウイルス，ロタウイルスによる胃腸炎については「6 章 4．ウイルス性食中毒」（111 頁）を参照．

5. 人獣共通感染症

　人獣共通感染症は，同じ病原体が人および動物のいずれにも起因菌となる感染症をいう．最近，厚生労働省は人の健康問題という観点から，動物由来感染症という言葉を使用している．

　多くの人獣共通感染症のうち，食品衛生上問題になるのは，食用に供する動物にみられる人獣共通感染症，食品・飲料水を介して感染する経口的人獣共通感染症である．現在，わが国で問題となっている人獣共通感染症は10種類程度であり，主なものを表7-5に示す．

a. 炭　疽

　炭疽は，炭疽菌（*Bacillus anthracis*）に起因し，草食動物，とくにウシ，ウマ，ヤギ，ヒツジなどに多く発生する急性熱性感染症である．人にも感染し，その致命率が高く，病型は，経皮感染による皮膚炭疽，経口感染による腸炭疽，吸入感染による肺炭疽の3種である．2001年，米国で炭疽菌の芽胞が入った郵便物を受け取った人々が，炭疽になるという生物テロ事件があった．炭疽は，感染症法では四類感染症に指定されている．

　炭疽は，1994年のヒトにおける皮膚炭疽，2000年のウシ炭疽の報告を最後に発生していない．炭疽菌のプロフィールを，図7-5に示す．

b. 結　核

　エジプトのミイラから結核の典型的な痕跡がみつかるなど，結核は古くから存在する病気である．わが国においては，明治時代以降，産業革命による人口集中などが原因で結核は蔓延していたが，抗生物質の開発により第二次世界大戦後は順調に減少した．最近は，高齢者の集団感染，多剤耐性結核菌の出現で，再興感染症として問題となっている．細胞壁にミコール酸という天然ではまれな長鎖脂肪酸が多量に含まれており，病原性と関連している．感染症法では二類感染症に指定されている．

　病原体は，結核菌属（*Mycobacterium*）に属する菌であり，人を侵す人型結核菌（*M. tuberculosis*）や牛型結核菌（*M. bovis*）などがある．人型結核菌は，しばしばウシやブタなどに感染し，また牛型菌が人に感染することもある．そのほか，非結核性抗酸菌による重症呼吸器感染症，らい菌によるハンセン病といった結核菌の類縁菌による感染症も重要である．結核菌のプロフィールを，図7-6に示す．

c. ブルセラ症

　ウシ，ヒツジ，ブタなどの家畜に感染して流産を起こすブルセラ菌は，人に感染すると，マルタ熱，地中海熱，波状熱などと呼ばれる熱病を起こす．これらの病気を一括してブルセラ症と呼んでいる．感染症法で四類感染症に

表7-5 主な人獣共通感染症

感染症	病原体	潜伏期間	主症状 （経口感染の場合）	感染経路 （経口感染の場合）	予　防
炭疽	炭疽菌	4日以内	腸炭疽：嘔気，嘔吐，発熱，激しい腹痛，血性下痢，敗血症．	感染動物肉の摂取	罹患動物の早期発見，隔離，治療，家畜の予防接種，罹患動物の死体や汚染物質の焼却あるいは高圧蒸気滅菌
結核	結核菌 （人型結核菌） （牛型結核菌）	4〜8週間	牛型結核菌の人への経口感染：リンパ節，骨，関節，肺が侵される．	牛型結核菌の人への感染：感染牛の汚染牛乳の飲用	牛型結核菌の感染に対する予防：牛乳の低温殺菌（63℃，30分），超高温瞬間殺菌（135℃，数秒）
ブルセラ症	ブルセラ属菌 （マルタ熱菌） （ウシ流産菌） （ブタ流産菌）	10〜30日	脱力感，筋肉痛，発汗，高熱，神経症状．有熱状態と無熱状態を繰り返す波状熱	感染動物のウシ，ヒツジ，ヤギ，ブタ，水牛などの乳，乳製品，肉などの摂取	家畜の予防接種，罹患動物の早期発見，と殺，隔離，消毒．乳や肉の加熱殺菌
野兎病	野兎病菌	2〜10日	突然の悪寒，発熱に続いて，チフス様症状の腹痛，嘔吐，下痢，有痛性咽頭部腫脹	汚染河水，沢水の生水や感染動物の生肉の摂取	経口感染防止：水の加熱，ウサギ肉などの加熱
リステリア症	リステリア菌	平均3週間	高熱，頭痛，嘔吐，髄膜炎，脳炎，敗血症，ときには意識障害，痙攣 妊婦感染の場合：発熱，悪寒，背部痛，早産，流産，死産	牛乳，チーズ，家畜の肉および野菜を介しての経口感染が多いと推定されている	畜産食品の汚染防止対策，牛乳，家畜肉，野菜類の加熱
仮性結核菌感染症	仮性結核菌	2〜20日	発熱，腹痛，紅斑，下痢は必発，関節炎，筋肉痛，眼充血，腎臓・肝臓の機能障害	主な感染源：ブタ，イヌ，ネコ，ネズミ，野ウサギなどの糞便に汚染された飲食物を介して感染する．特に山水，沢水，井戸水から感染することが多い	家畜・食肉の十分な衛生管理 山水，沢水，井戸水の加熱
レプトスピラ症	レプトスピラ菌	5〜14日	軽症型：急激な発熱，悪寒，頭痛，腹痛，結膜充血などの感冒様症状 重症型：黄疸，腎臓障害を伴う	感染源：保菌・感染動物（ペット動物を含む）の尿汚染された生水を飲む．水や土壌を介して汚染された食品の非加熱あるいは不十分な加熱での摂取	経口感染予防：山水，井戸水の加熱，調理前の手指の十分な洗浄と消毒
プリオン病	異常プリオン	数年〜数十年	脳組織の海綿状への変化：認知症，妄想，失行，筋肉硬直，深部健反射亢進，病的反射作用，起立歩行不能，無動性無言状態に陥り，進行して肺炎，全身衰退，呼吸麻痺などで死亡	変異型クロイツフェルト・ヤコブ病（vCJD）：牛海綿状脳症（BSE）のウシの解体時において神経組織からの異常プリオンに汚染された食肉部の摂取によると推定されている	病原体が含まれる組織を食用，医薬品，化粧品などに使用しない

グラム陽性，好気性，大桿菌

鞭毛なし

芽胞形成

病原因子：浮腫毒と致死毒

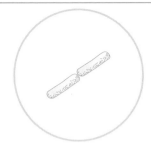

芽胞：熱，乾燥，消毒剤に強い抵抗性．土壌や草などで長期間生存可能

芽胞が生体内に入ると発芽して栄養型細胞になり，急速に増殖し，炭疽を発病する

生体内での菌体表層には莢膜があり，ポリ D- グルタミン酸が含まれているので，マクロファージによる貪食作用を受けにくい

図 7-5　炭疽菌のプロフィール

グラム陽性，好気性，細長い桿菌

芽胞形成なし

鞭毛なし

細胞壁は脂質に富む

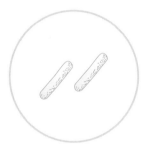

増殖至適温度：37℃

増殖至適 pH：6.4 〜 7.0

主に経気道感染するが，経口感染も起こる

図 7-6　結核菌のプロフィール

グラム陰性，好気性，短桿菌

芽胞形成なし

鞭毛なし

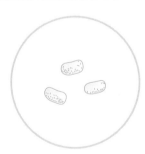

増殖至適温度：37℃

増殖至適 pH：6.6 〜 7.4

熱に弱い：60℃，10 分の加熱で死滅

図 7-7　ブルセラ属菌のプロフィール

指定されている．

　病原体は，ブルセラ属（*Brucella*）に属する菌であり，マルタ熱菌（*B. melitensis*），ウシ流産菌（*B. abortus*），ブタ流産菌（*B. suis*）がある．ブルセラ症は，感染動物との接触やその乳・乳製品の摂食によって感染する．酪農や農業従事者，獣医師，と畜場従事者などは，職業的な感染のリスクが高い．このうち，公衆衛生的には，マルタ熱菌感染が問題となっている．マルタ熱菌による感染は，はじめは地中海のマルタ島で発生し，高熱を発することから，地方病（風土病）としてマルタ熱と呼ばれていた．ブルセラ属菌のプロフィールを，図 7-7 に示す．

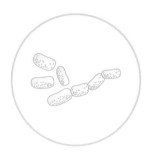

グラム陰性，好気性，多形成短桿菌

北米型：重症になる

日本型：軽症ですむ

増殖至適温度：37℃

死体の皮や自然環境（水，土壌）中で何週間も生存可能．

熱に弱い：55℃，10 分間で不活性化

図 7-8　野兎病菌のプロフィール

d. 野兎病

　野兎病は，主として野生動物の病気で，野ウサギ，野ネズミ，リスなどに自然感染する一種の流行病である．1912 年ごろ米国で発見され，人も感染することから注目されている．わが国では，1925 年に大原が野ウサギに流行し人にも感染する疾患として，野兎病と命名した．野や山で感染することが多い．人から人への直接感染はない．1999 年の千葉県の報告を最後にみられなかったが，2008 年以降 5 例の感染が報告されている．現在でも国内の野生動物間で維持されていると考えられる．本感染症は，感染症法では四類感染症に指定されている．

　病原体は，野兎病菌（*Francisella tularensis*）であり，突然の発熱，悪寒・戦慄，頭痛，筋肉痛，関節痛などの感冒様の全身症状が認められる．その後，弛張熱となり，長く続く．野兎病菌は，10 〜 50 個で感染が成立する強毒型である．野兎病菌のプロフィールを，図 7-8 に示す．

e. リステリア症

　リステリア症は，人・哺乳動物・鳥類・魚類などに発生する．わが国におけるリステリア症は，最初は 1958 年に山形県での髄膜炎，および北海道での胎児敗血症性肉芽腫症が症例として報告されている．感染症法では五類感染症に属し，省令で細菌性髄膜炎に指定されている．

　病原体は，リステリア菌（*Listeria monocytogenes*）という細菌である．本菌は低温や高浸透圧にも耐性があり，自然界に広く分布している．1980 年代には，諸外国で生乳，サラダ，ナチュラルチーズなどを感染源とした報告が相次いだ．食品の低温流通が進み，乳・食肉の動物性食品への汚染の危険性が高まり，食品媒介感染症としての注意が必要になっている．人や動物に感染症を起こすだけではなく，腸管に保菌されていることがある．リステリア菌のプロフィールを，図 7-9 に示す．

f. 仮性結核菌感染症

　仮性結核菌感染症は，人や動物にみられるが，わが国では人の仮性結核菌

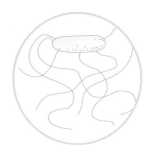

グラム陽性，通性嫌気性，両端鈍
円の短桿菌

芽胞形成なし

鞭毛ある

増殖至適温度：37℃

増殖至適 pH：7.0 ～ 7.5

発育温度域：0 ～ 45℃
低温でも増殖可能

食塩耐性があり，10%食塩環境下
でも増殖可能

図 7-9　リステリア菌のプロフィール

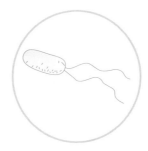

腸内細菌科

グラム陰性，通性嫌気性，短桿菌

ペスト菌と類似しているが，鞭毛
がある.

増殖至適温度：30 ～ 37℃

発育温度域：−2 ～ 45℃

低温でも増殖可能

図 7-10　仮性結核菌のプロフィール

感染症はまれで，あまり関心はもたれていなかった．しかし，1981 年に集団発生や散発的発生が起こってから，注目されるようになった．
　病原体は，エルシニア属菌の仮性結核菌（*Yersinia pseudotuberculosis*）であり，家畜や野生動物などほとんどの動物の腸管に生息している．動物は一般に発症することはなく，保菌動物となる場合が多い．仮性結核菌のプロフィールを，図 7-10 に示す．

g. レプトスピラ症

　ワイル病，秋やみなどに代表されるレプトスピラ症は，熱帯・亜熱帯地方で流行している感染症の一つである．日本では，近年の海外渡航者の増加に伴い，流行地域からのレプトスピラ症の輸入感染例が報告されるようになった．また，海外からの家畜，ペットなどの動物輸入が増加していることから，本症の病原体が持ち込まれる可能性も高くなる．感染症法の四類感染症に指定されている．
　細菌のレプトスピラ属（*Leptospira*）の中で，病原性を有する菌が病原体となる．病原性レプトスピラ菌は感染動物の腎臓に保菌され，尿中に排菌される．人は保菌動物の尿に汚染された水や土壌から経皮，経口感染する．レプトスピラ菌のプロフィールを，図 7-11 に示す．

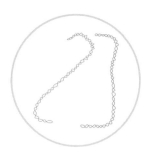

グラム陰性

好気性または微好気性

らせん状菌で端がフック状である

増殖至適温度：28〜30℃

増殖至適 pH：7.2〜7.4

淡水中，湿った土壌中では数ヵ月
生存可能

図7-11　レプトスピラ菌のプロフィール

プリオン（prion）：タンパク質性感染粒子の
ことで，核酸を含まない感染性病原体をさす
造語である

宿主のプリオンが異常構造体となり，凝集し
て感染性の微細線維状物質（幅 4nm，長さ
数百 nm）となると考えられている

異常プリオンは，正常プリオンへの異常構造
の伝達を行う．またタンパク質分解酵素や熱
に対して耐性を有する．

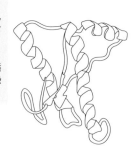

神経細胞中の
正常構造プリオン

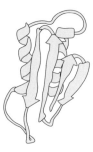

神経細胞中の
異常構造プリオン

図7-12　プリオンのプロフィール

h．プリオン病（ヒトプリオン病：クロイツフェルト・ヤコブ病）

　人のクロイツフェルト・ヤコブ病（Creutzfeld-Jakob disease：CJD）に
代表されるプリオン病とは，その感染因子が異常プリオン蛋白で，伝播可能
な伝達性海綿状脳症（transmissible sponge form encephalopathy：TSE）
である．すべてのプリオン病は中枢神経に異常プリオン蛋白が蓄積すること
によって発症し，致死性である．ヒツジやウシのプリオン病は，それぞれス
クレイピー（scrapie），牛海綿状脳症（bovine sponge form encephalopa-
thy：BSE）と命名されている．CJD は，感染症法では五類感染症に指定さ
れている．

　近年新しいタイプの変異型 CJD（v-CJD）が見出され，BSE 感染との関
連が疫学的に強く示唆されている．最近の動物実験の結果から，v-CJD と
BSE の病原体は同一であると結論づけられ，v-CJD は BSE 牛肉（病原体汚
染肉）の摂取によって感染したことが確認されている．プリオン病の伝達は
一般的な接触では起こらず，CJD 患者の隔離は必要ない．病原体である異
常プリオン蛋白は一般の滅菌消毒法に強い抵抗性を示すため，取り扱いには
焼却など別の感染予防対策を講じる必要がある．

　病原体は主に，神経細胞表面にある正常型（細胞型）プリオンタンパク質の異常構造体への変換後，異常型（感染型）プリオンタンパク質が蓄積・凝集して感染性微細線維状物質になったものである．プリオンタンパク質以外に，感染性に影響する因子があると想定されている．これらによって神経細胞が変性を起こし，プリオン病となるといわれている．プリオンのプロフィールを，図7-12に示す．

食品から感染する寄生虫

1. 寄生虫の概要

　寄生虫とは，他の生物の犠牲により自己に有利な生活を営む寄生性生物のうち，動物に分類されるものをいう．寄生される側の動物を宿主という．寄生虫の中には幼虫のときと幼虫が成虫になるときで宿主を変えるものがあり，幼虫のときの宿主を中間宿主といい，中間宿主から感染した幼虫が成虫になる宿主を終宿主という．

a. 寄生虫の種類
　飲食物を介して人に感染する寄生虫には，その体が単一の細胞である原生動物門の原生動物類（Protozoa：原虫類ともいう），多細胞の扁形動物門の吸虫類（Trematoda）や条虫類（Cestoda），および線形動物門の線虫類（Nematoda）がいる．このほかに，単細胞であるが，胞子が多細胞であり，刺胞動物門のミクソゾア（Myxozoa）類に属する粘液胞子虫類（Myxosporea）がいる．

b. 寄生虫による主な健康障害
　寄生虫は，人に感染してさまざまな影響を与え，健康障害を起こす．これを寄生虫症という．寄生虫の経口感染によって生じる症状は，主に5つに分けることができる．
　① 寄生虫の栄養吸収に起因する栄養失調．
　② 寄生虫の体内（筋肉中，皮下，腸管内）移行に伴う穿孔による痛みや出血に起因する症状．
　③ 寄生虫の産生毒素によって起こる貧血や神経障害など．
　④ 寄生虫のシストやオーシストによって起こる下痢や発熱など．
　⑤ 寄生虫に対する免疫作用におけるサイトカイン（主として白血球の産生する抗体以外のタンパク性活性物質）の異常産生による免疫系を中心とした体調不良．

c. 寄生虫症の現状
　近年，感染症法の設定に基づく予防対策などで，寄生虫症は以前に比べ減少している．
　寄生虫症には，自然食ブームやペットブームなどに伴って再興してきてい

る寄生虫症（再興寄生虫症），これまで思いもしなかった動物の寄生虫による感染症（人獣共通寄生虫症），生活環境の変化によって出現した新しい寄生虫症（新興寄生虫症），国際交流の進展に伴う諸外国から輸入される寄生虫症（輸入寄生虫症）などがみられる．

　最近の 2014 ～ 2018 年までの経口的寄生虫症（寄生虫性食中毒）の発生件数は，厚生労働省の食中毒統計によると，食中毒発生総件数の約 20％を占めている．2018 年現在では，それは約 35％であり，増加傾向がみられる．そのほとんどがアニサキスとシュードテラノーバによるものである．さらに，ヒラメの生食によるクドア寄生虫症，馬肉からのサルコシスティス寄生虫症，ホタルイカの生食による旋尾線虫寄生虫症などが発生している．また，ジビエ（野生鳥獣肉）による寄生虫症も懸念されている．

　このように，今日のわが国における寄生虫症については，いまだに多くの課題を抱えている．

d. 寄生虫の感染経路

　寄生虫は土壌，川・海の泥，野生動物および家畜など，あらゆるところに存在していて，人への感染経路もさまざまである．寄生虫の経口感染様式は 2 つに大別できる．
　① 寄生虫卵あるいは感染型幼虫を直接的に，または食品に付着したものを間接的に摂取して感染する場合．
　② 中間宿主の体内で発育した幼虫またはシストなどを，中間宿主と一緒に摂取して感染する場合．

e. 飲食物媒介寄生虫感染予防の原則

　食品からの寄生虫感染に対する予防の三原則は，食品の十分な洗浄，冷凍，加熱による除虫および殺虫である．飲料水の場合は，塩素剤などによる殺虫，ろ過による除虫，加熱による殺虫である．

f. 寄生虫の食品別種類

　食品から感染する寄生虫は，宿主または周りの環境に生活が制限されていることから，食品別に種類が限定できる．

2. 野菜，果実，飲料水などから感染する寄生虫

※
原生動物（原虫）については，「4章　食品と微生物」（41頁）を参照

　主に野菜・果実・飲料水を介して感染する寄生虫は，線虫類の回虫・鞭虫・鉤虫，条虫類の肝蛭，原生動物（原虫）※の赤痢アメーバ，ジアルジア，クリプトスポリジウム，サイクロスポーラなどである．これらの寄生虫の感染源は，寄生虫を保有している人や動物などの糞便であり，直接的または間接的に汚染された水や野菜，果実などの摂取により経口感染する．ここでは

表 8-1　野菜・果実・飲料水などから感染する主な寄生虫

分　類	寄生虫名	感染時の虫	人寄生状態の虫：寄生部位など	主な症状	予　防
線虫類	回虫（ヒト・イヌ・ネコ回虫）	幼虫包蔵卵	人回虫の成虫：小腸に寄生 人回虫の幼虫：肺循環 イヌ・ネコ回虫の幼虫：肺，肝臓，眼など，さまざまな組織に移行して寄生	人回虫：嘔気，嘔吐，腹痛，下痢，頭痛，めまい，肺炎様症状 イヌ・ネコ回虫：肝機能障害，視力障害	発酵不十分な堆肥や汚泥を肥料にしない 糞便の完全処理 砂場の砂やイヌ・ネコに触れた手指の十分な洗浄 野菜・果実の十分な洗浄 野菜・飲料水の十分な加熱 ペットのイヌ・ネコの検便・駆虫
	鞭虫	幼虫包蔵卵	成虫：盲腸・大腸上部に寄生	嘔吐，腹痛，下痢，血便，頭痛	回虫と同様
	鉤虫（ズビニ鉤虫）	幼虫	成虫：小腸に寄生（腸粘膜にかみついて吸血）	腹痛，下痢，貧血，めまい	野菜・果実の十分な洗浄 野菜・飲料水の加熱
吸虫類	肝蛭	被囊幼虫	成虫：胆管に寄生	激しい腹痛，発熱，肝機能障害	水辺の野菜（ミズカラシ，セリ）やパセリ，ミョウガなどの十分な洗浄および加熱 調理水や飲料水として利用する場合の沢水は煮沸する
条虫類	エキノコックス	幼虫包蔵卵	包虫：肝臓，肺，脳などに寄生	腹部膨満感，右季肋骨部痛，胆道閉鎖による黄疸，肝機能低下，腹水貯留，肝不全，腎臓障害，脳などへの寄生による神経障害	野菜・果実の十分な洗浄 野菜の加熱 井戸水や沢水などの煮沸後に飲用 キタキツネに近づかない ペットのイヌの検便・駆虫

原生動物（原虫）については，「4 章　食品と微生物」の表 4-3（51 頁）および表 4-8（57, 58 頁）を参照.

原虫以外の寄生虫について述べる.
　野菜，果実，飲料水から感染する主な寄生虫，寄生部位，主な症状，予防などを，まとめて表 8-1 に示す.
　以下，個々の寄生虫においては，主に感染経路などについて述べる.

a. 回　虫

　回虫（roundworm, Ascardiae）は線虫類に属する．人に感染する回虫には，人に寄生する人回虫（*Ascaris lumbricoides*），イヌに寄生するイヌ回虫（*Toxocara canis*），ネコに寄生するネコ回虫（*T. cati*）がいる．回虫の感染経路の模式図を，図 8-1 に示す.
　感染経路：糞便とともに排出された虫卵は，外界で感染性の幼虫包蔵卵に

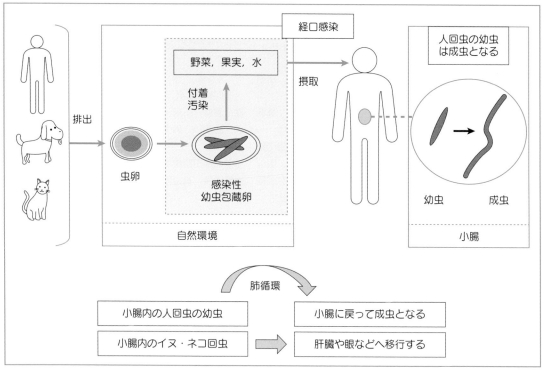

図8-1　回虫の感染経路

なる．幼虫包蔵卵の付着した野菜や果実の生食，および汚染された生水の飲用によって感染する．

b. 鞭　虫

　鞭虫（whipworm, *Trichuris trichiura*）は線虫類に属する．本寄生虫は世界的に分布しており，主として人に寄生する．

　鞭虫の感染経路は，回虫とほぼ同様であるが，感染後は人回虫の幼虫にみられるような肺循環は行わない．

　感染経路：鞭虫の感染経路は回虫と同じである（図8-1）．

c. 鉤　虫

　鉤虫（hookworm）は線虫類に属する．わが国において主として飲食物を介して経口感染する重要な鉤虫は，ズビニ鉤虫（*Ancylostoma doudenale*）である．また，鉤虫には，主に経皮感染するアメリカ鉤虫（*Necator americanus*）もいる．ズビニ鉤虫の感染経路の模式図を，図8-2に示す．

　感染経路：ズビニ鉤虫の感染性幼虫が付着した野菜や浅漬け野菜などの生食，および汚染された生水の飲用によって感染する．

d. 肝　蛭

　肝蛭（*Distoma hepaticum*）は吸虫類の肝蛭属に属する．肝蛭は，人を含

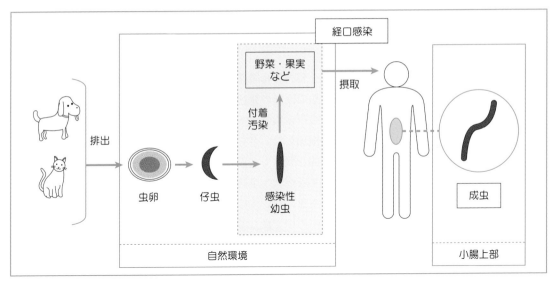

図 8-2　ズビニ鉤虫の感染経路

むすべての哺乳動物にも感染することから，公衆衛生上問題となっている人獣共通の寄生虫である．

　感染経路：人は，肝蛭の被嚢幼虫であるメタセルカリアが付着したクレソンやセリなどの水辺の野菜を生で食べて感染する．また，メタセルカリアで汚染された生水の飲用によっても感染する．また，メタセルカリアに感染している草食動物のウシやヒツジの肝臓を，生食および不十分な加熱での喫食によって感染した事例もある．

e.　エキノコックス

　エキノコックス（*Echinococcus*）は条虫類に属しており，人を含むいろいろな動物を中間宿主とする寄生虫である．エキノコックスは，「包条虫」とも呼ばれている．人に対する病原体として重要なエキノコックスは，多包条虫（*E. multilocularis*）と単包条虫（*E. grasnulosus*）である．近年，多包条虫症が北海道で発生している．多包条虫の感染経路を下記に述べる．

　感染経路：キタキツネから排出された感染性の幼虫包蔵卵によって，地面，野菜，果実，飲料水などが汚染される．人は，多包条虫の幼虫包蔵卵の付着した野菜の生食や不十分な加熱での喫食，被嚢幼虫に汚染された生水の飲用によって感染する．また，汚染された土壌に触れた手指を介しての経口感染もみられる．

3.　魚介類から感染する寄生虫

　淡水産や海水産の魚介類から人に感染する寄生虫は，線虫類（顎口虫，アニサキス，シュードテラノーバ，旋尾線虫など），吸虫類（横川吸虫，肝吸

虫，肺吸虫など），条虫類（日本海裂頭条虫，大複殖門条虫など），粘液胞子虫類（クドア）などがいる．魚介類のほとんどが寄生虫の中間宿主となっている．

　わが国では，魚介類の生食嗜好性が高いので，魚介類からの寄生虫感染は多い．近年，魚介類の流通の発達や発展による活魚などの利用の増加に伴って，魚介類を生で食べる機会が多くなった．また，寄生虫の多い地域からの魚介類の輸入量も増加した．さらに，シラウオやホタルイカなどの「おどり食い」などの好奇的な食べ方もみられる．魚介類から感染する寄生虫，媒介食品，寄生部位，主な症状，予防などを，まとめて表8-2に示す．

　以下，個々の寄生虫においては，主に感染経路などについて述べる．経口感染による寄生虫症の中で最も多く発生しているのは，アニサキスによる寄生虫症であり，次いでクドアによるものある．したがって，両者の寄生虫については，少し詳細に述べることにする．また，事件例も取り上げた．

a. 顎口虫

　顎口虫（*Gnathostoma*）は線虫類に属する．人に感染がみられる顎口虫は，有棘顎口虫（*G. spinigerum*），剛棘顎口虫（*G. hispidum*），ドロレス顎口虫（*G. dorotest*），日本顎口虫（*G. nipponicum*）などである．終宿主は，主にイヌ，ネコ，イタチ，ブタである．

　感染経路：人は，顎口虫の感染性第Ⅲ期幼虫（L3幼虫）を有している第二中間宿主のドジョウ，フナ，ナマズ，ブラックバスなどの淡水魚の生食および不十分な加熱での喫食によって感染する．

b. アニサキス

　アニサキス（*Anisakis*：*A. simplex*, *A.typical*, *A. physeteris*）は，線虫類に属しており，終宿主のイルカやクジラの胃に寄生する回虫の仲間である．

　アニサキスによる寄生虫症の発生件数は，わが国では年間約200件であり，食品からの経口感染による寄生虫症の95%以上を占めている．最近のアニサキス症の発生件数は，増加傾向にある[※]．次に，アニサキス症（アニサキスとシュードテラノーバによる寄生虫症）の月別発生件数を，図8-4に示す．

　アニサキス症は春から初夏の間と秋季に多発している．これは，この時期には魚の漁獲量が増え，魚の生食者が多いことなどに起因する．

　アニサキスの感染経路の模式図を，図8-4に示す．

　感染経路：第二中間宿主のアジ，サバ，イカなどの海産魚類には，腸内にアニサキスの第Ⅲ期幼虫（L3幼虫）が寄生する．魚が死ぬと，L3幼虫は腸から筋肉へ移行する．人は，アニサキスL3幼虫をもつ海産魚類を生食して感染する．摂取されたL3幼虫は胃壁・腸壁に侵入する．

　事件例：2019年3〜5月に発生したアニサキス症事件例における原因施設と原因食品のいくつかをあげる．飲食店における「サバ寿司」・「刺身の盛

※

「6章　食中毒」表6-4（76頁）を参照

表8-2 魚介類から感染する主な寄生虫

分　類	寄生虫名	媒介食品：感染時の虫	人寄生状態の虫：寄生部位など	主な症状	予　防
線虫類	顎口虫（有棘顎口虫, 剛棘顎口虫, ドロレス顎口虫, 日本顎口虫）	第二中間宿主のライギョ, ドジョウ, ナマズ, ヤマメ, ブルーギルなどの淡水魚：第Ⅲ期幼虫（L3 幼虫）	幼虫：皮下組織, 眼, 脳, 肺に寄生	かゆみ, 痛み, 失明, てんかん様発作, 血痰など	ドジョウ, ライギョ, ナマズ, ヤマメなどの淡水魚の十分な加熱
	アニサキス	第二中間宿主のアジ, サバ, スケトウダラ, ニシン, サケ, イカなどの海水魚：L3 幼虫	L3 幼虫：胃壁・腸壁に寄生	嘔吐, 胃痛, 腹痛, 胃潰瘍症状, じんま疹	アジ, スケトウダラ, サケ, イカなど海産魚介類の加熱（60℃, 1 分間以上）これらの魚の凍結（−20℃以下, 数時間）
	シュードテラノーバ	第二中間宿主のアンコウ, タラ, オヒョウ, ホッケ, イカなどの海産魚介類：L3 幼虫	アニサキスと同様	アニサキスと同様	アンコウ, タラ, ホッケ, イカなどの海産魚介類の加熱 これらの魚の冷凍（−20℃, 24 時間以上）
	旋尾線虫	ホタルイカ, スルメイカ, ハタハタ, スケトウダラなどの海水魚：幼虫	幼虫：消化管に寄生, ときには皮下組織に移行	腹痛, 嘔吐, 腸閉塞, ミミズ腫れ	ホタルイカ, ハタハタなどの海産魚介類の加熱 これらの魚介類の冷凍（−30℃）
吸虫類	横川吸虫	第二中間宿主のアユ, シラウオ, ウグイなどの多くの淡水魚：被囊幼虫	成虫：小腸中部に寄生	腹痛, 下痢	アユ, シラウオ, ウグイなどの淡水魚の十分な加熱
	肝吸虫	第二中間宿主の淡水魚：被囊幼虫	成虫：胆管に寄生	下痢, 胆管周囲炎, 黄疸, 肝臓肥大, 肝硬変	モツゴ, タナゴ, モロコ, コイ, フナなどの淡水魚の十分な加熱 淡水魚の冷凍 調理時のウロコの飛散に厳重注意 淡水魚を扱った手指の十分な洗浄
	肺吸虫（ウェステルマン肺吸虫, 宮崎肺吸虫）	第二中間宿主のモクズガニ, サワガニ, ザリガニ, エビなどの淡水性甲殻類：被囊幼虫	ウェシュテルマン肺吸虫の成虫：肺に寄生 宮崎肺吸虫の幼虫：肺に寄生	血痰, 喀血など肺結核と類似した症状	淡水性のカニやエビの十分な加熱 これらのカニやエビを調理したまな板や包丁などの十分な洗浄および熱湯による殺虫 これらのカニやエビを扱った手指の十分な洗浄

表 8-2 **魚介類から感染する主な寄生虫**（続き）

分　類	寄生虫名	媒介食品：感染時の虫	人寄生状態の虫：寄生部位など	主な症状	予　防
条虫類	日本海裂頭条虫	第二中間宿主の淡水性小魚およびサクラマスやサケなどの捕食魚：擬充尾虫（プレロセルコイド幼虫）	成虫：小腸上部に寄生	悪心，食欲不振，腹痛，下痢	サケやマスなどの淡水魚の十分な加熱 これらの淡水魚の冷凍
	大複殖門条虫	イワシなどの黒潮回遊魚：擬充尾虫（プレロセルコイド幼虫）	成虫：小腸上部に寄生	下痢，腹痛，便秘などの軽症	イワシなどの回遊魚の加熱調理
粘液胞子虫類	クドア・セプテンプンクタータ	ヒラメ：粘液胞子	粘液胞子：寄生しない．生きているクドア胞子から出た胞子原形質の腸壁への侵入	一過性の下痢や嘔吐主症状は嘔吐	ヒラメなどの海水魚の十分な加熱（中心温度75℃，5分間以上） これらの魚の凍結（−20℃，4時間以上）

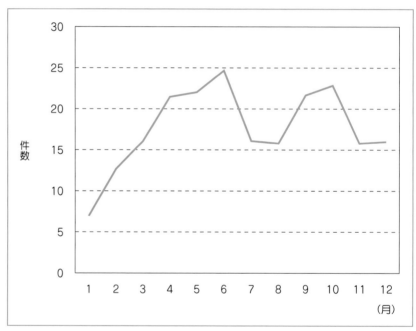

図 8-3 **アニサキス症の月別発生件数**（シュードテラノーバ症を含む）（2014～2018年の5年間の平均値）

り合わせ」，販売店から購入した「イワシの刺身」・「カツオの刺身」・「サバの刺身」，家庭で調理した「ブリの刺身」・「アジの刺身」・「シメサバ」などの生食によって感染している．

c. シュードテラノーバ

　シュードテラノーバ（*Pseudoterranova*）は線虫類に属している．人に感

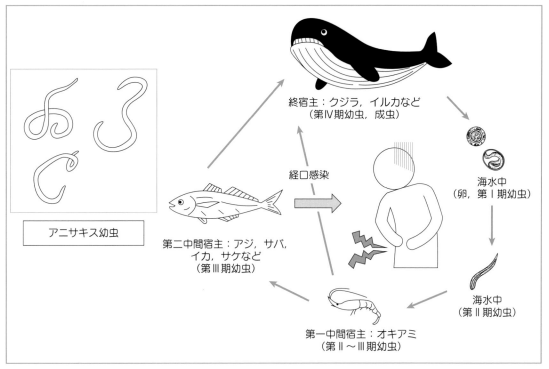

アニサキス幼虫

終宿主：クジラ，イルカなど
（第Ⅳ期幼虫，成虫）

経口感染

海水中
（卵，第Ⅰ期幼虫）

第二中間宿主：アジ，サバ，
イカ，サケなど
（第Ⅲ期幼虫）

海水中
（第Ⅱ期幼虫）

第一中間宿主：オキアミ
（第Ⅱ～Ⅲ期幼虫）

図 8-4　アニサキスの感染経路

染するものとして，*P. decipiens* が重要である．この線虫はアザラシやトド
の胃内に寄生する回虫類であり，アニサキスと同じような生活環を有してい
る．

　感染経路：第Ⅲ期幼虫（L3 幼虫）の寄生しているアンコウ，タラ，オヒョ
ウ，ホッケ，イカなどの海産魚類の生食によって感染する．

d. 旋尾線虫

　旋尾線虫（Spiruria）は線虫類であるが，学名はいまだ不明である．旋尾
線虫の幼虫はホタルイカ，ハタハタ，スケトウダラなどの海水魚の胃や腸な
どの内臓に寄生している．旋尾線虫の感染経路の模式図を，図 8-5 に示す．

　感染経路：旋尾線虫の幼虫が寄生しているホタルイカを内臓ごと生食する
と感染する．ハタハタ，スケトウダラを生食するときも要注意である．

　事件例：2018 年 4 月 20 日，名古屋市において，家庭で生ホタルイカを 2
人が食べて，うち 1 人が発症した．

e. 横川吸虫

　横川吸虫（*Metagonimus yokogawai*）は，吸虫類に属しており，日本各地
のアユなどの淡水魚に高率で寄生している．

　感染経路：横川吸虫の被囊幼虫が寄生しているアユ，シラウオ，ウグイな
どの淡水魚の生食および不十分な加熱での喫食によって感染する．摂取され

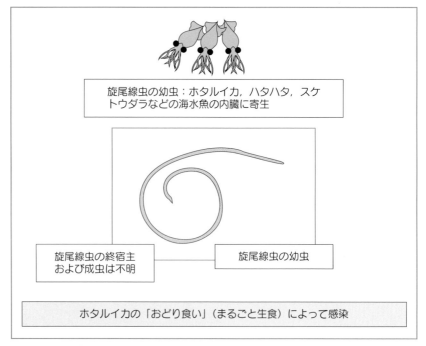

図8-5　旋尾線虫の感染経路

た被囊幼虫は小腸内で脱囊し，成虫となって寄生する．

f．肝吸虫（肝ジストマ）

　肝吸虫（*Clonorchis sinensis*）は，吸虫類に属している．

　感染経路：肝吸虫の被囊幼虫が寄生している第二中間宿主の淡水魚類（モ
ツゴ，タナゴ，モロコ，コイ，フナなど）を生食および不十分な加熱での喫
食によって感染する．また，これらの魚の酢漬・塩漬・薫製にしたものをそ
のまま食べても感染する．調理の過程で，被囊幼虫が食物や器具へ付着して
経口感染することもある．

g．肺吸虫（肺ジストマ）

　肺吸虫（*Paragonimus*）は，吸虫類に属しており，ウエステルマン肺吸虫
（*P. westermani*），宮崎肺吸虫（*P. miyazakii*）などがある．

　感染経路：第二中間宿主の淡水甲殻類のモクズガニ，サワガニ，ザリガ
ニ，エビなどを生食および不十分な加熱での喫食によって，被囊幼虫を経口
的に摂取すると感染する．また，これらの甲殻類の調理過程で，寄生してい
る被囊幼虫が食器や野菜などに付着し，それを介して経口感染することも多
い．

　事件例：2018年6月15日，広島市内の家庭で加熱不十分なサワガニ料理
を1人が食べて発症した．

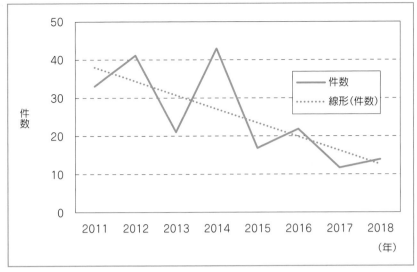

図 8-6　クドア・セプテンプンクタータ症の発生件数の年次推移

h. 日本海裂頭条虫

日本海裂頭条虫（*Diphyllobothrium nihonkaiense*）は，条虫類に属しており，日本にしかいない寄生虫である．

感染経路：本条虫の感染性プレロセルコイド幼虫をもつサケやマスなどの生食によって感染する．プレロセルコイド幼虫は，小腸で多くの体節をもつ成虫となって寄生する．

i. 大複殖門条虫

大複殖門条虫（tapeworm, *Diplogonoporus grandis*）は条虫類に属し，形態や生活環は裂頭条虫との類似点が多い．終宿主は人，クジラである．イワシ類の稚魚であるシラスの漁獲量の高い春から夏にかけて，シラスの生食の頻度も高くなり，それに伴って本条虫による感染症も増加している．

感染経路：本条虫のプレロセルコイド幼虫が寄生しているイワシ類などの生食によって感染する．本条虫の幼虫は，小腸上腹部に寄生する．

j. クドア・セプテンプンクタータ

クドア・セプテンプンクタータ（*Kudoa septempunctata*）は，後生動物のミクソゾア類に属する粘液胞子虫類（Myxosporea）の一種であり，1995 年にヒラメ筋肉中から発見された新種の寄生虫である．2011 年に，厚生労働省の通知によって食中毒の病因物質として取り扱われることになった．

クドア・セプテンプンクタータ症の発生件数の年次推移を，図 8-6 に示す．クドアによる寄生虫症は，年々減少傾向にある．

次に，本寄生虫の感染経路の模式図を，図 8-7 に示す．本寄生虫は，魚類と環形動物（ゴカイやミミズなど）を交互に宿主とする．

感染経路：筋肉中に多量のクドア粘液胞子をもっているヒラメを生食する

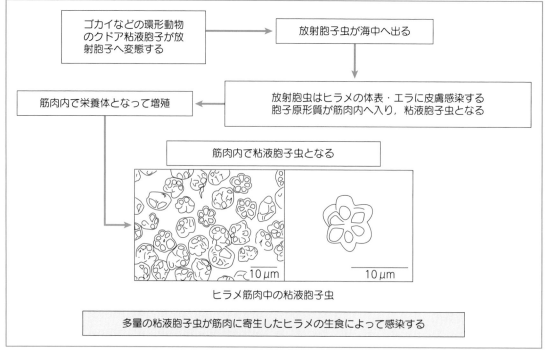

図8-7　クドア・セプテンプンクタータの感染経路

と，感染する.

　　事件例：2019年3月8日，宮城県の飲食店において，28人がヒラメの刺身を生食し，うち20人が発症した．2019年4月5日，島根県の飲食店において，58人がヒラメの刺身を生食し，うち28人が発症した．

4. 畜肉・獣肉から感染する寄生虫

　　近年，わが国の生活は豊かになり，食生活においても食用肉の種類や消費量が増加している．ブタ，ウシ，ウマなどの畜肉を十分加熱しないで食べると寄生虫に感染することがある．最近，ジビエ料理が多くなり，獣肉や肝臓を生食して感染した事件が起こっている．

　　畜肉・獣肉の摂取により経口感染する寄生虫は，線虫類の旋毛虫，条虫類の有鉤条虫や無鉤条虫，原生動物（原虫）※のトキソプラズマやサルコシスティス・フェアリーである．ここでは原虫以外の寄生虫について述べる．

　　畜肉・獣肉から感染する主な寄生虫，寄生部位，主な症状，予防などを，まとめて表8-3に示す．

　　以下，個々の寄生虫においては，主に感染経路などについて述べる．最近，ジビエ料理ビームに伴い，クマ肉などの獣肉を食べて寄生虫が感染した事件も起こっているので，その事例も取り上げた．

※
原生動物（原虫）については，「4章　食品と微生物」（41頁）を参照．

表 8-3　畜肉・獣肉から感染する主な寄生虫

分　類	寄生虫名	媒介食品：感染時の虫	人寄生状態の虫：寄生部位など	主な症状	予　防
線虫類	旋毛虫	ブタ，ウマ，シカ，クマの肉：被囊幼虫	成虫：小腸粘膜細胞に寄生し，幼虫を新生する 被囊幼虫：新生幼虫が小腸から移行後，被囊して寄生する	成虫寄生時：下痢，腹痛，血便 幼虫移行時：眼瞼浮腫，筋肉痛，運動障害，高発熱 幼虫被囊時：衰弱，貧血，心臓衰弱，呼吸困難，肺炎など	肉類の加熱（中心温度55℃以上） 肉類の冷凍（−18〜−38℃，24 時間以上）
条虫類	有鉤条虫	中間宿主であるブタ，イノシシの肉：有鉤囊尾虫（有鉤囊虫） 野菜類・飲料水：妊娠体節・幼虫包蔵卵	成虫：小腸に寄生（囊尾虫摂取時） 囊尾虫：筋肉組織に寄生，ときに六鉤幼虫が脳や心筋に移行し，囊尾虫となり寄生（妊娠体節・幼虫包蔵卵の摂取時）	成虫寄生時：腹痛，下痢，肛門周辺不快感など 囊尾虫寄生時：筋肉痛，心臓障害，てんかん様の発作	ブタやイノシシの肉の十分な加熱 野菜・果実や手指の十分な洗浄 野菜・飲料水の加熱
	無鉤条虫	中間宿主であるウシの肉：無鉤囊尾虫（無鉤囊虫）	成虫：小腸に寄生	下痢，腹痛，肛門瘙痒感	ウシの寄生虫検査 ウシの肉の十分な加熱 ウシの肉の冷凍（−10℃で 6 日間以上）

原生動物（原虫）については，「4 章　食品と微生物」の表 4-3（51 頁）および表 4-8（57, 58 頁）を参照.

a. 旋毛虫

　旋毛虫（*Trichinella*）は，線虫類であり，人や動物に感染する人獣共通感染症の病原体である．旋毛虫による感染は，重症感染においては致命的となるので，要注意である．旋毛虫の感染経路を，図 8-8 に示す．

　感染経路：動物の筋肉中に寄生している旋毛虫の被囊幼虫を摂取して感染する．人は，加熱不十分なブタ肉や不完全調理のソーセージおよびウマ・シカ・クマの肉などを，生あるいは半焼きで食べると感染する．

　事件例：2016 年 12 月 5 日，茨城県水戸市の飲食店で「クマ肉のロースト」（クマ肉の半焼き）を 27 人が食べて，うち 15 人が発症した．

b. 有鉤条虫

　有鉤条虫（*Taenia solium*）は，条虫類に属しており，全世界に分布している．本条虫は，一般にブタ肉条虫（pork tapeworm）ともいわれている．

　有鉤条虫の感染経路の模式図を，図 8-9 に示す．

　感染経路：有鉤条虫の囊尾虫が寄生しているブタ・イノシシの肉を生や半焼きで食べると感染する．

　一方，有鉤条虫の幼虫包蔵卵や妊娠体節によって汚染された野菜や飲料水を介して経口感染することもある．

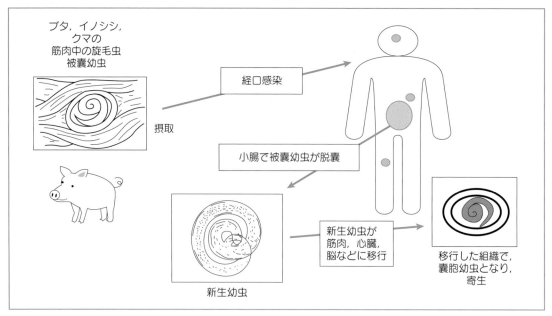

図8-8 旋毛虫の感染経路

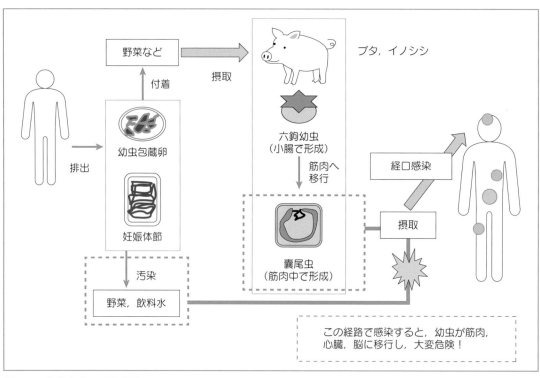

図8-9 有鉤条虫の感染経路

表8-4　その他の食品から感染する主な寄生虫

分　類	寄生虫名	媒介食品：感染時の虫	人寄生状態の虫：寄生部位など	主な症状	予　防
線虫類	広東住血線虫	中間宿主のカタツムリやナメクジ，淡水産のテナガエビ，陸棲のカニ，ヒキガエルなど：L3幼虫	L3幼虫：脳髄膜内に寄生	頭痛，筋肉痛，頸部痛，発熱，髄膜脳炎由来である知覚症状や四肢の脱力	野菜・果実の十分な洗浄 野菜・飲料水の加熱
条虫類	マンソン裂頭条虫	第二中間宿主のヘビ，カエル，トリなど：擬充尾虫（プレロセルコイド幼虫）	擬充尾幼虫：皮下組織，その他の組織　まれに成虫：小腸内で成虫となり寄生	皮下組織寄生では無痛の腫瘤 眼部や心臓内寄生では失命，心臓障害	ヘビ，カエル，野鳥などの調理における十分な加熱

c. 無鉤条虫

　無鉤条虫（*Taeniarhynchus saginatus, Taenia saginata*）は，条虫類に属しており，全世界に分布している．無鉤条虫による寄生虫症は，わが国において海外渡航者などにみられる．

　感染経路：無鉤条虫の感染経路は，基本的には有鉤条虫と同じである．人は，嚢尾虫をもつウシ肉の生や半焼きの喫食によって感染する．有鉤条虫のような幼虫包蔵卵や妊娠体節の摂取による感染はみられない．

5. その他の食品から感染する寄生虫

　その他の食品から感染する寄生虫には，広東住血線虫，マラソン裂頭条虫などがいる．ヘビやカエルなどの生食は，寄生虫による感染リスクを著しく高める．その他の食品から感染する寄生虫，媒介食品，寄生部位，主な症状などを，まとめて表8-4に示す．

　以下，個々の寄生虫においては，主に感染経路などについて述べる．

a. 広東住血線虫

　広東住血線虫（*Angiostrongylus cantonensis*）は線虫類に属しており．終宿主はネズミである．

　感染経路：感染源は中間宿主のアフリカマイマイやナメクジであり，感染性の第Ⅲ期幼虫（L3幼虫）の経口摂取により感染する．L3幼虫に汚染された淡水甲殻類のテナガエビや，陸に棲むカニやカエルなどの摂取も感染につながる．

b. マンソン裂頭条虫

　マンソン裂頭条虫（*Spirometra erinaceieuropaei*）は条虫類に属しており，世界中に分布している．ヘビ，カエル，トリなどの第二中間宿主には幼虫の

擬充尾虫（プレロセルコイド幼虫）が寄生している．

　感染経路：中間宿主であるヘビやカエルの生食あるいは不十分な加熱での喫食によって，本条虫のプレロセルコイド幼虫（擬充尾虫）が体内に入り感染する．

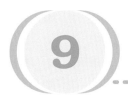

9 食品中の汚染物質

1. 概　要

　すべての食品は化学物質の混合物であり，それらは表9-1のように食品摂取の本来の目的である栄養素以外にも，食料生産のために意図的に使用されるもの（人為的），環境から入ってくるもの（外部由来），加工や調理などによる食品成分の変質によるもの（内部由来），などのカテゴリーに分けられる．それらは人への有用性・有害性の観点から分類できる．

　これまでの章では，人が食品を摂取したのちに，主として微生物や自然毒が原因となって引き起こされる「食中毒」を扱ってきた（表9-1のカテゴリー3, 4）※．本章においては，化学物質・環境因子などによって引き起こされる食品中の汚染物質について学ぶ（表9-1のカテゴリー2, 5, 7（4のカビ毒も含む））．対策については，主にポジティブリストなど「基準値」に

※

表9-1のカテゴリー6の食品の変質によって発生する有害物質は5章(59頁)に，2の食品添加物は10章(185頁)に詳述している．HACCP（12章, 223頁）や食品の総合的な安全性（13章, 233頁）についても該当の箇所を参照．

表9-1　食品中の物質の分類

	カテゴリー	目　的	有　用	有　害	有害性への対策
0	栄養素・成分	栄養摂取	5大栄養素	—	—
1	食料生産のために意図的に使用する物質	食料生産過程に必要	微生物（乳酸菌，酵母など）	—	—
2		食料生産・保存効率性向上	化学物質（食品添加物，農薬，動物用医薬品）		ポジティブリスト制・HACCP
3	農林水産物や環境由来の有害物質	外部由来・予防対策の対象	—	病原性微生物（サルモネラ，ボツリヌス菌，カンピロバクターなど）	各種食中毒対策
4			—	生物由来化学物質（フグ毒，カビ毒，貝毒，植物毒，ヒスタミンなど）	各種食中毒対策
5			—	その他自然由来（放射性物質，ダイオキシンなど）	基準値設定
6	食品中の成分からできる物質（加工・調理などによる）	内部由来・予防対策の対象	化学物質（香り成分，抗酸化物質など）	化学物質（アクリルアミド，ベンゾピレンなど）	注意喚起
7	混入異物	生産流通過程由来・予防対策の対象	—	生産・貯蔵・流通の過程で入った有形外来物（多岐にわたる）	HACCP食品衛生7S

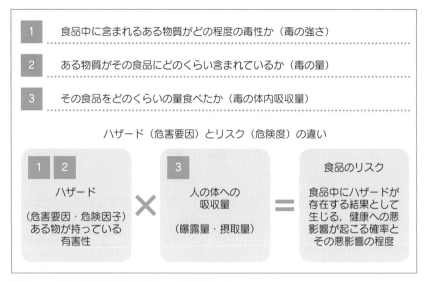

図 9-1　食品の健康に対するリスクの考え方

関する内容を学ぶ.

　図 9-1 に示すように，食品のリスク（食品中のハザードによって健康被害の生じる確率）は，食品中のハザード（健康に悪影響を与える可能性のある食品中の物質，または食品の状態）の，① 毒性の強さと② 量を，人がどれだけ摂取し，③ 吸収するかによって決まる.

　フードサプライチェーン（生産，流通，加工，消費）の各段階で，健康被害を防ぐためにハザードへの対策を講じ，リスク低減のための努力がされている. 基準値を超えた摂取による急性中毒の問題に加えて，基準値未満でも長期暴露のある場合は，慢性中毒が問題になる可能性がある.

　フードサプライチェーンの各プロセスで，有害物質別のハザードの特徴（好発段階・性質・被害程度）を理解し，それに応じたリスク管理が重要である. 図 9-2 に，ハザードがフードサプライチェーンのどこで発生しうるかを示した. 栄養士や調理師という立場であれば，微生物を起因とする「食中毒」に対する対策（衛生的対応や加熱処理など）には直接的に寄与でき，カビ毒や農薬などは，主に生産者や行政が対応すべきハザードである.

　これらのハザードやリスクに対しては，内閣府に設置された食品安全委員会が，科学的知見（エビデンス）をもとに食品健康影響評価（リスク評価）を行っている. その評価結果に基づいて，各管轄の省庁（厚生労働省，農林水産省，消費者庁など）が，リスク管理を行い，費用対効果や政策的妥当性などを考慮したうえで使用基準などを決め，それぞれの法律の中で規定している. さらに，施策の策定に当たり，リスクの評価者・管理者，消費者，事業者など関係者相互の情報・意見の交換（リスクコミュニケーション）も行っている（図 2-1, 6 頁）.

　たとえば，厚生労働省はリスク管理機関として，食品衛生法に基づく食

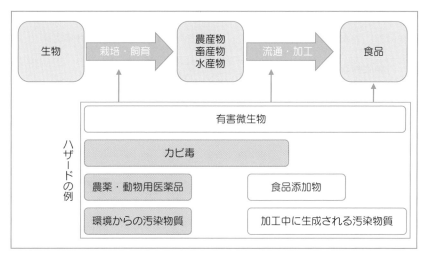

図 9-2　フードサプライチェーンにおける有害物質別ハザードの好発段階
(灰色ハイライト (カビ毒, 農薬・動物用医薬品, 環境からの汚染物質) が本章で学ぶ有害汚染物質)

品, 添加物, 食品に残留する農薬などの規格や基準の策定, また, その基準が守られているかの監視を行っている. 食品の汚染物質に対して, 国内で流通する食品中の汚染実態などを踏まえ, 管理が必要な場合には食品衛生法第11 条に基づく規格基準の設定などの規制が行われている. 規制に当たって, コーデックス委員会[※]によって規格が定められている食品は, 原則としてこの規格を基準として採用している.

　わが国の食料生産の実態などから, コーデックス委員会による規格の採用が困難な場合は, ALARA の原則[※]に基づいて, 汚染物質の低減対策の推進や適切なガイドライン値の策定などを行っている.

　また, 食品中の汚染物質について含有濃度と摂取量の実態調査を行い, リスク低減対策を検討するための基礎データとして活用している[※].

2.　カビ毒

　黴 (かび) は, 夏に湿気が多い日本では仲夏の季語として俳句に読まれ, 酒, 味噌, 醬油など発酵食品への利用など, 日本文化に大きな影響を与えてきた. 一般的には「カビ」と記され, 分類学上, 真核生物の中の酵母やキノコと同じ真菌類に属している. 真菌類の中でカビとキノコは糸状菌 (菌糸といわれる管状の細胞から構成されている菌の総称) と呼ばれ, カビは空気中, 土壌, 水中などのさまざまな場所に生息している (酵母は菌糸を持たないため糸状菌に含めない). 発酵食品以外でも, ペニシリンその他の医薬品の製造や, 森林の落ち葉を分解して環境浄化や物質循環などに関係し, 人間社会において有用な生物として考えられているものも多い.

　一方, 真菌症やカビ毒など, 人畜に有害な作用を引き起こすカビもある. ここでは, カビによってつくられるカビ毒に焦点をあてる. カビ毒は総称し

表9-2　主要なマイコトキシンの特徴

マイコトキシン	主な産生菌	食品汚染の例	中毒症状
アフラトキシン B$_1$, B$_2$, G$_1$, G$_2$	*Aspergillus flavus* *A. parasiticus* *A. nomius*	ピーナッツ，ピスタチオ，トウモロコシ，ハト麦，ナツメグ，唐辛子，ナツメグ，雑豆類	肝臓障害，肝臓がん
ステリグマトシスチン	*A. versicolor*	玄米	肝臓障害，肝臓がん
オクラトキシン A	*A. ochraceus* *Penicillium verrucosum*	小麦，大麦，ライ麦，米，トウモロコシ，コーヒー豆，乾燥果実，ビール，ソーセージ，ハム	腎臓障害，腎臓がん
パツリン	*P. expansum* *P. patulum*	リンゴ，リンゴジュース	消化管，肝臓，肺などに出血
シトリニン	*P. citrinum* *P. verrucosum* *P. expansum* *Monascus purpureus*	米，小麦，ハト麦，トウモロコシ	腎臓障害，腎臓がん
トリコテセン系マイコトキシン T-2 トキシン，ネオソラニオール，ジアセトキシスシルペノール，フザレノン -X，ニバレノール，デオキシニバレノール	*Fusarium sporotrichioide* *F. acuminatum* *F. graminearum* *F. chiamydosporum*	小麦，大麦，オート麦，トウモロコシ	嘔気，嘔吐，下痢，出血，造血系の機能低下，免疫機能の抑制
ゼアラレノン	*F. graminearum* *F. acuminatum*	小麦，大麦，トウモロコシ	子宮，卵巣の障害，女性ホルモン様作用
麦角アルカロイド	*Claviceps purpurea*	ライ麦，大麦	四肢の壊死，中枢神経に障害

※ mycotoxin という単語は，「真菌の」を意味する「myco」と，「毒」を意味する「toxin」に由来する.

※ 農林水産省による食品安全に関するリスクプロファイルシートより，関連する「個別危害要因への対応（健康に悪影響を及ぼす可能性のある化学物質）」http://www.maff.go.jp/j/syouan/seisaku/risk_analysis/priority/hazard_chem.html を参照.

てマイコトキシン※と呼ばれており，カビの二次代謝産物として産生され，急性もしくは慢性の疾患を引き起こす物質である.

現在，300種類以上のマイコトキシンが報告されている. 食品衛生上問題となるものは20種類程度といわれ，そのほとんどがアスペルギルス（*Aspergillus*）属，ペニシリウム（*Penicillium*）属，フザリウム（*Fusarium*）属によるものである※. 表9-2に，重要なマイコトキシンについてまとめる.

マイコトキシンは，産生菌が死滅しても残存する. 加熱や環境の変化などでは分解されにくく，食品中に産生されたマイコトキシンは化学的に安定であるため，除去は困難である（図9-3）. マイコトキシンを産生するカビは，ほとんどが土壌に生息しており，収穫の前後に農作物に侵入し，天候や温度・湿度の条件が合った場合に増殖してマイコトキシンを作る. マイコトキシンに汚染された飼料を食べた家畜を経由して摂取する場合もあるため，食品をマイコトキシンの汚染から守るためには，食品や飼料となる農作物の栽培時から予防し，また保管，運搬時にも保存を適正に行う必要がある.

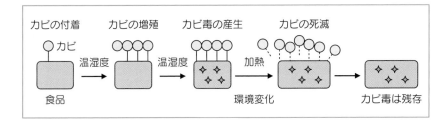

図9-3　マイコトキシン（カビ毒）の環境耐性

　現在は，食品中に含有（残留）する規制値を定めてリスクを管理している．日本の食品衛生法で規制値が設定されているマイコトキシンは，総アフラトキシン（アフラトキシン B_1，B_2，G_1，G_2 の総和），アフラトキシン M_1，パツリン，デオキシニバレノールの4種類である．

a. アフラトキシン

1）概　要

　アフラトキシン（aflatoxin）は，熱帯から亜熱帯地域にかけて生息するアスペルギルス・フラブス（*Aspergillus flavus*）というカビが穀類，落花生，ナッツ類，とうもろこし，乾燥果実などに寄生して産生するマイコトキシンである．アフラトキシンという名称は，最初に発見された産生菌の *A. flavus* と毒を意味する toxin に由来し，食品中から検出される主要な B_1，B_2，G_1，G_2 をはじめとする十数種類の関連物質の総称である（図9-4）．これまで，アジア・アフリカで死亡事例が確認されている．2004年のケニアの事例が最大規模であり，317人の患者のうち125人がアフラトキシン B_1 による急性肝不全で死亡した（致死率：39%）．被害地域では，3シーズンの間トウモロコシの収穫がなく，その間の長期保存中に *A. flavus* が高濃度のアフラトキシンを作り，食用として利用されたことが原因と考えられている．いったん市場に出回ると，消費者が対応できることは少なく，国や行政が対応すべき食品衛生上の問題である．

2）臨床・病理

　アフラトキシンは肝臓で代謝されて活性化し，DNA と不可逆的に結合することによって肝臓への強い発がん性を発揮する．大量に摂取すると，人や動物に急性の肝障害を起こす（黄疸，急性腹水症，高血圧，昏睡など）．一方，少量を長期間摂取した場合の慢性毒性としては，原発性肝癌の可能性が高くなることがわかっている．毒性の強さは，$B_1 > M_1 > G_1 > M_2 > B_2 > G_2$ の順となる[※]．

3）対　策

　規制値は異なるが，各国で厳しい基準を設けている．基準値は発がんリス

※
国際的なリスク評価機関であるFAO/WHO合同食品添加物専門家会議は，アフラトキシン類は人の肝臓に発がん性があるとし，アフラトキシン類の中ではアフラトキシン B_1 が最も強い発がん性を有するとしている（ラットにおける LD_{50} は 7.2 mg/kg）．農林水産省のアフラトキシンに関する基礎データ（http://www.maff.go.jp/j/syouan/seisaku/risk_analysis/priority/pdf/170228_2_af.pdf）を参照.

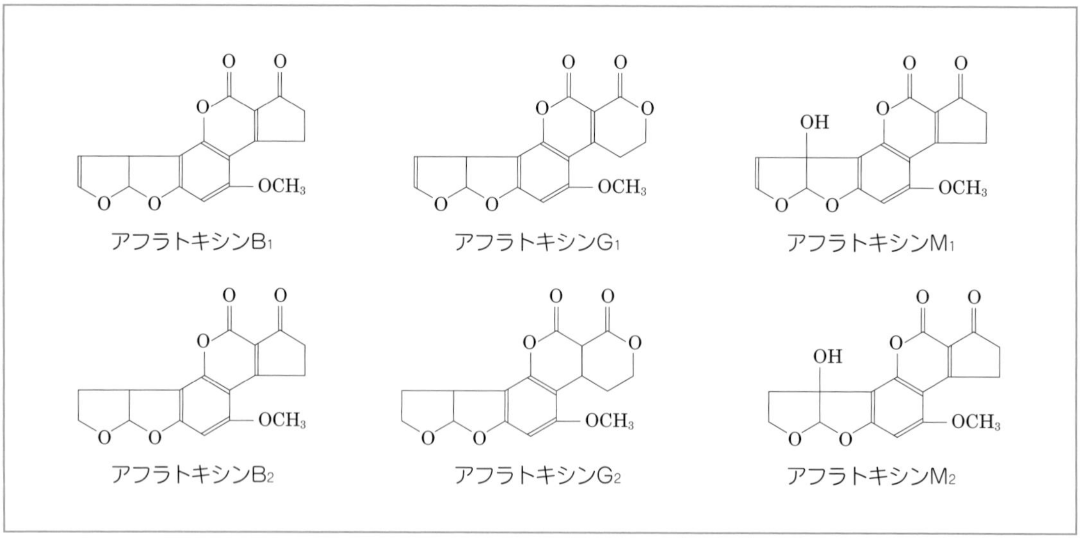

図9-4　アフラトキシンの化学構造式
アフラトキシンには，紫外線下で青色の蛍光を発するB_1，B_2，緑色の蛍光を発するG_1，G_2がある．そのほかにB_{2a}，B_3，G_{2a}，GM_1，M_1，M_2など十数種のアフラトキシンが知られている．

クをゼロにすることではなく，安全な範囲でリスクを抑えながら廃棄される穀物量を抑制し食糧問題（食糧不足による飢餓や低食料自給率）とのバランスも考慮されている．食料自給率の低いわが国においてもその点が考慮されているが，過去の事例を踏まえてリスク評価・管理を徹底し，食品衛生法では，総アフラトキシン（アフラトキシンB_1，B_2，G_1およびG_2の総和）を$10\,\mu g/kg$，乳に含まれるアフラトキシンM_1が$0.5\,\mu g/kg$として規制値を設定している．

b. パツリン

1）概　要

パツリン[※]（patulin）は，ペニシリウム・エクスパンサム（リンゴアオカビ病菌 *Penicillium expansum*）やアスペルギルス・ビソクラミス（*Aspergillus byssochlamys*）によって産生される．1942年に発見され，当初は抗生物質として注目されていたが，毒性が高いことが判明した．子供は，成人と比較して体重に対するリンゴ果汁の摂取量が多くなってしまうため，子供の健康保護の観点から重要である．

> ※
> 農林水産省のパツリンに関する基礎データ（http://www.maff.go.jp/j/syouan/seisaku/risk_analysis/priority/pdf/170228_2_pat.pdf）を参照．

2）臨　床

動物試験では，短期毒性として消化管の充血，出血，潰瘍，長期毒性として体重増加抑制などの症状が認められている．

3）対　策

清涼飲料水（リンゴの搾汁および搾汁された果汁のみが原料）の成分規格

として，0.050 ppm（mg/kg）の基準値が定められている.

c. デオキシニバレノール

1）概　要
デオキシニバレノール※（deoxynivalenol）とは，主にフザリウム属（*F.graminearum*，*F.culmorum*）のカビが生産するトリコテセン系のマイコトキシンで，とうもろこしや麦類への汚染は世界的に問題となっている. 1940 〜 1950 年代，わが国において，赤かび病※に感染した穀物がデオキシニバレノールを含むトリコテセン系のマイコトキシンに汚染され，これらの穀物の摂食に起因する食中毒事例が複数報告された.

2）臨　床
人や家畜に対する急性毒性としては嘔吐，消化管，リンパ組織への障害が，慢性毒性としては体重減少などが知られている.

3）対　策
国内の食品では，小麦で 1.1 mg/kg，飼料では 4.0 mg/kg（生後 3 ヵ月以上の牛），1.0 mg/kg（生後 3 ヵ月以上の牛を除く）の上限値が定められている.

※
農林水産省のデオキシニバレノールに関する基礎データ は http://www.maff.go.jp/j/syouan/seisaku/risk_analysis/priority/pdf/170228_don.pdf を参照.

※
赤かび病：麦類の最重要病害の一つであり，穂に病原菌が感染することで，粒が肥大しなくなったり，穂全体が枯れたりする病害である．赤かび病菌が産生するマイコトキシンが，食品の安全性の観点から問題とされている.

3. 農薬等（農薬・動物用医薬品・飼料添加物）

　農薬※は，農業を効率的にしたり，農作物を保存するために使用される薬剤の総称であり，虫害や病気対策，除虫や除草の簡素化，農作物の安定供給・長期保存を目的として，現在では使用頻度が高い．農薬は目的とした作用を発揮した後，ただちに消失するわけではなく，収穫された農作物に残留する．これがそのまま人の口に入ったり，動物の飼料として利用されることで乳製品や食肉を通して人の口に入ることも考えられる.

　農薬を使用した結果，作物などに残った農薬を残留農薬という．食料自給率の低い日本では，食品の海外からの輸入量も多く，その安全性がしばしば食品衛生上の問題となる．そのような背景から，2003 年の食品衛生法改正に基づき，国産・輸入品すべての食品（生鮮・加工品）を対象として，すべての農薬等に残留基準値（一律基準を含む）を設定し，基準値を超えて食品中に残留する場合，その食品の販売などを原則禁止する，いわゆるポジティブリスト制度を導入した（2006 年施行）.

　現在，残留農薬や食品添加物の規制の仕方には，このポジティブリスト制度が導入されている※．ポジティブリスト制度とは，原則すべてを禁止し，「残留を認める（容認する）もの」のみをリスト（一覧表）化するという方式である.

※
農薬取締法での定義を要約すると，農薬とは，農作物を害する菌，線虫，ダニ，昆虫，ネズミ等の防除に用いられる殺菌剤，殺虫剤など，および，農作物等の生理機能の増進又は抑制に用いられる植物成長調整剤，発芽抑制剤などをいう.

※
導入前は「ネガティブリスト制度」が採用されており，原則規制がなく，規制するものをリスト化し，リストに記載された農薬のみ残留基準を定めたものであった.

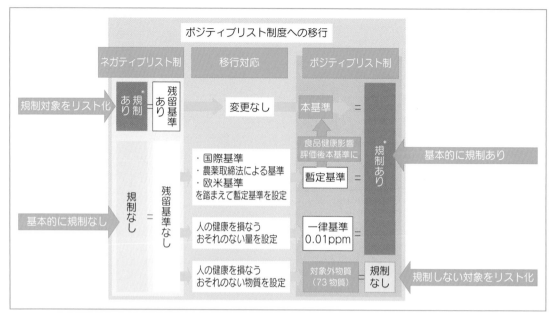

図9-5 残留農薬基準のポジティブリスト制度への移行
＊規制あり：基準値を超えて農薬等が残留した食品の販売等を禁止.
食品衛生法第11条に定めるポジティブリスト制の規制対象外物質は73物質（2019年4月）.
https://www.fsc.go.jp/senmon/nouyaku/index.data/04_nou_positive_list_3104.pdf

※
これらのカテゴリーの詳細については厚生労働省のサイト (https://www.mhlw.go.jp/topics/bukyoku/iyaku/syoku-anzen/zanryu2/dl/050603-1a-01.pdf) を参照.

※
食品安全委員会の評価書は, https://www.fsc.go.jp/fsciis/evaluationDocument から各化学物質ごとに確認ができる.

図9-5に示すように，ポジティブリスト制度の導入により，それまでに残留基準が定められていなかったものについて，食品衛生法第11条に基づき，以下の3つのカテゴリーに分けられた※.

① 一律基準：人の健康を損なうおそれがない量として残留基準が一律 0.01 ppm（国内外に残留基準がないもの）.

② 暫定基準：暫定的に農薬等の当該食品に残留する量の限度（国際基準を暫定採用）.

③ 対象外物質：人の健康を損なうおそれのないことが明らかである物質.

図9-5に示すように，海外生産品など残留基準がなかったものを含めて規制が可能となり，食品衛生上の安全性が高まったといえる.

ポジティブリスト制度の導入後，食品安全委員会による食品健康影響評価※が進み，2006年に暫定基準758，本基準41あったものが，2019年2月現在，暫定基準303，本基準434となった（新規追加（77）および削除（141）を含む）.

残留農薬の毒性評価においては，農薬の登録申請時に提出される毒性試験成績の結果から，長期的影響および急性作用が検討される．人がその農薬を一生涯にわたって毎日摂取し続けても，現在の科学的知見からみて健康への悪影響がないと推定される1日当たりの摂取量（一日摂取許容量，acceptable daily intake：ADI），および，人がその農薬を24時間またはそれより短い時間経口摂取した場合に健康への悪影響を示さないと推定される一日当たりの摂取量（急性参照用量，acute reference dose：ARfD）が設定

表9-3　ポジティブリスト制度の対象とその法律

対　象	法　律	ポジティブリスト制度の対象
農薬	農薬取締法	本法律で規定されている農薬
動物用医薬品	医薬品，医療機器等の品質，有効性及び安全性の確保等に関する法律（薬機法）	動物のために使用される抗菌性物質（抗生物質・合成抗菌剤），内寄生虫駆除剤，ホルモン剤などの動物用医薬品
飼料添加物	飼料の安全性の確保及び品質の改善に関する法律（飼料安全法）	ウシ，ヤギ，シカ，ブタ，ミツバチ，養殖用水産動物など31種類の対象動物の飼料に入れられるビタミンや抗生物質等，157品目

されている．また，これらの科学的知見を総合して，農畜産物の生産時に農薬等として使用されているものの中で，残留農薬として残ってもヒトの健康を損なうおそれのないことが明らかであるものとして厚生労働大臣が定める物質を，ポジティブリストリスト制度の規制対象外物質として，2019年4月の段階で73の物質がリスト化されている※．

ポジティブリスト制度の対象：このように国内あるいは海外生産品に残留する農薬等に対して，その安全性を確保するため，科学的知見に基づき，有害物質に対する基準・規格の設定や，製造・輸入・販売・使用の各段階における検査が実施されている．特にその「量」に関する規定は重要で，ポジティブリスト制度によって規制されているが，その法律と対象を表9-3にまとめる．

薬剤耐性菌※：表9-3にもあるように，多くの抗菌性物質がポジティブリストの対象となっているが，これは世界的に問題となっている薬剤耐性菌への対策のためである．1980年代以降，抗菌剤の不適切な使用により薬剤耐性菌が公衆衛生上の問題となった．航空機の発達などで国際的な移動が容易となり，抗菌剤の効かない多剤耐性菌の急速な拡散が懸念されている．2013年には少なく見積もっても70万人が薬剤耐性菌によって死亡しており，対策を取らない場合，2050年には1,000万人が死亡すると試算されている．

4. その他の環境由来汚染物質

その他の環境由来汚染物質（有機化合物・有害元素・放射性物質）は，表9-1のカテゴリー5にあたる※．環境因子による人体への健康被害（公害病）が主題であり，環境省の管轄の項目である公害等の環境問題を含んでいる．長期的な因果関係のエビデンスが求められるため，因果関係が証明されているものから疑いがあるとされるものまで，さまざまなエビデンスレベルのものを含んでいる．対策の観点からは工業的廃棄物や原子力発電所の放射性物質などが対象となるため，行政レベルの対応が重要となる（図9-2）．

※ 食品安全委員会の下記サイト（https://www.fsc.go.jp/senmon/nouyaku/index.data/04_nou_positive_list_3104.pdf）を参照．

※ 食品安全委員会の「薬剤耐性」に関する情報は，https://www.fsc.go.jp/senmon/sonota/amr_wg/amr_info.htmlを参照．

※ 食品安全委員会のハザード別情報リストhttps://www.fsc.go.jp/hazard/が，網羅的かつ最新の情報となる．

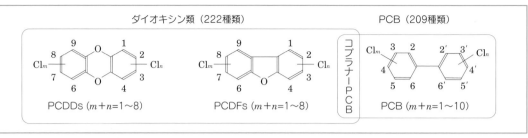

図9-6　ダイオキシン類・PCB・内分泌かく乱物質の関係図
ダイオキシン類は222種類，PCBは209種類あるが，PCBのうち12種類のCo-PCB（コプラナーPCB）は，ダイオキシン様作用もあるため，両方に分類されている．
ダイオキシン類＝210＋12（Co-PCB）＝222種類
PCB＝197＋12（Co-PCB）＝209種類
ダイオキシン類およびPCBには，内分泌かく乱物質様作用のあるものがある．

a. 有機化合物（内分泌かく乱物質・PCB・ダイオキシン類）

　ここでは内分泌かく乱物質・PCB・ダイオキシン類について学習する．図9-6に示すように，これらの物質は一部共通特性を有している．ある物質がどのような作用を示すかは，生体が取り入れた物質の量や体内動態によって変化し，物質と生体との相対的な関係で分類できる※．

　「内分泌かく乱作用」も，さまざまな物質を分類するひとつの側面として捉えることができる．PCBやダイオキシン等の一部は「内分泌かく乱作用」をもつ疑いがあるものもあるが，それ以外の毒性のために厳しい規制の対象となっている．なお，PCBのうちコプラナーPCBは，その化学的な特性からダイオキシン類に分類される．

> ※
> たとえば「量」という側面でみれば，ある物質は少量であれば薬理作用，多量であれば毒性作用を示す用量依存の関係性がみられる．

1）内分泌かく乱物質

　a）概　要：生体は，その恒常性（ホメオスタシス）維持のためにさまざまな仕組みをもっている．その作用を主に司るのが間脳視床下部であり，その指令の伝達網の役割を自律神経系や内分泌系（ホルモン分泌）が担う．ホルモンは，内分泌器官で合成・貯蔵・分泌され，血流などによって運ばれて，必要な場所で作用を発揮する．この「内分泌」の一連の過程に変化を与

❖ ❖ ❖ 公害病 ❖ ❖ ❖

　公害病は，広義には，人の産業活動により排出される有害物質により引き起こされる健康被害を意味する．人体に有害な物質が，水（地下水や河川水），空気中の浮遊物，ガス，食物などを通じ摂取されることによって，引き起こされる．原子力発電所からの放射能汚染による人的被害も，広義には公害病と呼ばれる．

　また，狭義には，環境基本法に定義される公害が原因となって生じる健康被害を意味する．たとえば，大気汚染が原因のぜんそく，水質汚濁が原因の有機水銀中毒やカドミウム中毒，大気や川のヒ素汚染による慢性ヒ素中毒などがあげられる．

え，生物にとって有害な影響を及ぼすことを，「内分泌かく乱作用」と呼ぶ.

近年，環境ホルモンという言葉を耳にすることがあるが，これをより科学的に表現した用語が内分泌かく乱物質※である．内分泌かく乱物質という考え方は2冊の著書※によって広まった.

化学物質による内分泌かく乱作用は，科学的に未解明な点が多いものの，個体レベルへの影響のみならず，世代を超えた影響をもたらすおそれがあり，人類的課題であるため，経済協力開発機構（Organisation for Economic Co-operation and Development：OECD）などを中心として各国が協力する形で進められている．わが国では1998年に環境省を中心とするプロジェクト「SPEED '98」としてはじめられ，「化学物質の内分泌かく乱作用に関する今後の対応 -EXTEND2016-」に引き継がれている.

b）対　策：EXTEND2010およびEXTEND2016に基づき，以下の信頼性評価，および2段階の試験・評価を実施している※.

・科学的な文献の評価を実施する「信頼性評価」.

・信頼性評価において「内分泌かく乱作用に関する試験対象物質となり得る物質」とされた物質を対象に実施する「第1段階評価」.

・第1段階評価において「内分泌系に対する作用がある」と認められた物質を対象に実施する「第2段階評価」.

c）影　響：「内分泌かく乱作用」が関係すると考えられる野生生物への影響は，いくつか知られている．下水処理排水による淡水魚の性の変化，船底防汚塗料や漁網防汚剤として世界中で広く使用されてきたトリブチルスズ（TBT）による海産の巻貝の異常などがその例である．環境省では，女性ホルモンとメダカを使った試験法※を開発し，これまでに3つの化学物質（4-ノニルフェノール，4-t-オクチルフェノール，ビスフェノールA（BPA））が，内分泌かく乱作用をもつとされた.

かつて医薬品として使われたことがあるジエチルスチルベストロール（DES）での例を除き，ヒトへの明らかに有害な影響はこれまでのところ認められていない．DESはヒト用医薬品として，流産の防止を目的として1940 〜 1970年代にかけて広く使用されていた．過去には妊娠中にDESを投与された母親から生まれた女児に，成長後に腟癌，子宮形成不全などが発生したとの報告がある．DESについては，2019年に食品安全委員会より動物用医薬品評価書が提出されている.

現在，DESは国際がん研究機関（International Agency for Research on Cancer：IARC）による発がん性リスク一覧のGroup1（ヒトに対する発がん性が認められる化学物質）に分類され，ほとんどの国で使用が禁止されている．また，2008年に厚生労働省から食品健康影響評価が要請された器具・容器包装に係るBPAについては，米国医薬品庁/国立毒性研究センターは，BPAの低用量影響の検証を含むラット2年間慢性毒性試験（CLARITY-BPA Program）の最終報告書を2019年秋に公表予定としており，BPA対策の重要な指針となりうる.

※
わが国における内分泌かく乱物質の定義：外因性の物質が体内に入ったのち，内分泌系の機能に変化をもたらして，その結果，有害な健康影響をもたらす物質．これらは，2002年のWHOの報告書に基づいている.

※
レイチェル・カーソンの著書『沈黙の春』（1962年）では，環境問題という人類的課題が示され，シーア・コルボーンらの著書『奪われし未来』（1997年）では，外因性内分泌かく乱物質による後発的な生殖機能障害に関する仮説が提唱された.

※
これまでに評価及び試験を実施した物質について，その結果の概要および詳細はhttp://www.env.go.jp/chemi/end/substances.htmlを参照.

※
http://www.naro.affrc.go.jp/archive/niaes/sinfo/publish/niaesnews/061/news06107.pdf を参照.

※
DESの動物用医薬品評価書については，食品安全委員会のWebサイトhttps://www.fsc.go.jp/ken-bosyu/iken-kekka/kekka.data/pc1_doubutu_diethylstilboestrol_010529.pdfを参照.

2）PCB

a）概　要：ポリ塩化ビフェニル（polychlorobiphenyl：PCB）は，ビフェニルの水素原子が塩素原子で置換された化合物の総称で，置換塩素の数により10種類の化学式があり，置換塩素の位置により209種類の異性体が存在する．優れた電気絶縁性などから多くの電気機器に使用され，わが国では1954年から製造が開始されたが，1968年に発生したカネミ油症事件をきっかけに生体・環境への負の影響があることが明らかになり，1974年に化学物質の審査および製造等の規制に関する法律（化審法）が制定され，生産，輸入，新規使用が禁止された．

b）毒　性：PCBは環境中で分解されにくく（難分解性・環境残留性），水への溶解度が低い一方，脂溶性が高いため脂肪組織に蓄積する（生物蓄積性・生物濃縮性）．半揮発性で大気経由の移動があり（揮散移動性），発がん性，免疫系への影響などの毒性が報告されている．残留性有機汚染物質（persistent organic pollutants：POPs）のひとつである．PCBの慢性毒性は，209種類の異性体のうち，4種類しかない平面構造の成分であるコプラナーPCBの役割が大きいと考えられている．平面構造ではないPCBのうち8種類でダイオキシン様作用を示すため，これらもコプラナーPCBに分類されている（合計12種類）．

c）対　策：厚生省（現厚生労働省）は1972年に，魚介類のほかに牛乳，乳製品，育児用粉乳，肉類および容器包装についてPCBの暫定的規制値を設定した．暫定規制値は，ヒトの暫定的摂取許容量を$5\,\mu g/kg/$日として，当時の食品などのPCB汚染実態を勘案して定められたものである．

3）ダイオキシン類

a）概　要：1999年に公布されたダイオキシン類対策特別措置法において，ポリ塩化ジベンゾ‐パラ‐ジオキシン（PCDD），ポリ塩化ジベンゾフラン（PCDF），コプラナーポリ塩化ビフェニル（コプラナーPCB，ダイオキシン様PCB）をまとめてダイオキシン類と定義した．これらは塩素で置換された2つのベンゼン環という共通の構造を持ち，類似した毒性を示す．PCDDは75種類，PCDFは135種類，コプラナーPCBは12種類あり，これらのうち29種類に毒性があると考えられる（発がん性や催奇性など）．

　ダイオキシン類は塩素を含む物質の不完全燃焼や，薬品類の合成経路での

❖ ❖ ❖ 残留性有機汚染物質（POPs）❖ ❖ ❖

難分解性	：環境中で分解しにくい．
高蓄積性	：食物連鎖などで生物の体内に蓄積しやすい．
長距離移動性	：長距離を移動して，発生源以外への拡散や極地などに蓄積しやすい．
毒性	：ヒトの健康や生態系に対し有害性がある．

意図しない副合成物として生成する．ダイオキシン類には，人が生涯にわたって継続的に摂取しても健康に影響を及ぼすおそれがない1日当たりの摂取量（耐容一日摂取量，tolerable daily intake：TDI）が設定されている※．

b）毒性（化学物質・環境・食事の影響）：ダイオキシン類はPOPsと考えられ，自然に分解されにくく，生物濃縮※によって人体や生態系に害をおよぼす．

ダイオキシン類は，毒性の強さがそれぞれ異なっており，最も毒性が強い2,3,7,8-テトラクロロジベンゾパラダイオキシン（2,3,7,8-tetrachlorodibenzo-dioxin：TCDD）の毒性を1として，ほかのダイオキシン類の毒性の強さを相対的に示す．その計算に用いられる換算係数を毒性等価係数（toxic equivalency factor：TEF）といい，それを用いてダイオキシン類の毒性を足し合わせた値（毒性等量，toxic equivalency quantity：TEQ）をダイオキシン類総摂取量として評価する．ダイオキシン類は，「人工物質としては最も強い毒性を持つ物質である」といわれることがあるが，環境中にはその毒性があらわれる数十万分の1程度しか存在しておらず，日常的に摂取する量で問題となることは考えにくい．

ダイオキシン類の作用としては，発がん促進，甲状腺機能低下，生殖器官の重量や精子形成の減少，免疫機能の低下などの報告があり，現在もさまざまな研究が続けられている．発がん性に関しては研究が進み，ダイオキシン類自体の発がん性は比較的弱いと考えられている．また，直接的な発がん作用ではなく，他の発がん物質による遺伝子への直接作用を受けた細胞のがん化を促進する作用（プロモーション作用）が主となるため，わが国において通常の環境汚染レベルではダイオキシン類による発がんリスクはほとんどないと考えられる．

c）対　策：ダイオキシン類は脂肪組織に溶けやすく残留しやすい※ので，食品の中では，特に魚介類，肉，乳製品，卵からの取り込み量が多く，食生活の違いから，日本では魚介類から，欧米では肉や乳製品等の動物性食品からの取り込み量が多くなっている．

※
環境省：平成29年度ダイオキシン類に係る環境調査結果は，https://www.env.go.jp/chemi/dioxin/report/h31-01.pdfを参照．

※
生物濃縮：生物が外界から取り込んだ物質を体内に高濃度で蓄積する現象．食物連鎖の段階を上がるごとに濃縮されていき，自然状態の数千倍から数万倍，数百万倍にまで濃縮されることがある．

※
ダイオキシン類は体内に入ると，大部分が脂肪に蓄積される．分解されたりして体外に排出される速度は非常に遅く，ヒトの場合は半分の量になるのに約7年かかると考えられている．

❧ ❧ ❧ 耐容一日摂取量（TDI）❧ ❧ ❧

TDIとは，ある化学物質において，その量までは生涯にわたって毎日摂取しても健康に対する有害な影響が現れないと判断される1日の摂取量を，体重1kg当たりに換算したものである．

この指標は，一日摂取許容量（ADI）と比較される．TDIは環境や食品中に存在するダイオキシン類やカビ毒など意図的に使用していないものに対して使われ，ADIは，食品添加物や農薬などのように，意図的に食品に使用される物質について，生涯にわたって毎日摂取しても健康への悪影響がないとされる1日の摂取量を，体重1kg当たりに換算したものである．ともに，「mg/kg体重/日」で示される．TDIも，ADIと同様の方法で無毒性量（NOAEL）を，安全係数（不確実係数）で割って求める（☞187頁参照）．

表 9-4　元素周期表における有害元素（本章で学習する対象のみ）

族＼周期	1	2	3	4	5	6	7	8	9	10	11	12	13	14	15	16	17	18
1	1 H 水素																	2 He ヘリウム
2	3 Li リチウム	4 Be ベリリウム											5 B ホウ素	6 C 炭素	7 N 窒素	8 O 酸素	9 F フッ素	10 Ne ネオン
3	11 Na ナトリウム	12 Mg マグネシウム											13 Al アルミニウム	14 Si ケイ素	15 P リン	16 S 硫黄	17 Cl 塩素	18 Ar アルゴン
4	19 K カリウム	20 Ca カルシウム	21 Sc スカンジウム	22 Ti チタン	23 V バナジウム	24 Cr クロム	25 Mn マンガン	26 Fe 鉄	27 Co コバルト	28 Ni ニッケル	29 Cu 銅	30 Zn 亜鉛	31 Ga ガリウム	32 Ge ゲルマニウム	33 As ヒ素	34 Se セレン	35 Br 臭素	36 Kr クリプトン
5	37 Rb ルビジウム	38 Sr ストロンチウム	39 Y イットリウム	40 Zr ジルコニウム	41 Nb ニオブ	42 Mo モリブデン	43 Tc テクネチウム	44 Ru ルテニウム	45 Rh ロジウム	46 Pd パラジウム	47 Ag 銀	48 Cd カドミウム	49 In インジウム	50 Sn スズ	51 Sb アンチモン	52 Te テルル	53 I ヨウ素	54 Xe キセノン
6	55 Cs セシウム	56 Ba バリウム	L ランタノイド	72 Hf ハフニウム	73 Ta タンタル	74 W タングステン	75 Re レニウム	76 Os オスミウム	77 Ir イリジウム	78 Pt 白金	79 Au 金	80 Hg 水銀	81 Tl タリウム	82 Pb 鉛	83 Bi ビスマス	84 Po ポロニウム	85 At アスタチン	86 Rn ラドン
7	87 Fr フランシウム	88 Ra ラジウム	A アクチノイド	104 Rf ラザホージウム	105 Db ドブニウム	106 Sg シーボーギウム	107 Bh ボーリウム	108 Hs ハッシウム	109 Mt マイトネリウム	110 Ds ダームスタチウム	111 Rg レントゲニウム	112 Cn コペルニシウム	113 Uut ウンウントリウム	115 Uup ウンウンペンチウム	116 Lv リバモリウム	117 Uus ウンウンセプチウム	118 Uuo ウンウンオクチウム	103 Lr ローレンシウム
	アルカリ金属	アルカリ土類金属	希土類	チタン族	バナジウム族	クロム族	マンガン族		鉄族白金族		銅族	亜鉛族	アルミニウム族	炭素族	窒素族	酸素族	ハロゲン	希ガス

青色：有害元素．灰色：放射性物質．□生体内元素．
同族間で比較するとわかりやすい（例：Cd/Hg と Zn, Cs と K, Sr と Ca など）．

ダイオキシン類の耐容一日摂取量（TDI）を 4 pg-TEQ と設定し，安全性の評価はこの数値との比較によって行われる．動物実験で得られた無毒性量（no-observed adverse effect level：NOAEL）をヒトに当てはめる際には，不確実性を見込んでさらに 1/10 の数値に設定される．2009 年度の厚生労働省の調査（一日摂取量調査）において，日本人の一般的な食生活で取り込まれるダイオキシン類の量は，ヒトの平均体重を 50 kg と仮定して体重 1 kg 当たり約 0.84 pg-TEQ と推定された．この値は，TDI の約 5 分の 1 であり，健康への問題はないと考えられる．

b. 無機物質（有機的化合物中の無機物質も含む）

本項目で扱う有害元素および放射性物質のうち，汚染物質として食品衛生のうえで重要な元素を，表 9-4 の周期表に示す．その有害性は周期表で同族の元素（縦の列）との類似性による場合があり，そのような化学的特性から考えると理解しやすい（例：カドミウム / 水銀と亜鉛（硫化アミノ酸への影響），セシウムとカリウム（全身への分布），ストロンチウムとカルシウム（骨への影響）など）．

1）有害元素

a) カドミウム：カドミウム（Cd）は天然に広く存在する軟金属である．土壌の pH が中性からアルカリ性では難溶であるため土壌に吸収されにくいが，わが国の土壌は大半が中性から酸性であるためカドミウムの溶け出しや

表9-5　妊婦への水銀摂取に関する摂食量の目安（魚介類）

摂食量の目安	魚介類
2ヵ月に1回以下 （10g程度/週）	バンドウイルカ
2週間に1回以下 （40g程度/週）	コビレゴンドウ
1週間に1回以下 （80g程度/週）	キンメダイ，メカジキ，クロマグロ，メバチ，エッチュウバイガイ，ツチクジラ，マッコウクジラ
1週間に2回以下 （160g程度/週）	キダイ，マカジキ，ユメカサゴ，ミナミマグロ，ヨシキリザメ，イシイルカ，クロムツ

回数はいずれも筋肉部を1回約80gとして（例：1貫切り身分が15gの鮨であれば，5貫で75gであり，クロマグロの鮨であれば5貫を1週間に1回摂食できる計算となる）.
（厚生労働省：妊婦への魚介類の摂食と水銀に関する注意事項，2005（2010年改訂）より引用）

すい環境であり，このため食物はカドミウムによる汚染を受けやすい.

　カドミウムは人体にとって有害で，わが国では公害病である<u>イタイイタイ病</u>※が問題となった.

　食品安全委員会の食品健康影響評価によって，わが国では食品衛生法で以下のように規格基準が設定されている.

・米（玄米および精米）：0.4 ppm（mg/kg）以下.

・清涼飲料水（ミネラルウォーター類）：0.003 mg/L.

　2007年の日本人の食品からのカドミウム摂取量の実態調査では，2.8 μg/kg体重/週（体重53kg）であったことから，週間耐容摂取量（tolerable weekly intake：TWI）の7 μg/kg体重/週よりも低いレベルにあり，わが国において食品からのカドミウム摂取が健康に悪影響を及ぼす可能性は低いと考えられる.

　b）水　銀：水銀（Hg）は常温，常圧では液体となる唯一の金属元素である．開発途上国を中心にさまざまな用途で使われており，わが国では使用量は大きく減少したものの，蛍光ランプや水銀体温計・血圧計，一部の電池などに利用されている.

　有機水銀は，無機水銀に比べ毒性が非常に強い．とくにメチル水銀の中枢神経系に対する毒性は強力であり，<u>水俣病</u>※や，阿賀野川流域での工場排水に起因する有機水銀中毒（第二水俣病）の原因物質である.

　生物は自然界に存在する水銀を食物連鎖の過程で体内に蓄積する．日本人では，水銀摂取の80％以上が魚介類由来となっている．一部の魚介類については，特定の地域等にかかわりなく，水銀濃度が他の魚介類と比較して高いものがある．これらの背景を踏まえ，魚介類の水銀の暫定的規制値が定められている.

・総水銀：0.4 ppm（0.4 mg/kg）.

・メチル水銀：0.3 ppm（0.3 mg/kg）（水銀としての値）.

※ただし，マグロ類（マグロ，カジキおよびカツオ），河川産魚介類（湖沼

※
イタイイタイ病：カドミウムの慢性中毒により腎臓障害を引き起こし，血清カルシウムが低下し骨軟化症まで進行すると，下肢骨痛や運動痛が出現する．最終的には骨の強度が非常に弱くなり，身体を動かすことができず，寝たきりとなる.

※
水俣病：アセトアルデヒドの製造設備内で生成されたメチル水銀が工場廃水に含まれて水俣湾内に排出され，魚介類を汚染し，体内で濃縮されたメチル水銀化合物を保有する魚介類を住民が摂食することによって生じた.

産の魚介類を含まない）および深海性魚介類等（メヌケ類，キンメダイ，ギンダラ，ベニズワイガニ，エッチュウバイガイおよびサメ類）については適用外.

また，低濃度の水銀摂取が胎児に影響を与える可能性を懸念する報告があり，妊婦への耐容摂取量を 2.0 μg/kg/ 週とし，その目安として魚介類の摂食と水銀に関する注意事項が勧告されている（表 9-5）.

このように，生物濃縮によって環境中のメチル水銀が魚介類を汚染し，それを摂取することによって，中枢神経を主とする神経系が障害を受けて中毒性疾患が引き起こされる．腎臓などが障害を受けて生じる無機水銀中毒とは異なる病像を示す※．妊娠中にメチル水銀に曝露され，脳性小児麻痺に似た症状となる胎児性の水俣病も確認されている.

c) ヒ素：ヒ素（As）は，地球上に広く存在する元素であり，さまざまな食品に微量のヒ素が含まれている．単体のヒ素や，ほとんどのヒ素化合物は有毒であり，とくに化合物は毒性の強いものが多い．ヒ素およびヒ素化合物は，IARC より発がん性がある（Type 1）と勧告されている．急性症状は，消化管の刺激によって，嘔気，嘔吐，下痢，激しい腹痛などがみられ，場合によってショック状態から死に至る．慢性症状は，剥離性の皮膚炎や過度の色素沈着，骨髄障害，末梢性神経炎，黄疸，腎不全などがある.

中毒事例として，わが国では 1955 年に森永ヒ素ミルク中毒事件（死者 131 人，中毒患者 12,159 人）が発生している.

食品安全委員会はヒ素含有量の高いヒジキの摂取による健康リスク評価を行い，毎日 4.7 g 以上のヒジキを継続的に摂取しない限り暫定週間耐容摂取量（provisional tolerable weekly intake：PTWI）を超えないとされているが，ヒジキの煮物 1 人前には約 10 g のヒジキが含まれており，毎日食べると健康リスクがあるといえる．わが国におけるヒ素の基準設定状況は，以下のとおりである.

・水道水，環境：0.01 mg/L.
・食品中の残留農薬：1.0 mg/L（As_2O_3 換算）（もも，なつみかん，いちご，ぶどう等），3.5 mg/L（As_2O_3 換算）（日本なし，りんご等）.
・食品色素に含まれる不純物：2 mg/L（As_2O_3 として）.
・添加物（摂取量の多いもの）に含まれる不純物：1 ～ 2 mg/L 以下.
・添加物（摂取量の少ないもの）に含まれる不純物：4 ～ 5 mg/L 以下.

d) 鉛：鉛（Pb）は，鉄などと比較すると融点が低く，柔らかいために加工が容易であること，表面に酸化被膜が形成されるために腐食されにくいこと，安価であること等の特徴をもつために幅広い用途があり，紀元前 3000 年頃から使用されている重金属である．自然由来の鉛が環境中に広く分布しているが，有鉛ガソリン，鉛鉱山や製錬所からの排出，蓄電池といった人為由来の鉛も環境中に拡散している.

大気や飲料水および器具・容器包装によって汚染された食物を介して，人は環境中の鉛に曝露される．鉛の有害性としては，職業曝露による鉛中毒が

知られており，慢性影響としては，より低濃度での継続的な鉛曝露による神経系，血液／造血系への影響などが疫学研究で明らかにされている．

　e）**スズ**：スズ（Sn）も融点が低く，加工しやすい金属材料として古来から広く用いられてきた．無機化合物の形では毒性が低いために食器や缶詰など広範囲にわたって利用されているが，缶詰内の腐食などによって高濃度にスズが溶出した食品を摂取することによる急性中毒も発生している．有機スズ化合物は，中枢神経障害や内分泌かく乱作用があることが報告されている．

　有機スズ化合物のうち，モノブチルスズ（MBT）やジブチルスズ（DBT）は，プラスチックの安定剤や樹脂合成の触媒などに利用されてきた．また，トリブチルスズ（TBT）やトリフェニルスズ（TPT）は，殺菌剤として使われたり，魚網防汚剤や船底塗料などに使用されてきたが，有害性が懸念されて，現在は魚網防汚剤や船底塗料には使われていない．

　現在，食品衛生法に基づき，DBT については，ポリ塩化ビニルを主成分とする合成樹脂製の器具又は容器包装，乳及び乳製品並びにこれらを主要原料とする食品の販売用の金属管に関して規格基準が定められ，材質中 50 μg/g 以下（二塩化ジブチルスズとして）でなければならない．フェンチン（TPTH）の農薬登録はないが，ポジティブリスト制度導入に伴い，各種農作物等に対する残留基準値（0.02 ～ 0.5 mg/kg：食品によって異なる）が設定されている．

2）放射性物質

　a）**概　要**：食品に対する放射性物質への懸念は，東日本大震災に伴う福島第一原子力発電所事故を受け高まった．健康被害のみならず風評被害などさまざまな公衆衛生・社会的な懸念が高まる中，科学的根拠（エビデンス）に基づくリスク管理に従って対策が講じられてきた．この項目では，放射線の基礎知識を解説し，食品衛生上の要点を述べる．

　b）**基　礎**：同じ原子番号（原子固有の番号：陽子数と同一）の原子のうち，中性子数が異なるものを同位体という．同位体には，不安定な状態を解消するために放射性壊変を起こして放射線を放出する放射性同位体と，放射線を放出しない安定同位体がある．放射線には，α 線，β 線，γ 線がある．α 線と β 線の放出後には原子の種類が変化するが，γ 線が放出されるときには原子の種類は変わらない．たとえば，セシウム（Cs）は陽子数が 55 個の元素であるが，中性子数は 57 個から 96 個のものまでみつかっている．安定なのは中性子数が 78 個のセシウム 133（陽子 55 個＋中性子 78 個＝ 133）だけで，残りはすべて放射線を放出する放射性物質である．原子力発電所などで事故が起こると，ウラン 235 の核分裂により生成されたセシウム 134 やセシウム 137 が環境中に放出されることがあり，これらのセシウムは β 線と γ 線を放出する．

　c）**食品衛生上の問題**：放射性物質から放射線を受けることを放射線被曝

表 9-6　健康被害を引き起こす放射性物質とその特徴

	ヨウ素 131	セシウム 134	セシウム 137	ストロンチウム 90
放射線の種類	β線, γ線	β線, γ線	β線, γ線	β線
物理学的半減期	8日	2年	30年	29年
生物学的半減期	80日	90日	90日	50年
実効半減期	約7日	約80日	約90日	約20年
蓄積する器官・組織	甲状腺	全身	全身	骨

という．体外にある放射性物質から放射線を受けることを外部被曝，空気中に飛散した放射性物質を吸い込んだり，汚染された飲食物を取り込んで体内から起こる被曝を内部被曝と呼ぶ．食品衛生のうえで重要となる内部被曝では，α線，β線，γ線を放出するすべての放射性物質が体内の細胞に影響を及ぼす可能性がある．

α線の場合は，飛ぶ距離が短いため，影響は放射性物質が存在する組織内に限定されるが，エネルギーの密度が高いため，体内への影響力は強い．γ線の場合は，飛ぶ距離が長いため，全身に影響を及ぼす可能性がある．また，放射性物質の種類によっては，特定の臓器に蓄積することがあり，たとえば，セシウムは周期表の同族のカリウムに似た性質を持っている（表9-4）ため，体内に入ると全身に分布する性質がある．ヨウ素は甲状腺ホルモンの構成元素であるため，放射性ヨウ素も安定ヨウ素も，甲状腺に蓄積する性質がある．

このような内部被曝によって，細胞内のDNAが損傷を受け，個体へ影響を及ぼす可能性が指摘されている．放射性物質は時間が経つにつれて減少するが，半分に減少するまでの時間を放射性物質の物理学的半減期と呼ぶ（表9-6）．また，体内に取り込まれた放射性物質は，代謝や排泄などにより体外に排出され，こうした生物学的な過程によって体内の放射性物質が半分に減少する期間を生物学的半減期と呼ぶ．

これら2つが同時に進むため，実質的な半減期はそのどちらよりも短い時間になる（実効半減期と呼ぶ）．

d）基準値：食品の国際規格を策定しているコーデックス委員会に基づき，食品を摂取することにより受ける線量が年間1ミリシーベルト（mSv）を超えないよう，放射性セシウムの基準値が設定されている（セシウム以外の線量も考慮に入れている）．

わが国は世界で最も厳しいレベルの基準を採用し，摂取頻度の高い「飲料水」については10ベクレル（Bq）/kg，乳幼児の摂取量が多い「牛乳」は50 Bq/kgに，「乳児用食品」も同様に50 Bq/kg，それ以外の「一般食品」すべてについては100 Bq/kgという4区分の値が設定された（表9-7）．それを上回った場合は，原子力災害対策特別措置法に基づいて出荷制限や摂取制限などの措置が取られる．食品中の放射性物質の検出状況は，各自治体で

表9-7　食品中の放射線量基準と食品からの年間追加線量上限値（日本と国際基準の比較）

	日　本	コーデックス委員会	EU	米　国
	食品衛生法の基準値	CODEX STAN 193-1995	Council Regulation (Euratom) 2016/52	Guidance Levels for Radionuclides in Domestic and Imported Foods（CPG7119.14）
放射性セシウム	飲料水　　　 10 Bq/kg 牛乳　　　　50 Bq/kg 乳児用食品 50 Bq/kg 一般食品　100 Bq/kg	乳児用食品 1,000 Bq/kg 一般食品　1,000 Bq/kg	飲料水　　　1,000 Bq/kg 牛乳　　　　1,000 Bq/kg 乳児用食品 400 Bq/kg 一般食品　1,250 Bq/kg	すべての食品 1,200 Bq/kg
追加線量の上限設定値	1 mSv	1 mSv	1 mSv	5 mSv

検査計画に基づいて多数の検査が実施され，すべて公表されている※.

　2018年に実施されたマーケットバスケット方式による平均的な食事に含まれる放射性物質量調査では，全国15地域で，実際に流通する食品を購入して放射性セシウムの測定を行った結果，食品中の放射性セシウムから，人が1年間に受ける放射線量は，0.0005 ～ 0.0011 mSvと推定され，現行基準値の設定根拠である年間上限線量1 mSvの1%以下であり，きわめて小さいことが確かめられた.

　2011年の東日本大震災から年数が経過した現在も，被災地産の食品に対する安全性に懸念を持つ消費者が存在する．重要なことは，正しい情報（エビデンスに基づいたリスク評価）から，冷静な判断をすることである．政府はリスクコミュニケーションとして情報を提供しているので，常に最新のエビデンスを取得し知識を更新する姿勢が重要である※.

※
詳細は環境省作成の「東京電力福島第一原発事故とその後の推移（下巻）」https://www.env.go.jp/chemi/rhm/kisoshiryo/pdf_h30/2018tk2whole.pdf を参照．この資料（上下巻）は放射性物質の基礎から事故の詳細，影響までエビデンスに基づいてわかりやすく解説している.

※
厚生労働省・食品中の放射性物質 https://www.mhlw.go.jp/shinsai_jouhou/shokuhin.html を参照.

5.　混入異物

a. 概　要

　混入異物は，表9-1のカテゴリー7にあたる．異物とは，食品の中に本来入ってはいけないものであり，「生産，貯蔵，流通の過程で不都合な環境や取扱い方に伴って，食品中に侵入または迷入したあらゆる有形外来物」と定義されている．ただし，高倍率の顕微鏡を用いなければ，その存在が確認できない程度の微細なものは対象とはならない※.

　異物は，その由来から動物性異物，植物性異物，鉱物性異物の3種類に大別され，また，その性状から軟質性異物と硬質性異物に分けられる．軟質性異物は虫や毛髪などであり，これによって直接になんらかの身体的な健康障害を与える可能性は低いが，異味感や，異臭，見た目への影響の可能性はあ

※
食品衛生法6条4号では，「不潔，異物の混入又は添加その他の事由により，人の健康を損なうおそれがあるもの」の販売等を禁止している.

る．硬質性異物は直接的な健康被害を生じる場合があり，金属類やガラス片のような硬いものがあれば，口腔内・消化器官への傷害が発生する可能性がある．

b. 発生状況

　2014（平成26）年4月から2016（平成28）年11月に報告された事業所での混入事例（可能性が高いものも含む）は4,519件ある．そのうち，硬質異物の混入件数は，33.7％（1,524件）であった．硬質異物に限らず健康被害が報告された事例は，事業所における混入事例4,519件中，236件であり，そのうち硬質異物の混入によるものは約9割（214件）であった※．

c. 原因・対策

　食品に異物が混入する原因には，さまざまな要素が考えられるが，消費者に届く前の事業者側の問題である3つの要素，①原材料，②環境（加工段階），③作業（従業員），についてはさまざまな対策が講じられている．

1）品質管理の徹底と十分な従業員教育

　一般的なもの，組織的なものがある．

① 一般的：一般衛生管理プログラム（227頁），食品衛生7S※．

② 組織的：HACCP（Hazard Analysis and Critical Control Point）※による衛生管理．

2）製造工程での異物混入防止対策

　異物混入防止の3原則が重要となる．

① 入れない（場内にあるものを食品に入れない）．

② 持ち込まない（場内に必要ないものは持ち込まない）．

③ 取り除く．

3）最適な分析による異物の特定

　異物の種類によって検査方法が異なるが，実体顕微鏡による外観の観察は必須である．さらに光学顕微鏡，フーリエ変換赤外分光光度計（FT-IR），エネルギー分散型蛍光X線分析装置（EDX）などが異物の種類によって選択される．

※
国立医薬品食品衛生研究所窪田邦宏ほか：全国における食品への異物混入被害実態の把握（厚生労働科学研究費補助金（食品の安全確保推進研究事業））を参照．

※
食品衛生7S：食品企業においてさらなる食品安全を求めて5S（整理・整頓・清掃・清潔・躾：しつけ）の中にある，「清掃」に「洗浄・殺菌」を含めることが重要であるとの認識から，この2つのSを加えて，「食品衛生7S」として，広く推進されている．

※
HACCP（223頁）：食品等事業者みずからが，原材料の入荷から製品の出荷に至る全工程の中で，それらの危害要因を除去または低減させるために，とくに重要な工程を管理し，製品の安全性を確保しようとする手法．

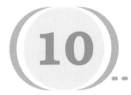

食品添加物

1. 食品添加物の役割

　社会のニーズや食品の製造・加工技術の進歩に伴って，加工食品，保存食品，インスタント食品，調理済食品が増加し，わが国の食生活は大きく変貌してきた．これには食品添加物が大いに寄与している．概してわるく思われがちな食品添加物であるが，加工食品や調理済食品から食中毒が発生するのを未然に防いだり，カビ毒による汚染を防止したりと，添加物の力なくして食の安全を語ることはできない．

a. 定　義

　食品衛生法第4条によれば，「添加物とは，食品の製造の過程において又は食品加工若しくは保存の目的で，食品に添加，混和，浸潤その他の方法によって使用するものをいう」と定義されている．このような目的，用途で使用されるものは，化学的合成品でも天然物でも，すべて食品添加物として取り扱われる．また，食品衛生法第10条には「人の健康を損なうおそれのない場合として厚生労働大臣が薬事・食品衛生審議会の意見を聴いて定める場合を除いては，添加物（天然香料及び一般に食品として飲食に供されている物であって添加物として使用されるものを除く）並びにこれを含む製剤及び食品は，これを販売し，又は販売の用に供するために，製造し，輸入し，加工し，使用し，貯蔵し，若しくは陳列してはならない」と規定されている．

b. 規格・基準

　食品衛生法第11条には「厚生労働大臣は，公衆衛生の見地から，薬事・食品衛生審議会の意見を聴いて販売の用に供する食品若しくは添加物の製造，加工，使用，調理若しくは保存の方法につき基準を定め，又は販売の用に供する食品若しくは添加物の成分につき規格を定めることができる」，「前項の規定により基準又は規格が定められたときは，その基準に合わない方法により食品若しくは添加物を製造し，加工し，使用し，調理し，若しくは保存し，その基準に合わない方法による食品若しくは添加物を販売し，若しくは輸入し，又はその規格に合わない食品若しくは添加物を製造し，輸入し，加工し，使用し，調理し，保存し，若しくは販売してはならない」と，食品または添加物の規格，基準が制定されている．

　食品添加物公定書：食品添加物の規格，基準などを収載したものが，食品

添加物公定書である（食品衛生法第21条）．添加物の規格を確認する試験は，この公定書に示された方法によって行われる．

　製品検査：食品添加物の中には，製品検査を受けなければならないと指定されているものがある（食品衛生法第25条）．厚生労働大臣，都道府県知事または登録検査機関が検査を行い，合格したものは製品検査合格証を貼付しなければ，販売，陳列し，または営業上使用してはならない．

c. 食品添加物の役割

　食品添加物は，人の健康を損なうおそれがなく，かつその使用が消費者になんらかの利点を与えるものであり，安全性，有効性が科学的に評価されたものである必要がある．

　食品添加物の役割は，① 食品の製造や加工時の必要なもの（製造用剤），② 保存性の向上（保存料，酸化防止剤など），③ 嗜好性や品質の向上（甘味料，着色料，香料など），④ 栄養強化（栄養強化剤），に分類される．食品添加物の種類（用途別）と有効性を表10-1に示す．

d. 食品添加物に対する世界的な動き

　近年，国際交流が活発になり，国家間での食品の出入りも増加している．原則として，食品添加物は輸入する国が許可したものしか使用してはならない．食品添加物の安全度の判定が国により異なることを是正し，安全度の判定を統一させる目的で，国際連合食糧農業機関（Food and Agriculture Organization of the United Nations：FAO）と世界保健機関（World Health Organization：WHO）との合同の国際食品規格委員会（Codex Alimentarius Commission：CAC，コーデックス委員会）の中に設置されているFAO/WHO合同食品添加物専門家会議（Joint FAO/WHO Expert Committee on Food Additives：JECFA）が，食品添加物の安全性評価を行っている．本会議では各種試験データに基づいて食品添加物の安全性を評価して一日摂取許容量（acceptable daily intake：ADI）を提示するとともに，食品添加物

表 10-1　食品添加物の有効性と種類

有効性	種類（用途別）
①食品の製造や加工を行うために必要不可欠である	豆腐用凝固剤，かんすい，酵素，抽出溶剤，消泡剤，酸・アルカリ剤，炭酸ガス，ろ過助剤などの製造用剤
②食品の保存性を高めたり，また食中毒を予防する	保存料，殺菌料，酸化防止剤，防カビ剤
③食品の嗜好性や品質を向上させる	〔色〕着色料，発色剤，漂白剤，光沢剤
	〔香〕香料，香辛料抽出物
	〔味〕甘味料，酸味料，調味料，苦味料，香辛料抽出物
	〔食感〕乳化剤，増粘・安定・ゲル化剤，膨張剤
④食品の栄養成分を補充したり，または強化させる	栄養強化剤：ビタミン，ミネラル，アミノ酸など

の規格を作成して公表している．なお JECFA において，添加物の有効性の評価は行われない．

2. 食品添加物の安全性評価

a. 安全性評価の考え方

　食品添加物は，食品に使用され体内に摂り込まれるものであるから，当然ながら安全でなければならない．わが国では，世界に先駆けて，化学合成品の食品添加物は原則として禁止され，安全性と有効性が科学的に確認されたものだけを厚生労働大臣が指定して許可する制度（指定添加物）を設けた．

　天然添加物は，古くから食品成分として摂取されてきたものが多く，経験的に安全性が高いものであると考えられているが，1995 年（平成 7 年）に，今後新たに開発された食品添加物は，天然物であっても，厚生労働大臣の認可を受けなければならない指定制度に改正された．

b. 安全性の確認と評価

1）安全性の確認

　食品添加物の安全性は，医薬品や農薬などの化学物質の安全性試験と同様に，実験動物を用いた亜急性毒性試験，慢性毒性試験などの一般毒性試験，催奇性試験，発がん性試験，抗原性試験などの特殊毒性試験，中枢神経・自律神経に及ぼす影響，実験動物の成長への影響などの一般薬理試験，被験物質の体内動態試験などによって確認される．

2）安全性の評価

　安全性の評価は厚生労働省の定める「食品添加物の指定及び使用基準改正に関する指針」によって実施される．指針では安全性に関する資料として「毒性に関する資料」，「体内動態に関する資料」，「食品添加物の一日摂取許容量に関する資料」が要求されている．

c. 一日摂取許容量と使用基準の設定

1）一日摂取許容量（ADI）

　食品添加物の安全性の確保は，図 10-1 に示すように行われる．まず実験動物などを用いて各種の毒性試験を行い，影響について詳細にチェックし，まったく影響がみられない最大投与量から無毒性量（no-observed adverse effect level：NOAEL，最大無毒性量ともいう）を決定する．次に実験動物と人の差，および人と人との個人差などから，無毒性量を安全係数（通常は100）で除して，人が生涯毎日摂取し続けたとしても健康を害するおそれのない一日摂取許容量（acceptable daily intake：ADI，単位は mg/kg 体重 / 日）が求められる．安全係数 100 の内訳は，動物と人間の差が 10，人間の

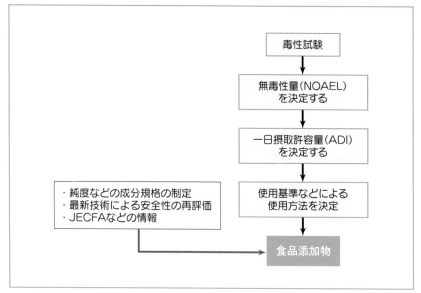

図10-1　食品添加物の安全性の確保

個体差が10としている．つまり，動物実験で得られた無毒性量をそのまま人間に用いず，摂取許容量を100分の1まで下げることで安全性を確保しているといえる．なお，国内においてADIを決定するのは，食品安全委員会である．

国際的には，FAO/WHO合同食品添加物専門家会議（JECFA）が，国際汎用性の高い食品添加物についてADIを設定し，安全性の指標として公表している．

2) 使用基準の設定

食品添加物によっては，たとえば着色料が本来の食材の色をゆがめてしまうことがないように，または有効性に対して必要とされる量を大幅に逸脱して添加されることを防ぐために，使用基準が設定される場合がある．使用基準は，一日摂取許容量（ADI）を十分下回るように設定され，添加物の有用性や使用対象食品の摂取量などの資料をもとにして，対象食品，使用量・使用濃度，使用制限などが定められる．

3. 種類と用途

わが国の食品添加物は，厚生労働大臣が安全性と有効性を確認して指定した①「指定添加物」，天然添加物として使用実績が認められて品目が確定している②「既存添加物」，③「天然香料」，および④「一般飲食物添加物」の4つに分類されている（表10-2）．食品添加物の中には使用基準のあるものがあり，対象食品，使用量，使用制限などが定められている．

表10-2　食品衛生法による食品添加物の分類・内容・例

分　類	内　容	用途・品名（例）
指定添加物	化学的合成品，天然物にかかわらず，安全性と有効性が確認されて厚生労働大臣により指定されているもの	栄養強化剤：ビタミンＡ，ビオチン 甘味料：サッカリン，アスパルテーム 着色料：食用赤色２号，リボフラビン 保存料：ソルビン酸，安息香酸
既存添加物	長年にわたり使用されてきた天然添加物として，厚生労働大臣が認め，既存添加物名簿に収載されたもの	栄養強化剤：L-シスチン，焼成カルシウム 甘味料：D-キシロース，ステビア末 増粘安定剤：アラビアガム，アルギン酸 保存料：ペクチン分解物，しらこたん白抽出物
天然香料	動植物から得られたものまたはその混合物で，食品の着香の目的で使用される添加物	香料：ウニ，リンゴ，ライム，マツタケ，バニラなどのエッセンス
一般飲食物添加物	一般に食品として飲食されているものであって添加物として使用されている品目	着色料：アカキャベツ色素，ブルーベリー果汁 増粘安定剤：オクラ抽出物，海藻セルロース その他：アマチャ抽出物，寒天

a. 指定添加物

　指定添加物は，化学的合成品，天然物にかかわらず，提出された資料をもとに安全性と有用性が調査・審議されて，厚生労働大臣によって指定されたものであり，食品衛生法施行規則の別表第1に記載されている．2018（平成30）年7月3日現在で455品目である．

　食品添加物の指定にあたっての調査，審議の基準については，薬事・食品衛生審議会の基本的考え方が公表されている．その抜粋を表10-3に示す．また，指定されるまでの手順については，その概略を図10-2に示す．化学的合成品の指定添加物の例として，赤色2号などの合成着色料や，次亜塩素酸水などの殺菌料などがある．天然由来の指定添加物は少ないが，β-カロテンや乳酸菌由来の保存料であるナイシンなどが指定されている．

1）使用基準のあるもの

　指定添加物には使用基準が定められているものが多い．たとえば，合成着色料（12種）は食肉や鮮魚介類，野菜には使用できない．また，保存料のソルビン酸カルシウム，殺菌料の亜塩素酸水，甘味料のスクラロースやサッカリン，発色剤の亜硝酸ナトリウム，漂白剤の亜硫酸ナトリウムなどは，使用できる食品と使用上限がそれぞれ決められている．たとえばスクラロースをジャムに使用する場合は，1.0 g/kg以下と定められている．

2）使用基準のないもの

　化学的合成品の食品添加物であっても，もともと食品に含まれている成分であるものや安全性の高いものは使用基準がない．この例を表10-4に示す．

表 10-3　食品添加物の指定に関する考え方

1	食品添加物は，安全性が実証または確認されるものでなければならない
2	食品添加物の使用が食品の消費者に何らかの意味の利点を与えるものでなければならない （1）指定し得る添加物としては，次の各項のいずれかに該当することが実証または確認されることを必要とする 　①食品の製造加工に必要不可欠なもの 　②食品の栄養価を維持させるもの 　③食品の損耗を少なくするために，腐敗，変質，その他の化学変化などを防ぐもの 　④食品を美化し，魅力を増すもの 　⑤その他，食品の消費者に利点を与えるもの （2）次の各項のいずれかに該当すると見なされる場合は，指定し得ないものとする 　①粗雑な製造または加工による食品を変装する場合 　②粗雑な品質の原料または食品に用いて消費者を欺瞞する場合 　③食品の栄養価を低下させる場合 　④疾病の治療その他医療効果を目的とする場合 　⑤対象となる食品の製造法または加工法の改善や変更が比較的安価に実行可能であり，改善，変更した結果その添加物を使用しないで済む場合
3	食品添加物は，その目的に関し十分な効果が期待されるものでなければならない．また，新しい食品添加物の指定に際しては，そのものがすでに指定されている同目的の食品添加物に比較して，同等以上の効果があるかまたは別の効果を併有するものであることが望ましい
4	食品添加物は，原則として添加した食品の化学分析等により，その添加物を確認し得るものでなければならない

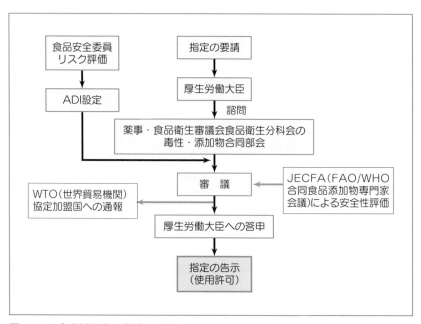

図 10-2　食品添加物の指定の手順

b．既存添加物

　既存添加物（きそんてんかぶつ）は，カラメル色素やペクチン分解物などのように，天然の原料からつくられ，かつ長年にわたり使用されてきた天然

表 10-4　使用基準のない指定添加物

主な用途名	物質名（例）
イーストフード	カルシウム塩以外のもので，塩化アンモニウム，塩化マグネシウム，グルコン酸ナトリウム，塩化マグネシウム，硫酸マグネシウム，炭酸アンモニウム，炭酸カリウムなど
栄養強化剤	〔ビタミン類〕L-アスコルビン酸・その塩やエステル，コレカルシフェロール，チアミン・その塩酸塩・その硝酸塩，ビタミンA・その脂肪酸エステル，リボフラビンなど 〔ミネラル類〕塩化第二鉄，塩化マグネシウム，クエン酸鉄，炭酸マグネシウムなど 〔アミノ酸類〕調味料でもある：L-アスパラギン酸ナトリウム，DL-アラニン，L-アルギニン，L-グルタミン酸塩，L-イソロイシン，L-トリプトファン，DL-トレオニン，L-バリン，L-ヒスチジン塩酸塩，L-フェニールアラニン，DL-メチオニン，L-リジン塩酸塩など
ガムベース	乳化剤でもある：グリセリン・ソルビタン・プロピレングリコール・ショ糖の脂肪酸エステル類
かんすい	炭酸のナトリウム塩・カリウム塩，リン酸のナトリウム塩・カリウム塩など
甘味料	アスパルテーム，キシリトール，D-ソルビトール，ネオテーム
結着剤	ピロリン酸・ポリリン酸・メタリン酸のナトリウム塩・カリウム塩など
固結防止剤	栄養強化剤・膨張剤でもある：炭酸マグネシウム
殺菌料	高度サラシ粉
酸化防止剤	栄養強化剤でもある：L-アスコルビン酸・そのナトリウム塩，L-アスコルビン酸のステアリン酸エステル・パルミチン酸エステル
酸味料	アジピン酸・クエン酸・グルコン酸・コハク酸・乳酸・フマル酸・リンゴ酸およびそのナトリウム塩など
色調調整剤	栄養強化剤でもある：硫酸第一鉄
醸造用剤	硫酸・リン酸のアンモニア塩
製造用剤	カゼインナトリウム，塩化マグネシウム，ヒドロキシプロピルセルロースなど
増粘剤	アルギン酸のアンモニウム塩・カリウム塩・ナトリウム塩，リン酸化デンプンなど
着色料	栄養強化剤でもある：リボフラビン，リボフラビン酪酸エステル，リボフラビン 5'-リン酸エステルナトリウム
チューインガム軟化剤	グリセリン，D-ソルビトール
調味料	〔アミノ酸類〕栄養強化剤でもある：L-イソロイシン，DL-トリプトファン，L-メチオニンなど 〔核酸：ヌクレオチド〕5'-イノシン酸・5'-グアニル酸，5'-リボヌクレオチドなどの二ナトリウム塩 〔有機酸〕酸味料でもある：各種の有機酸．膨張剤でもある：DL-酒石酸水素カリウムなど 〔無機塩〕塩化カリウム，リン酸のナトリウム塩・カリウム塩
豆腐凝固剤	塩化マグネシウム，硫酸マグネシウム，グルコノデルタラクトン
乳化剤	ガムベースでもある：グリセリン・ソルビタン・プロピレングリコール・ショ糖の脂肪酸エステル類．増粘剤でもある：オクテニルコハク酸デンプンナトリウムなど プロセスチーズ・その加工品等には，クエン酸三ナトリウム，ポリリン酸・メタリン酸・リン酸のカリウム塩・ナトリウム塩などが使用許可されている
pH調整剤	各種の有機酸のナトリウム塩・カリウム塩，炭酸のナトリウム塩・カリウム塩，リン酸のナトリウム塩など
品質改良剤	L-アスコルビン酸，そのカルシウム塩・ナトリウム塩
品質保持剤	D-ソルビトール，グルコン酸カリウム，グルコン酸ナトリウム
膨張剤	炭酸・各種リン酸のアンモニウム塩・カリウム塩・ナトリウム塩，アジピン酸，クエン酸など

添加物を，1995（平成7）年に厚生労働大臣が認可したものである．すべての既存添加物は厚生労働省告示の「既存添加物名簿」に収載され，品名や基原，製法，本質などについては，厚生労働省生活局長通知の「既存添加物名簿収載品目リスト」に収載されている．

　既存添加物は，化学的手段により元素または化合物に分解反応以外の化学反応を起こさせて得られた物質を含んではならない．また，既存添加物には加工に用いられる酵素群も含まれる．既存添加物は，2015（平成27）年7月29日現在で365品である．既存添加物は新たに増えることはなく，使用実態によって消除される．

1）使用基準のあるもの

　既存添加物は大部分が使用基準のないものであるが，使用基準のあるものとして，栄養強化剤や着色料である β-カロテンを主成分とするデュナリエラカロテン・ニンジンカロテン・パーム油カロテン，ガムベースであるタルク，酸化防止剤であるグアヤク脂，製造用剤である着色料のカラメルⅠ～Ⅳ・金およびろ過助剤であるカオリン・ケイソウ土・酸性白土・パーライト・ベントナイト，食用油脂抽出剤であるヘキサン，着色料であるアナトー色素・トマト色素など，離型剤である流動パラフィンなどがある．

2）使用基準のないもの

　使用基準のない既存添加物の例を，表10-5に示す．

c．天然香料

　天然香料は，主に動植物から得られ，食品の着香の目的で使用されるものであり，その基原物質が厚生労働省通知の「天然香料基原物質リスト」に収載されている．既存添加物と同様に，長年の使用歴によって認可されたものである．2015（平成27）年7月29日現在で612品目である．

　天然香料は使用量が微量であることから，すべて使用基準がない．天然香料は，アケビ，イチゴ，ウメ，エビ，オリーブ，カカオ，キク，クルミ，ケンポナシ，コーヒー，ザクロ，シイタケ，ニンジン，ブドウ，ミカン，モモ，レモンなどの多くの食品が基原物質となる．

d．一般飲食物添加物

　一般に食品として飲食に供されている物であって添加物として使用されているものを，一般飲食物添加物という．飲料としても使用可能なブルーベリー果汁やオレンジ果汁を着色のために使用する場合や，オクラ抽出物を増粘安定剤として食感を向上させるために使用する場合のように，一般に食品であるものが添加物として使用される．これらの品名，基原，製法，本質などは厚生労働省通知の「一般に食品として飲食に供されている物であって添加物として使用されている品目リスト」に収載されている．2015（平成27）

表 10-5　使用基準のない既存添加物

主な用途名	物質名（例）
イーストフード	焼成カルシウム
栄養強化剤	各種の L- アミノ酸，トコフェロール類，5'-アデニル酸，5'-シチジル酸，貝殻・骨・卵殻などの焼成カルシウム・未焼成カルシウム，ヘム鉄など
ガムベース	ウルシロウ，コメヌカロウなどの各種ロウ，グアヤク樹脂，ロシン，チクルなど
甘味料	L- ラムノース，L- アラビノース，カンゾウ抽出物，D- キシロース，ステビア抽出物，ステビア末，D- リボースなど
苦味料等	ゲンチアナ・キハダ・ニガヨモギ・レイシなどの抽出物，多くの香辛料抽出物*，ナリンジン，カフェイン（抽出物）など
酵素	ペプチダーゼ，エステラーゼ，ガラクトシダーゼ，セルラーゼ，ナリンジナーゼ，ペクチナーゼ，ペプシン，リパーゼなどの多くの酵素
光沢剤	各種のロウやワックス
酸化防止剤	カンゾウ油性抽出物，コメヌカ油抽出物，セイヨウワサビ・茶・ヤマモモ・ソバ全草・ブドウ種子などの抽出物，カテキン，クエルセチン，トコフェロール類など
酸味料	イタコン酸，フィチン酸
製造用剤	イナワラ灰抽出物，活性炭，活性白土，カードラン，クン液，高級脂肪酸，シソ抽出物，焼成カルシウム，生石灰，タンニン（抽出物），木炭，木灰，トラガントガム，ブタン，水素など
増粘安定剤	アラビアガム，アルギン酸，カラギナン，キチン，グァーガム，デキストラン，トラガントガム，ペクチンなど
調味料	上記栄養強化剤の各種 L- アミノ酸，タウリン（抽出物），ベタインなど
豆腐用凝固剤	粗製海水塩化マグネシウム
乳化剤	ダイズサポニン，植物・卵黄レシチン，植物性・動物性ステロール，胆汁末など
保存料	カワラヨモギ・しらこたん白などの抽出物，ペクチン分解物，ε -ポリリシンなど

* 香辛料抽出物：アサノミ，クレソン，サンショウ，ショウガ，セロリ，バジル，パセリなどの基原物質から抽出，または，水蒸気蒸留して得られたもの.

年 1 月 1 日現在で 104 品目である.

1）使用基準のあるもの

　一般飲食物添加物の中の着色料はすべて使用基準があり，使用対象食品に使用制限が定められている．その着色料は，アカキャベツ色素，果汁，ココア，チェリー色素，茶，野菜ジュース，ブドウ果汁色素などである．

2）使用基準のないもの

　一般飲食物添加物の着色料以外のものは使用基準がない．それは，甘味料のアマチャ抽出物，カンゾウ末，苦味料のダイダイ抽出物，ホップ抽出物，ヨモギ抽出物，酵素の乳酸菌濃縮物，調味料のクロレラ抽出物，ホエイソルト，製造用剤のカゼイン，寒天，小麦粉，ゼラチン，卵白など，増粘安定剤の褐藻抽出物，グルテン分解物，コンニャクイモ抽出物，サツマイモセル

ロース，ダイズ多糖類，ナタデココ，マンナン，レンネットカゼインなどである．

e. 食品添加物の用途

　食品添加物は，食品衛生法により用途別にも分類されており，その用途名がつけられている．表10-6に，食品添加物の主な用途別とその使用目的・効果を示す．以下に主な用途と代表的な添加物について解説する．

1）甘味料

　代表的な甘味料は砂糖であるが，糖類は微生物の栄養源となるため，食品の品質劣化を引き起こす．そのため，砂糖ではない甘味を感じさせる物質を甘味料として添加することがある．また，糖尿病や肥満の対策として，低カロリーの甘味料が用いられる場合も多い．合成甘味料としてアスパルテーム，アセスルファムカリウム，サッカリン，スクラロースなどが指定されている．既存添加物としては，ステビアの葉から得たステビア抽出物や甘草の根茎から得たカンゾウ抽出物が用いられる．

2）着色料

　食品の色は，食欲を増進させ食文化を豊かなものにする．加工食品の場合，着色料を用いて食品の色が調整される．わが国では合成着色料として赤色2号や青色1号など12種類の食用タール系色素が指定されている．既存添加物には，ウコンの根茎より得られるウコン色素（主成分はクルクミン），クチナシの果実より得られるクチナシ黄色素（主成分はクロシン），カイガラムシより得られるコチニール色素（主成分はカルミン酸）のような植物や昆虫由来の着色料も多い．

3）保存料

　食品の品質劣化の原因となる微生物の増殖を抑制するために添加される．殺菌料と違い保存料に殺菌作用はない．もともとは天然由来であるソルビン酸や安息香酸がよく使用されるが，現在はともに化学的合成品であり指定添加物である．乳酸菌が生産する抗菌性ペプチドであるナイシンも指定添加物の保存料である．既存添加物の保存料には，サケの精巣から得られるしらこタンパク抽出物などがある．

4）増粘安定剤

　水に溶解または分散して高い粘ちゅう性を生じる高分子化合物である．食品に高い粘性をもたせる場合は「増粘剤」，ゲル化を目的とする場合は「ゲル化剤」，高めた粘性で食品成分を均質化して安定化させる場合は「安定剤」という．海藻の一種である褐藻（コンブなど）より得られる多糖類のアルギン酸や，紅藻類より得られる多糖類のカラギナン，豆科グァーの種子から得ら

表 10-6　食品添加物の主な用途別種類とその使用目的・効果

主な用途名	使用目的・効果	指定添加物（例）	既存添加物（例）	天然香料（例）	一般飲食物添加物（例）
イーストフード	良質なパンの製造に必要な酵母の働きを助ける	炭酸カルシウム リン酸一水素カルシウム 塩化アンモニウム 炭酸カリウム	焼成カルシウム	なし	なし
栄養強化剤	栄養成分を補助，強化する	亜鉛塩類 乳酸カルシウム 化学合成品のビタミン類，ミネラル類，アミノ酸類	ニンジンカロテン L-リシン D-トコフェロール（α-, γ-, δ-） ヘム鉄	なし	コエンザイムQ10 ドコサヘキサエン酸（DHA） γ-アミノ酪酸
ガムベース	チューインガムの基材である	エステルガム ポリイソブチレン グリセリン脂肪酸エステル ソルビタン脂肪酸エステル	タルク チクル グアヤク樹脂 ゴム	なし	なし
かんすい	小麦粉のタンパク質であるグルテンに働いて弾力性を与え，また保水性を高めて良好な中華めんやワンタンの皮にする	炭酸ナトリウム 各種のリン酸のナトリウムまたはカリウム塩	なし	なし	なし
甘味料	甘味を与える	アセスルファムカリウム スクラロース アスパルテーム キシリトール	D-キシロース ステビア抽出物 L-ラムノース	なし	アマチャ抽出物 カンゾウ末
苦味料等	苦味を与える	なし	イソアルファー苦味酸 カフェイン抽出物 ナリンジン レイシ抽出物	なし	オリーブ茶 ダイダイ抽出物 ホップ抽出物
結着剤	かまぼこ，ハム，ソーセージやめん類などの組織の改良，離液の防止，冷凍変性防止など	ポリリン酸・メタリン酸のカリウムまたはナトリウム塩	なし	なし	なし
香辛料抽出物	香や辛味を与える	なし	カラシナ抽出物 クレソン抽出物	カモミル抽出物 トウガラシ抽出物	なし
香料	香を与える	イソオイゲノール メントール	なし	アロエ抽出物 オレンジ抽出物	なし
酵素	物性の向上	なし	アミラーゼ ペクチナーゼ プロテアーゼ リパーゼ	なし	乳酸菌濃縮物
光沢剤	つやを出す	なし	ウルシロウ コメヌカロウ ミツロウ ラノリン	なし	なし
固結防止剤	食塩が固まるのを防止する	炭酸マグネシウム ケイ酸カルシウム	なし	なし	なし
殺菌料	微生物を殺菌する	亜塩素酸水 過酸化水素 次亜塩素酸ナトリウム 高度サラシ粉	なし	なし	なし
酸化防止剤	油脂成分などの酸化防止と保存性を高める	亜硫酸ナトリウム dl-α-トコフェロール ブチルヒドロキシアニソール（BHA） L-アスコルビン酸・そのナトリウム塩 L-アスコルビン酸ステアリン酸エステル	コメヌカ油抽出物 クエルセチン カテキン D-トコフェロール（α-, β-, γ-） ローズマリー抽出物	なし	なし

酸味料	酸味を与える	クエン酸 コハク酸 乳酸 氷酢酸	イタコン酸 フィチン酸	なし	なし
消泡剤	食品製造時にできる泡を消す	シリコーン樹脂	なし	なし	なし
製造用剤	食品の製造上必要なもの	アセトン イソプロパノール ステアリン酸マグネシウム 酸化マグネシウム 硫酸ナトリウム	カオリン ケイソウ土 ヘキサン ゼオライト 木炭	なし	カゼイン 小麦粉 ゼラチン 卵白
増粘剤（安定剤・ゲル化剤又は糊料）	粘性の付与，水分保持，成分の分離防止，ゲル化，滑らかさの付与	アルギン酸プロピレングリコールエステル メチルセルロース アルギン酸ナトリウム	アラビアガム カラギナン キチン ペクチン	なし	海藻セルロース グルテン分解物 マンナン ナタデココ
着色料	着色し，色調を整える	β-カロテン 食用赤色・黄色・青色類 リボフラビン リボフラビン酪酸エステル	アナトー色素 カラメル類 クロロフィリン トマト色素	なし	アカゴメ色素 イカスミ色素 果汁 野菜ジュース
調味料	うま味を与え，味を整える	L-グルタミン酸カルシウム クエン酸カルシウム グルタミン酸・そのカリウムまたはナトリウム塩 5′-イノシン酸ニナトリウム 5′-グアニル酸ニナトリウム	L-アスパラギン酸 L-アラニン L-グルタミン タウリン（抽出物）	なし	ホエイソルト クロレラ抽出液
豆腐用凝固剤	豆乳を固めて豆腐にする	塩化カルシウム 硫酸カルシウム 塩化マグネシウム 硫酸マグネシウム グルコノデルタラクトン	粗製海水塩化マグネシウム	なし	なし
乳化剤	水と油を均一に混合する パンなどの組織を改善しソフト感を与える	ステアロイル乳酸カルシウム クエン酸カルシウム ポリソルベート類 グリセリン脂肪酸エステル ショ糖脂肪酸エステル	植物・卵黄レシチン 植物性・動物性ステロール ダイズサポニン 胆汁末	なし	なし
pH調整剤	食品の品質保持，変色防止，保存料や酸化防止剤の効果の向上	アジピン酸 クエン酸・その三ナトリウム塩 乳酸・そのナトリウム塩 リン酸塩	なし	なし	なし
発色剤	ハム，ソーセージなどの色調や風味の改善	亜硝酸ナトリウム 硝酸カリウム 硝酸ナトリウム	なし	なし	なし
被膜剤	果実，果菜の表皮上面を膜で被い日持ちを向上させる	オレイン酸ナトリウム 酢酸ビニル樹脂	なし	なし	なし
漂白剤	色を白くする	亜塩素酸ナトリウム 亜硫酸ナトリウム	なし	なし	なし
防カビ剤	輸入かんきつ類やバナナの皮表面のカビ発生防止	イマザリル オルトフェニルフェノール ジフェニール チアベンダゾール	なし	なし	なし
防虫剤	穀類に虫がつくのを防ぐ	ピペロニルブトキシド	なし	なし	なし
膨張剤	小麦粉製品を膨らませる	炭酸カルシウム クエン酸カルシウム 炭酸水素ナトリウム 炭酸マグネシウム	なし	なし	なし
保存料	微生物の生育を抑制し，食品の腐敗や食中毒を防止する	安息香酸 ソルビン酸 パラオキシ安息香酸エステル プロピオン酸	カワラヨモギ抽出物 ペクチン分解物 白子タンパク抽出物 ε-ポリリシン	なし	なし

れる多糖類の一種（ガラクトマンナン）である<u>グァーガム</u>，グラム陰性細菌の培養液から得られる多糖類の一種である<u>キサンタンガム</u>，リンゴなどの果実や野菜から得られる多糖類の一種（ポリガラクチュロン酸）である<u>ペクチン</u>などが代表的である．また，セルロースをカルボキシメチル化してナトリウムまたはカルシウムの塩とした<u>カルボキシメチルセルロース（CMC）</u>も使用される．

5）酸化防止剤

空気中の酸素による酸化は，成分の分解や<u>褐変の進行</u>など品質劣化の原因となる．そこで抗酸化機能をもつ添加物が使用される．水溶性の酸化防止剤として，<u>L-アスコルビン酸（ビタミンC）</u>や，その光学異性体である<u>エリソルビン酸</u>があげられる．また脂溶性の酸化防止剤として，<u>d-α-トコフェロール（ビタミンE）</u>やその光学異性体を含む混合物である<u>dl-α-トコフェロール</u>が用いられる．またカテキン類を主成分とした<u>チャ抽出物</u>が既存添加物の酸化防止剤として用いられる

6）発色剤

<u>亜硝酸ナトリウム（亜硝酸Na）</u>が代表的である．亜硝酸イオンの還元によって発生する<u>一酸化窒素（NO）</u>が，筋肉中の酸素結合タンパク質である<u>ミオグロビン</u>に結合することで，ミオグロビンは鮮やかな赤桃色に発色する（ニトロソミオグロビン）．ニトロソミオグロビンは加熱に安定である．亜硝酸ナトリウムはハムやベーコン，またはイクラの発色に用いられる．ただし，<u>生鮮の食肉や魚肉には使用することができない</u>．亜硝酸イオンは，酸性条件下で2級アミンと反応して発がん性物質である<u>ニトロソアミン</u>を生成する可能性があるため，アミンを多く含むイクラの使用基準は，最大残存量として5 ppm以下とされている（食肉製品は70 ppm以下）．

7）防かび剤

<u>輸入の柑橘類</u>やバナナ，もも，りんご，キウイなどの果物において，長時間の輸送時にカビが生えることを防ぐために添加（噴霧や浸漬）される農薬を<u>防かび剤（または防ばい剤）</u>という．本来，農薬は食糧（農産物など）に使用されるが，防かび剤は収穫後の食品に使用されるため食品添加物の扱いとなっている．このように収穫後に使用される農薬であることから<u>ポストハーベスト農薬</u>とも呼ばれる．防かび剤として，<u>イマザリル</u>，<u>チアベンダゾール</u>，<u>オルトフェニルフェノール</u>，<u>フルジオキソニル</u>などの農薬が使用される．これらは国内産の柑橘類などに使用することはできない．

8）殺菌料

食品中の細菌を殺菌するための添加物である．主に生食用野菜や卵殻の殺菌に用いられる．<u>次亜塩素酸ナトリウム</u>，次亜塩素酸水，亜塩素酸ナトリウ

ム，過酸化水素（数の子のみに使用できる）などがある．

9）漂白剤

食品の色調を整えるために，食品由来の色素や着色成分を分解して無色にするために用いられる．亜塩素酸ナトリウム，亜硫酸ナトリウム，二酸化硫黄などがある．

10）栄養強化剤

栄養成分の強化を目的として添加される．ビタミン類，ミネラル類，アミノ酸類に分けられる．

11）製造用剤

食品の製造または加工の工程においていろいろな目的で使用されるが，特定の用途により分類されるのが困難なものをいう．この中には，かんすい，日持ち向上剤，ろ過助剤，抽出溶剤，豆腐用凝固剤，離型剤などが含まれる．

4. 食品に含まれる食品添加物の表示

食品表示法第4条には「内閣総理大臣は，次に掲げる事項のうち必要と認められる事項を内容とする食品に関する表示の基準を定めなければならない」とされており，添加物の表示事項もここに含まれる．そして第5条では，「食品関連事業者等は，食品表示基準に従った表示がされていない食品の販売をしてはならない」と定めている．また，食品衛生法第20条には「食品，添加物，器具又は容器包装に関しては，公衆衛生に危害を及ぼすおそれがある虚偽の又は誇大な表示又は広告はこれをしてはならない」と定められており，虚偽表示が禁止されている．

今日，加工食品の普及，食品流通の国際化，国民の健康への関心の高まりなどから，食品の内容を理解し選択するための情報として食品添加物をくわしく表示することになっている．食品に含まれる食品添加物の表示に関する規定の要点を，次に示す．

a. 表示の対象となる添加物

「食品に含まれる食品添加物については，栄養強化の目的で使用した添加物，加工助剤及びキャリーオーバーを除き，すべての当該添加物を含む旨を表示するものであること」と定められている．

1）表示の方法

原則として，すべての添加物について，物質名を添加物に占める重量の割

合の高いものから順に表示する．ただし，物質名は消費者になじみがないものが多いため，規定された別名や簡略名もしくは類別名を使用することもできる．なお，同種の機能を有する添加物を併用する場合は，以下の例に従い簡略化した表示を用いてよい．

　　＜例＞（物質名）L-アスコルビン酸：（別名）ビタミンC，（簡略名または類別名）アスコルビン酸，V.C.

　　＜例＞（物質名）カカオ色素：（別名）ココア色素，（簡略名または類別名）カカオ，フラボノイド，フラボノイド色素．

　　＜例＞（物質名）エタノール：（別名）エチルアルコール，（簡略名または類別名）アルコール，酒精．

　a）用途名の併記：物質名だけではなく，消費者の選択に役立つ情報として用途名を併記することになっている食品添加物が8種ある．それは，① 甘味料，② 着色料，③ 保存料，④ 増粘剤・安定剤・ゲル化剤・糊料，⑤ 酸化防止剤，⑥ 発色剤，⑦ 漂白剤，⑧ 防カビ剤（防ばい剤），を用途とする添加物である．以下に例を示す．

　　＜例＞甘味料（スクラロース），甘味料（ステビア），着色料（赤102），着色料（カロテン），保存料（ソルビン酸K），発色剤（亜硝酸Na），安定剤（CMC），酸化防止剤（エリソルビン酸），防カビ剤（イマザリル），漂白剤（二酸化硫黄）．

　　ただし，着色料として使用される添加物において，物質名の表示中に「色」の文字を含む場合には，用途である着色料の表記は省略することができる（例：ウコン色素，コチニール色素）．また，甘味料であるアスパルテームの場合，フェニルケトン尿症の患者にアスパルテームがフェニルアラニン化合物であることを明示すべく，甘味料（アスパルテーム・L-フェニルアラニン化合物）と表示する必要がある．増粘安定剤の多糖類を2種以上使用する場合は，簡略名として「増粘多糖類」を使用しても差し支えない．この場合，「増粘剤又は糊料」の用途名は省略することができる．

　b）一括名表示：通常，複数の組み合わせによって機能を果たす食品添加物や食品中に常在する成分などは，それらの機能を一括する名称または用途名で表示してもよい．一括表示は次に示す14種類の用途の添加物が認められており，① イーストフード，② ガムベース，③ かんすい，④ 酵素，⑤ 光沢剤，⑥ 香料，⑦ 酸味料，⑧ 軟化剤，⑨ 調味料，⑩ 豆腐用凝固剤，⑪ 苦味料，⑫ 乳化剤，⑬ pH調整剤，⑭ 膨張剤，などと表示することができる．ただし，調味料に関しては，使用する成分のグループ名を表示する必要がある．グループはアミノ酸，核酸，有機酸，無機塩の四つがある．複数のグループから成分を使用した場合は主たるグループ名を記し，それ以外のグループを「等」で表現する．以下に例を示す．

　　＜例＞5′-イノシン酸二ナトリウムを用いた場合の表示：調味料（核酸）．

　　＜例＞L-アスパラギン酸ナトリウムと5′-イノシン酸二ナトリウムを用いた場合の表示：調味料（アミノ酸等）．

表 10-7 食品添加物の表示の免除

対 象	理 由	例
加工助剤	食品成分の抽出や精製の工程で使用されるが，蒸発，洗浄，ろ過などにより除去される	ヘキサン・アセトンなどの植物油・ガラナ成分の抽出溶剤，ケイソウ土・パーライトなどのろ過助剤など
	食品製造工程で使用されるが，分解，中和，失活などにより除去，または食品と同じ成分となる	塩酸・水酸化ナトリウムなどの酸・アルカリ剤，アミラーゼ・プロテアーゼ・ペクチナーゼなど食品成分を分解する各種酵素など
	食品製造工程で少量使用され，最終食品には極微量存在するけれども，何ら影響を及ぼさない	豆乳や果実ジャムの製造，フライ油での食品フライなどの際に生じる泡を消すために使用される消泡剤のシリコン樹脂など
栄養強化剤	健康増進法により表示方法が実施されている	栄養強化の目的で使用された食品添加物：L-アスコルビン酸・β-カロテン・コレカルシフェロールなどのビタミン，ヘム鉄・炭酸カルシウムなどの金属化合物，リシン・メチオニン・ロイシンなどのアミノ酸など
キャリーオーバー	原料に含まれる食品添加物の当該食品への移行量が少なく，本来の効果を発揮しない場合	パンやビスケットの原料のバターやマーガリンに含まれる乳化剤や酸化防止剤，せんべいの原料であるしょう油に含まれる保存料など
小包装食品（表面積が 30 cm² 以下）	表示面積が狭いので，表示が困難である	すべての食品添加物
バラ売り食品	包装されていないので，表示が困難である	甘味料のサッカリンやそのナトリウム塩および防カビ剤を除く食品添加物

b. 表示免除

栄養強化の目的で使用された場合や，加工助剤およびキャリーオーバーに該当する場合，表示が免除される．表 10-7 に示すように，加工助剤，一部の製造用剤，栄養強化剤，キャリーオーバー，小包装商品，バラ売り商品などは，その対象となる．加工助剤とは，加工する際に添加される添加剤であり，① 食品の完成前に除去されること（抽出溶剤のヘキサンやろ過助剤など），② 加工中に原料料中の物質へと変換され，その物質の量を大きく変化させないこと，③ 食品中に含まれる量が微量で影響を与えないこと，のいずれかに該当することが必要である．

栄養強化剤はビタミン類，アミノ酸類，ミネラル類で構成されるが，これらの表示は免除される．ただし，調製粉乳は主要な混合物として表示が必要とされる．

キャリーオーバーとは，原材料の加工の際に添加された添加物のことである（例：せんべいに使用される醤油に含まれる添加物）．原材料中の添加物は最終製品の食品に含まれる量が微量であることから，表示は免除される．

また，表面積が 30 cm² 以下の小包装食品の場合，表示面積が狭いことから表示は免除される．バラ売り食品についても，包装がなく表示が困難なこ

とから表示は免除される．ただし，防カビ剤と甘味料のサッカリンについて
は表示が望まれる．

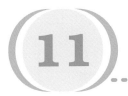

食品用の器具と容器包装

「食品」衛生学という名称から，この分野においては「食品」のみが対象のようにきこえるが，食品衛生法に定義されているように，食品と直接接触する器具・容器包装も重要な対象である．

戦後の高分子化学の発達により，新しい原材料や技法による器具・容器包装がわれわれの食生活や食品流通を飛躍的に向上させてきた．一方，器具・容器包装に関連する衛生面の問題や環境汚染が，ときに社会問題として取り上げられ，これまでにさまざまな法律や規格基準が設定，更新されてきている．

本章においては，食品用の器具と容器包装について，その特徴と健康被害・環境への影響を防止するための原則・規格・基準・対策（法律・ポジティブリスト）を解説する．その概要を図11-1に示す．

食品衛生法第4条第6項「この法律で食品衛生とは，食品，添加物，器具及び容器包装を対象とする飲食に関する衛生をいう」☞1章（2頁）

1. 定義・要件

器具・容器包装は，食品衛生法において明確に定義されている．

器具は，農業・水産業などで食材として採取された後，食品や添加物と直接接触するすべてのものである（容器包装を除く）．食品の製造装置，調理用器具，食具（食器，箸など）などが含まれる．

一方，容器包装は，食品や添加物を販売するときの食品の容器や包装をいう．販売は，食品生産者から加工業者，加工業者から小売店，小売店から消費者と，食品チェーンのすべての段階における販売を含む．これらは食品と直接接触しうるパッケージの機能を有している．袋，瓶，缶，箱，カップ，

＊.＊.♣ 器具・容器包装の定義 ♣.＊.＊

器具の定義：食品衛生法第4条第4項「この法律で器具とは，飲食器，割ぽう具，その他食品又は添加物の採取，製造，加工，調理，貯蔵，運搬，陳列，授受又は摂取の用に供され，かつ，食品又は添加物に直接接触する機械，器具，その他の物をいう．ただし，農業及び水産業における食品の採取の用に供される機械，器具その他の物はこれを含まない」

容器包装の定義：食品衛生法第4条第5項「この法律で容器包装とは，食品又は添加物を入れ，又は包んでいる物で，食品又は添加物を授受する場合そのまま引き渡すものをいう」

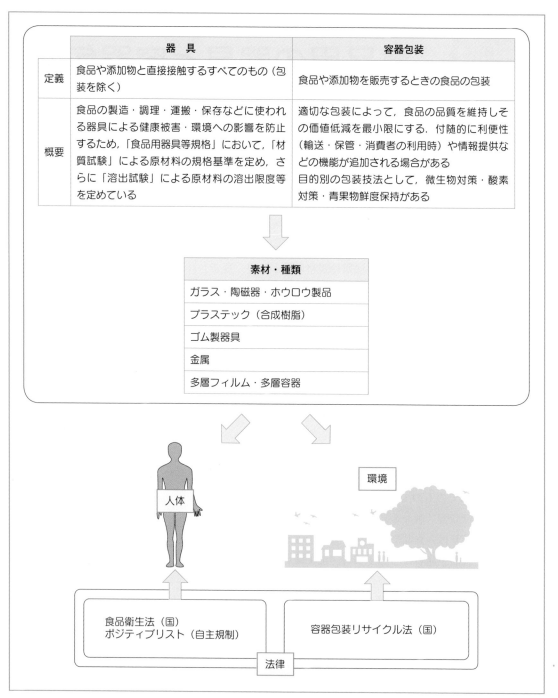

図 11-1　本章の概要図

　パッキング，包装紙などを含む．器具・容器包装の両者を合わせると，食品と接触するすべての物質が含まれる．

　そのため，食品衛生法では，器具・容器包装について遵守すべき要件が定められている．第15条に「営業上使用する器具及び容器包装は，清潔で衛生的でなければならない」とあり，これが取扱要件の大原則となる．

2. 器具・容器包装の規格基準

　食品衛生法には，器具・容器包装の材質に含まれている化学物質によって食品が汚染されないように規格基準が設定されている．規格には安全性を確認するための試験として溶出試験と材質試験がある．溶出試験は試料から溶け出す化学物質，材質試験は試料中に含まれている化学物質を測定するものである．

　内容はA～Fの項目で構成されており，AおよびDには各器具・容器包装の原材料の具体的な規格基準が示されている[※]（表11-1）．Dは，器具・容器包装の重要な4種類の材質の規格を定めており，以下のa～dの項目において解説する．なお，食品とは接触しないが，おもちゃは乳幼児（6歳未満）が口に入れる可能性があるため規格基準が設定されている．

a. ガラス，陶磁器，ホウロウ引き

　ガラス，陶磁器およびホウロウは，いずれもケイ酸塩を含む無機化合物を原料としている．釉薬（うわぐすり）やクリスタルガラスなどで各種金属類，とくにカドミウム（Cd）や鉛（Pb）を含有する可能性がある．そのため，CdおよびPbの溶出試験が規定されている．

　これら重金属の溶出は，釉薬の種類や焼成温度（焼成温度が低い製品では，Pb，Cdが溶出する可能性がある），焼成時間などに左右されるため，産地を偽った粗悪品などで問題となることがある．2006年，中国製の土鍋に水を入れ1日約4時間，2日間にわたって沸騰させたところ，鉛がふち部分から検出され自主回収された例がある（規格の溶出条件と異なるため違反ではなかった）．

> ※
> 食品衛生法第7条1項および第10条の規定に基づく厚生労働省の告示によって，食品，添加物，器具および容器包装，おもちや，洗浄剤の良品要件が定められている．このうち器具および容器包装の規格基準に関するA～Fの詳細は，厚生労働省のサイト（https://www.mhlw.go.jp/topics/bukyoku/iyaku/kigu/dl/4.pdf）にくわしい．

表11-1　器具・容器包装の規格基準

項目	概　要
A	「器具若しくは容器包装又はこれらの原材料一般の規格」では，主に器具・容器包装全般に関わる規格を定めている
B, C	「器具又は容器包装一般の試験法」，「試薬・試液等」には，DやEの規格で汎用される試験法や試薬・試液・標準溶液等がまとめられている
D	「器具若しくは容器包装又はこれらの原材料の材質別規格」では，ガラス製，陶磁器製又はホウロウ引き，合成樹脂，ゴム，金属缶について規格を定めている
E	「器具又は容器包装の用途別規格」では，容器包装詰加圧加熱殺菌食品及び清涼飲料水の容器包装の強度試験や材質，氷菓の製造等の器具，食品が部品に直接接触する自動販売機について規定している
F	「器具及び容器包装の製造基準」では，銅・銅合金製器具の食品接触面のメッキ処理，食品衛生法施行規則別表第1以外の合成着色料の使用禁止，氷菓の紙，経木等の殺菌，特定牛の脊柱の原材料への使用禁止，使用温度が40℃を超えるポリ乳酸製器具・容器包装のD-乳酸含有率は6%以下など器具・容器包装製造時の規定が記載されている

本表は，厚生労働省のサイト（https://www.mhlw.go.jp/topics/bukyoku/iyaku/kigu/dl/4.pdf）の要約となっている．

表11-2 合成樹脂（プラスチック）の分類および性質

		素 材	略 号	性 質	使用例	汎用性
熱可塑性	結晶性	ポリエチレン	PE	火や薬に強く，印刷や接着がしにくい	フィルム / バケツ / タライ / ショッピングバッグ	◎
		ポリプロピレン	PP	熱に強く，ツヤがある	テレビ / ラジオケース / 透明フィルム	◎
		ポリアミド	PA	丈夫で酸素を通さない	ファスナー / レトルト食品の袋 / 自動車部品 / 釣り糸	
		ポリアセタール	POM	強度に優れ，吸水性が少なく溶けにくい	ドアハンドル / オイルタンク部品 / エアゾールバルブ	
		ポリブチレンテレフタレート	PBT	長期間の熱安定性に優れ，吸水性が少ない	自動車部品 / ヘアードライヤー / 電話機 / 医療部品	
		ポリエチレンテレフタレート	PET	透明でかつ丈夫であり，薬品にも強い	ペットボトル / ビデオテープ / 卵パック	○
		ポリフェニレンサルファイド	PPS	耐熱性が高く，機械的強度にも優れている	バルブ / キャブレター部品 / プリント基板	
	非結晶性	ポリ塩化ビニル	PVC	燃えにくくて丈夫	ホース / フィルム / パイプ / 波板 / 電線	◎
		ポリスチレン	PS	透明で硬く，傷がつきやすい	プラモデル / ペンケース	◎
		ABS 樹脂	ABS	不透明で割れや熱に強い	旅行用トランク / 家具 / パソコン	○
		AS 樹脂	SAN	透明で傷に強い	調味料容器 / 使い捨てライター / 電気製品	
		メタクリル樹脂	PMMA	丈夫で光透過性が高い	ポンプ部品 / テールランプ / 液晶ディスプレイ(LCD)	
		ポリカーボネート	PC	透明で割れ・熱に強い	CD/ 携帯電話 / ノートパソコン / カーポート	
熱硬化性		フェノール樹脂	PF	熱に強く，強度にも優れている	電機部品 / 自動車用ブレーキ	
		ユリア樹脂	UF	安価で燃えにくい	合板用接着剤 / 電気機器の部品 / ボタン	
		メラミン樹脂	MF	衝撃や水に強い	電気スイッチ / 食器	
		エポキシ樹脂	EP	熱に強く，耐摩耗性や対薬品性にも優れている	FRP 製品 / IC 基盤 / 床材	

汎用性：一般に，汎用樹脂の基準として，「安価」「大量需要・供給」「高性能ではない（荷重たわみ温度が100℃以下のもの）」が挙げられる（熱硬化性樹脂などは除外）．五大汎用樹脂とは主に，ポリエチレン（PE），ポリプロピレン（PP），ポリスチレン（PS），ポリ塩化ビニル（PVC）の４つに加えて，ポリエチレン（PE）を低密度ポリエチレン（LDPE）と高密度ポリエチレン（HDPE）の２つに分ける場合，ABS樹脂（ABS）を加える場合，ポリエチレンテレフタラート（PET）を加える場合などがあるが，明確な分類基準が示されているわけではない．

b. 合成樹脂（プラスチック）

　プラスチックは，軽く丈夫で安価に大量生産しやすく，絶縁性や耐水性を有するといった特徴がある．また2種以上のフィルムを貼り合わせて多層化し，それぞれの特質が付与された多機能フィルムを使用することにより保存や輸送に適した利便性のよい包装材を作ることができる．これらの特徴から，現在の生活に欠かすことができないものとなっている．

　プラスチック製品は，石油を原料とする最小単位の化合物（モノマー）を数万〜数十万個重合した高分子（ポリマー）にさまざまな添加剤を加え，目的に合うように成形されたものである．プラスチックは，加熱すると硬くなり元には戻らない性質の「熱硬化性樹脂」と，加熱すると軟らかくなり冷やすと固まる性質の「熱可塑性樹脂」に分類される．熱可塑性プラスチックはさらに，結晶構造の違いから「結晶性プラスチック」と「非結晶性プラスチック」に分けられる（表11-2）．

　ポリマーは摂取しても，分子量が大きいため吸収されずに排泄される．しかしプラスチック製品には添加剤，未反応のモノマー，触媒，反応副生成物などが存在し，これらは分子量が小さいため，食品に溶出し摂取される可能性がある．とくに，塩化ビニル，ホルムアルデヒドなどの未反応モノマーには発がん性の問題がある※．

　そのため規格試験により溶出される有害物質の種類や量が規制されている．その規格は一般規格と個別規格に分かれ，いずれも限度値が設定されている．一般規格ではすべての合成樹脂が対象となり，限度値は材質試験としてカドミウム（$100\,\mu g/g$）および鉛（$100\,\mu g/g$），溶出試験として重金属（$1\,\mu g/mL$）および過マンガン酸カリウム消費量（$10\,\mu g/mL$）が定められている．個別規格は，対象となる16種類の樹脂について安全性評価を行い，それぞれに応じた規格が設定されている※．

c. ゴム製品

　ゴム製品には，プラスチックと同様に酸化防止剤などの添加剤のほか，生ゴムに弾性と強度を付加するために加えられる加硫剤，その反応を加速する加硫促進剤も加えられている．

　これらの溶出を低く抑えるため，一般用とほ乳器具用ごとに，溶出試験として蒸発残留物，重金属，加硫促進剤由来のホルムアルデヒド，酸化防止剤の分解物であるフェノール，加硫剤由来の亜鉛が，材質試験として添加剤不純物のカドミウム，鉛および塩素を含むゴムにおける加硫促進剤由来の2-メルカプトイミダゾリンが規制対象となっている．

d. 金属缶

　金属は，食器や容器として昔から利用されてきた．近年，金属表面に塗装や酸化皮膜，メッキなどを施すことによって耐蝕性を向上させているが，食材のpHの変化や，共存するイオンの存在などによって材質の溶出が起こる

※
塩化ビニル，ホルムアルデヒドは国際がん研究機関の評価においてヒトに対して発がん性を示すものとしてグループ1に分類されている．http://www.maff.go.jp/j/syouan/seisaku/risk_analysis/priority/hazard_chem/iarc.htmlを参照．

※
現在，食品に使用されることの多い16種類に個別規格がある．蒸発残留物量は16種類すべてに定められており，溶出される不揮発性溶出物の総量の指標とされる．

表11-3　適正包装7原則

機　能	原　則
保護	内容物の保護または品質保護が適切であること
	包装材料および容器が安全であること
利便性	内容量が適切であり，小売の売買単位として便利であること
情報	内容物の表示または説明が適切であること
コスト	包装費が内容品に相当し適切であること
環境配慮	商品以外の空間容積が，必要以上に大きくならないこと
	省資源および廃棄処理上適当であること

（通産省／（社）日本包装技術協会商業包装適正化推進委員会作成：適正包装7原則，1972より引用）

ことがある．

　そのためとくに，ヒ素，鉛，カドミウム，スズなどの有害重金属については，金属缶からの溶出基準が定められている．さらにフェノール，ホルムアルデヒド，蒸発残留物，エピクロルヒドリン，塩化ビニルについても一定条件下での溶出基準が定められている．これらはいずれも粗悪品や取り扱いの不備などによって食品に移行し，中毒を起こすおそれのある物質である．

3. 包装技法

　5章において，食品の変性とその防止について学習した．そこでは，食品そのものに働きかける変性防止策を学んだが，本章では，それを包む包装によってどのように食品の品質が保たれるかを学ぶ．

　食品生産者から加工業者を経由し，消費者に届く流通（輸送・貯蔵）・販売（取引）・使用の各段階での時間経過とともに食品の変性が生じる可能性がある．その可能性をいかにして低減するかが，包装に求められる．適正包装には，食品の品質保護以外にも利便性向上や情報付加，環境への配慮といった観点も重要である（表11-3）．

　食品の変性には，さまざまな環境要因が影響するが，包装によって制御できるものとしては，酸素・光・水・生物的条件があげられる（表11-4，図11-2）．食品成分の多くは酸素と結合して品質変化（酸化）を起こし（酸素の影響），可視光線・紫外線は食品の酸化に大きな影響を持っている（光の影響）．食品の持つ水分含量（水分活性）の変化は，食品変性の要因であり（水の影響），微生物の増殖は食品の変性・腐敗につながる（生物の影響）．また，青果品は生きて呼吸しているため，鮮度維持に温度管理，酸素（O_2），二酸化炭素（CO_2）や植物ホルモンの管理が重要となる．

表11-4　容器・包装による食品変性防止手法

対　象	手　法	特　徴
酸素	酸素遮断性包装	密封ビン・缶は酸素透過性の心配はないが，プラスチック容器や袋は酸素遮断性包装で対策 レトルトパウチ，ポテトチップなど酸化しやすい食品，家庭用ラップフィルムや魚肉ハム・ソーセージなど
	脱酸素剤封入包装	密封時の残存酸素除去を目的に脱酸素剤封入 酸素遮断性包装と合わせて酸化の影響を低減 畜肉加工品，水産加工品，乳製品，各種惣菜，健康食品など，さまざまな方面で利用
	酸素吸収剤練込み包装容器	フィルム自体に酸素吸収機能を付加 メリット（液体食品適用可，加熱処理可，電子レンジ耐性，液中の溶存酸素吸収） パウチ，トップフィルム，カップ，マヨネーズ用のブローボトル（図11-2）など
光	光線の完全遮断包装容器	金属缶やアルミ箔による光の完全遮断 アルミ箔積層フィルムの問題点（製袋やシール貼付など機械適性に劣る・高コスト・商品の中身がみえない）
	光線の部分遮断包装容器	商品の中身がみえるように，裏側に印刷のない小窓をつける方法
	紫外線遮断包装容器	紫外線吸収剤をコーティングして紫外線を吸収・散乱させる方法
水	金属包装容器	アルミ箔包材やアルミ箔積層紙容器（例：緑茶の包装やスナック菓子のカップ） アルミ箔コンポジット缶（例：円筒形の成形ポテトチップ容器） アルミ蒸着フィルム（例：スナック菓子，冷凍食品，インスタントコーヒー）
	シリカ系包装容器	シリカ蒸着フィルム（例：スナック菓子、キャンディ、レトルト食品） シリカ蒸着積層紙容器（例：ジュースなどの飲料容器やチョコレートソース容器）
	ポリ塩化ビニリデン包装容器	ポリ塩化ビニリデン（PVDC）の，酸素，水蒸気，各種ガスに対するバリアー性が特徴 食品のみずみずしさの保持，湿気の防止 酸化防止，食品の香りの保持，移り香の防止 耐熱性，透明性，熱収縮性，低コスト バリアー材としてトータルバランスに最も優れた樹脂 ハム・ソーセージの包装フィルム，家庭用ラップの鮮度保持，密着性などに利用
	乾燥剤封入容器	有孔ポリオレフィンやポリエチレン不織布からなる小袋で個包装
生物	レトルト包装	充填包装された食品を加圧加熱殺菌 常温長期保存可能 カレーやシチューなど，さまざまな食品に利用
	無菌包装	食品，包装材料ともに無菌状態で包装 常温長期保存可能 レトルト包装よりも食品本来の性質（味・香りなど）を保つことができる 牛乳・果汁飲料など液体食品や米飯などに利用

表 11-4 容器・包装による食品変性防止手法 (続き)

対 象	手 法	特 徴
青果物鮮度保持	CA 貯蔵(controlled atmosphrere)	CA 貯蔵庫内で,青果品の最適条件に合わせて,低温・高湿・低酸素・高二酸化炭素の状態に保ち,青果品の鮮度を維持
	MA 包装 (modified atmosphere)	包装材料の透過性を利用して,包装パック内を低酸素・高二酸化炭素の状態に保ち,鮮度を維持 エチレンガスを吸収する無機多孔質材料を練り込んだフィルムによって鮮度を維持

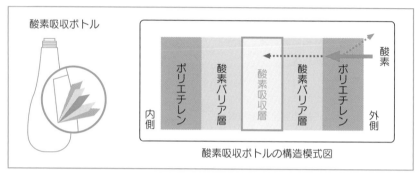

図 11-2 酸素吸収性ポリエチレン・ブローボトルの構造

4. 規制(法律・環境対策)

a. 容器包装リサイクル法

　家庭から排出されるごみの重量の約 2 〜 3 割,容積で約 6 割を占める容器包装廃棄物について,3R の促進などにより,廃棄物の減量化とともに,資源の有効利用を図るため,1997 年に施行された法律である.

　容器包装リサイクル法でいう「容器包装」とは,商品を入れる「容器」および商品を包む「包装」であり,商品を消費したり商品と分離した場合に不要となるものである.対象となる容器包装は,ガラスびん,PET ボトル,紙製容器包装,プラスチック製容器包装,アルミ缶,スチール缶,紙パック,段ボールであり,そのうちガラスびん,PET ボトル,紙製容器包装,プラスチック製容器包装には,特定事業者による再商品化の義務がある.また,リサイクルの円滑な推進のため,資源有効利用促進法に基づき,材質を示す識別表示が義務づけられている(図 11-3).

b. 食品用器具及び容器包装の規制に関する今後の展望

　2017 年 6 月「食品用器具及び容器包装の規制に関する検討会」の取りまとめが公表され,今後の規制のあり方と目指すべき方向性が確認された.

　規制のあり方と目指すべき方向性として,「近年の製品の多様化や輸入品

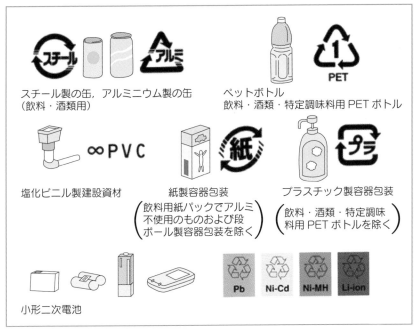

図 11-3　指定表示製品（分別回収促進のための表示を行うことが求められる製品）

の増加などを踏まえ，業界団体の非会員も含めて器具及び容器包装全体の安全性確保を図るためには，国が共通のルールを定めることが必要であるとともに，欧米などでポジティブリスト制度による管理が進められており，制度の国際的な整合性を図ることが必要である．そこで，わが国の器具・容器包装の制度について，リスクを評価して使用を認めた物質以外は原則使用を禁止するという考え方（ポジティブリスト制度）を基本とするべきである」と結論した．それに基づいて「食品用器具及び容器包装の製造等における安全性確保に関する指針（ガイドライン）」※が策定された．

　このガイドラインは，今後の食品用器具及び容器包装のポジティブリスト制度を見据えつつ，その円滑な導入及び運用の前提となるもので，事業者自らが行う製造管理，輸入，販売又は使用した製品の情報伝達等に関する基本的な事項を明確化し，自主的な管理の推進を目的としている．

※
https://www.mhlw.go.jp/file/06-Seisakujouhou-11130500-Shokuhinanzenbu/0000174481.pdfを参照.

☘ ☘ ☘ 3R ☘ ☘ ☘

3R は Reduce（リデュース），Reuse（リユース），Recycle（リサイクル）の 3 つの R の総称である．

Reduce（リデュース）：製品をつくるときに使う資源の量を少なくすることや，廃棄物の発生を少なくすること．耐久性の高い製品の提供や製品寿命延長のためのメンテナンス体制の工夫なども含む．

Reuse（リユース）：使用済み製品やその部品などを繰り返し使用すること．その実現を可能とする製品の提供，修理・診断技術の開発，リマニュファクチャリングなども含む．

Recycle（リサイクル）：廃棄物などを原材料やエネルギー源として有効利用すること．その実現を可能とする製品設計，使用済み製品の回収，リサイクル技術・装置の開発なども含む．

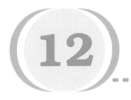 **食品衛生管理**

1. 食中毒の防止

a. 細菌性食中毒予防の3原則

　食品衛生管理の最も重要な目的は食中毒発生の防止といっても過言ではない．食中毒の大部分は細菌性食中毒であり，とくに，大量に食品を取り扱う施設（ホテルや給食施設などの大量調理施設および大規模食品製造業など）で細菌性食中毒が発生すれば，多数の患者が発症するおそれがあるので，細菌性食中毒対策が最も重要となる．

　細菌性食中毒は各種の食中毒菌が食品に汚染し，ある程度の菌量にまで増えた場合に発生する．したがって，食中毒発生には菌の「汚染」「増殖」「死滅」が重要なポイントになるため，「付けない」「増やさない」「殺す（または，やっつける）」を細菌性食中毒予防の3原則と呼んでいる（以前は，「清潔」，「迅速」，「温度管理」を「3原則」と呼んでいた）．

　「付けない」とは食中毒菌を汚染させないことである．「増やさない」とは調理などの食品取り扱い作業を手短に行うことや，短時間以内に提供・喫食することにより食中毒菌が増殖する時間を与えないこと，冷蔵保存などにより食中毒菌の増殖を抑制することを意味する．また，「殺す（または，やっつける）」とは十分な加熱温度や殺菌剤の使用により食中毒菌を死滅させることである．これらの3原則のうちのひとつでも守られれば，細菌性食中毒のほとんどは防止できる（ただし，ブドウ球菌食中毒およびセレウス菌食中毒（嘔吐型）は，菌が食品中で増殖して耐熱性の毒素を産生するので，加熱処理によっても食中毒発生は防止できない※）．

　とくに食肉や魚介類などの食材には各種の食中毒菌が付着（これを一次汚染という）していることが多いし，それらから手指や器具類を介して他の食

※
黄色ブドウ球菌の産生するエンテロトキシンについては，「6章3. e. ブドウ球菌食中毒」（97頁）を，セレウス菌食中毒嘔吐型毒素については「6章3. g. セレウス菌食中毒」（102頁）を参照．

　❀ ❀ ❀ 細菌性食中毒予防の3原則 ❀ ❀ ❀

付けない 　　　　：食中毒菌を付けない．
増やさない 　　　：調理を迅速に行い，なるべく早く食べることで食中毒菌を増やさない（時間）．冷蔵温度をきちんと守ることで食中毒菌を増やさない（温度）．
殺す（やっつける）：十分に食品内部まで加熱するか，殺菌剤で食中毒菌を殺す（やっつける）．

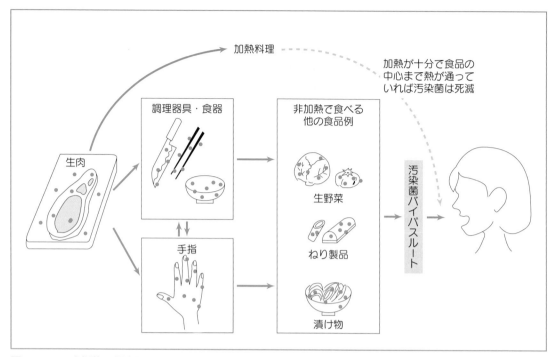

図 12-1 二次汚染の概念図 (図中では病原菌を●で示しているが, 実際には肉眼では見えない)

品に食中毒菌が汚染することが多く, このような汚染を二次汚染と呼んでいる. たとえば, 食肉に付着していたサルモネラ属菌が調理員の手指やまな板などの調理器具を介して野菜に移行し, その野菜で作ったサラダの保管中にサルモネラ属菌が増殖して, それを食べたために発生した食中毒はその典型である. このような二次汚染が食中毒の原因となる理由は, 食中毒菌が肉眼では見えないため, 手や器具に付着したことに気づかず他の食品に菌を移行（移染ともいう）させてしまうためである. また, 手や器具に付着した菌は水や石けん（または洗浄剤）で洗浄しただけでは除去できないことも, 大きな原因である. 細菌性食中毒の大部分は二次汚染が原因で発生しており, 二次汚染対策が細菌性食中毒予防の最重要課題といってもよい. 二次汚染の概念図を, 図 12-1 に掲げる.

b. 二次汚染防止のための洗浄と殺菌消毒

二次汚染を防止するためには, 手指や器具類の洗浄と消毒を十分行うことが大切である.

1) 食材と器具の洗浄

洗浄の目的は, こする, はがす, すすぐなどの物理的な動作により細菌などの微生物や化学的な汚れを除去することにある. その効果を高めるために使用する化学物質が, 洗浄剤（洗剤）である. 大部分の洗浄剤は, 物理的動作だけでは落ちにくい油汚れの除去を目的としているため, 界面活性剤が多

用されている. 食材（食品）や食器具類の洗浄に用いられる洗浄剤には脂肪酸系洗浄剤と非脂肪酸系洗浄剤があり, その化学成分の主なものは次のとおりである.

① 脂肪酸系洗浄剤：高級脂肪酸のカリウム塩や同エステルなど.

② 非脂肪酸系洗浄剤：アルキルベンゼンスルホン酸ナトリウム, アルキルエーテル硫酸ナトリウム, アルファオレフィンスルホン酸ナトリウムなど.

脂肪酸系洗浄剤は, 非脂肪酸系洗浄剤にくらべて洗浄力がやや劣るが, 環境中での分解性にすぐれており, 環境保全という立場から近年需要が増えている. 食品衛生法では, 食材（食品）や食器具類の洗浄に用いる洗浄剤については成分規格と使用基準が定められており, 食品や食器に残存しない使い方が決められている.

洗浄について留意しておかねばならないことは, 洗浄剤の使用の有無にかかわらず, 洗浄は化学的な汚れを除去することが主な目的であって, 殺菌や病原菌の完全な除去は期待できないことである. 殺菌や病原菌の完全な除去のためには次項で述べる殺菌消毒法が必要である.

❖❖❖ 界面活性剤 ❖❖❖

界面活性剤とは, 水に親和性がある基（親水基という）と油に親和性がある基（親油基という）の両方をあわせもつ化学物質であり, その介在により油滴が水にコロイド粒子として溶け込むことが可能となるため, 油汚れを落とす目的で洗剤（洗浄剤）として利用される. 洗剤を化学成分の荷電状態から, 陰イオン系界面活性剤, 非イオン系界面活性剤, 陽イオン系界面活性剤と区分することも多い.

2）殺菌消毒法

食中毒予防には, 食材に付着している食中毒菌の殺菌に加えて, 手指や器具類を通じての二次汚染に対しても適切な殺菌消毒を施すことが重要である. 食品取り扱い施設で行われる主な殺菌消毒法の特徴を, 表12-1に示した.

食品取り扱い施設で使用される消毒剤としては次亜塩素酸ナトリウム溶液（通常, 100 mg/L か 200 mg/L に希釈して使用）, アルコール消毒液（通常, 75％を使用）, 逆性石けん液（通常, 0.1 ～ 1％で使用）が用いられる. 次亜塩素酸ナトリウム溶液は調理器具や野菜の殺菌に適しており, アルコール消毒液は乾いた器具類の消毒に適しており, 逆性石けん液は手指の消毒に適している. これらの消毒液には長所と短所があるため, 適切に使い分ける必要がある. 逆性石けん（成分は塩化ベンザルコニウムなどの第四級アンモニウム塩）は, 普通石けんがマイナス（－）に荷電しているのに対してプラス（＋）に荷電しているため, 逆性石けんと呼ばれる. 食品取り扱い施設での

表12-1　食品取り扱い施設で用いられる主な殺菌消毒方法

	薬剤または方法	市販品の例	価格	適している用途	特徴	不適用途
化学的方法	次亜塩素酸ナトリウム	ピューラックス，ハイター，ブリーチ	安価	器具，ふきん，配管内，食器，野菜の殺菌	臭気，漂白作用強，強アルカリ性，殺菌力強，ウイルス不活力強	手の消毒（反復使用で手荒れ），金属器具の長時間浸漬
	逆性石けん（塩化ベンザルコニウムなど）	オスバン，ハイアミン	中間	手指の消毒，作業台等の表面殺菌	有機物（食品成分，汚れ）存在下では即，失活	食品，ふきん，調理器具内部の殺菌，ウイルスの不活（消毒）
	アルコール	アルタン，消毒用アルコール	割高	水分がない（少ない）ものの表面殺菌	脱脂作用強，引火性あり	濡れた器具や手指の殺菌　水分が多い食品の殺菌
	オゾンガス	オゾン発生器が市販	数十万円	水槽に浸漬できる器具，野菜等	独特の臭気あり，瞬時的な殺菌は無理	手の消毒，水に浸漬すると成分が溶出する食品の殺菌
	酸性電解水	作成機器が多種市販	数十万円	野菜，器具の殺菌	殺菌液の自動供給，塩素臭強，金属設備の腐食あり	有機物が多いものの殺菌
物理的方法	加熱			耐熱性の器具，食品全般	75℃以上1分以上で有効．湿熱と乾熱で殺菌力に差	手，非耐熱性器具の殺菌
	（熱湯消毒）熱湯をかける場合			乾いた調理器具表面の殺菌	90℃以上数秒以上で有効　食品成分が付いた場合は効果が減弱	濡れているか，冷たい器具，ふきんの殺菌
	紫外線	殺菌灯　日光消毒	数千円　無料	円滑で平面な器具の表面殺菌	紫外線が光線として当たる部分のみ有効	傷が深いまな板，凹凸の多い器具，器具内面の殺菌

調理場内の消毒薬品としては，クレゾール，ヒビテン，過酸化水素は不適である．

望ましい手指の殺菌消毒法を，図12-2に示した．

　手指の殺菌消毒法では，逆性石けん液での殺菌消毒をていねいに行うことが最も重要なポイントであることはいうまでもないが，普通石けん洗浄後の水洗と最後のペーパータオル等による水拭きも大切なポイントとなる．その理由は，前者は普通石けん成分を完全に流水で洗い流しておかないと逆性石けんの殺菌効果を消してしまう（普通石けんは−に荷電しており，残っていると逆性石けんの＋荷電を打ち消す）ためであり，後者はせっかく殺菌消毒した手指を布タオル等で拭くと菌を再汚染させてしまうからである．逆性石けんでの手指の殺菌消毒効果を，図12-3に示す．

　なお，消毒用アルコールは，繁用すると手指表面が荒れてくる（アルコールの脱脂効果のため）ことや，手指が濡れていたりすれば殺菌効果はない

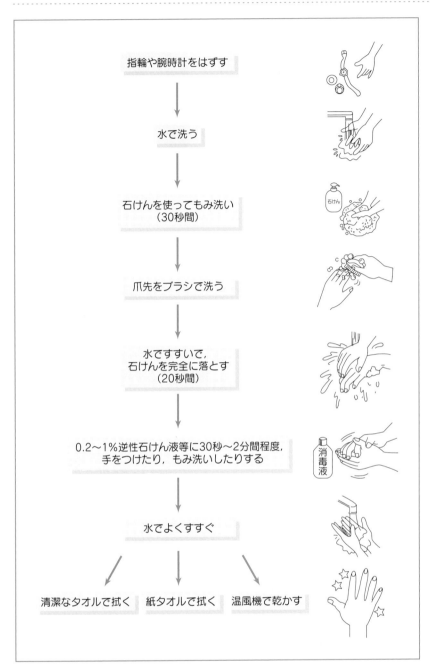

指輪や腕時計をはずす

↓

水で洗う

↓

石けんを使ってもみ洗い
（30秒間）

↓

爪先をブラシで洗う

↓

水ですすいで，
石けんを完全に落とす
（20秒間）

↓

0.2～1%逆性石けん液等に30秒～2分間程度，
手をつけたり，もみ洗いしたりする

↓

水でよくすすぐ

↙　↓　↘

清潔なタオルで拭く　紙タオルで拭く　温風機で乾かす

図12-2　手指の殺菌消毒法

（アルコール濃度が低下するため）ことなどから，手指の殺菌消毒法として最適とはいえないが，アルコール噴霧剤は簡便なため汎用されており，その使用にあたっては十分な量を噴霧し，ていねいに手指に擦り込むことが不可欠である．

　食品取り扱い施設で使用する器具や機器類は，使用前に必ず熱湯消毒か塩素消毒をする．たとえば，給食施設等の調理現場で使用する包丁，まな板，

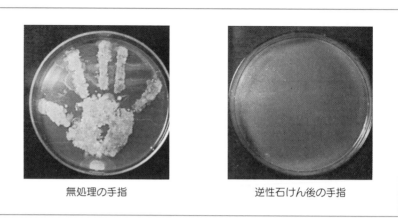

無処理の手指   逆性石けん後の手指

図 12-3　逆性石けんによる手指の殺菌効果

ボール，ザル，バット，混合用器具は，使用前・使用後に熱湯か塩素剤で確実に殺菌消毒し，殺菌消毒後は夜間のゴキブリ等の徘徊（はいかい）から守るため，必ず格納して保管する．また，和え物やサラダなどに使用する調理器具は，可能な限り専用化する方が望ましい．使用する調理機器（ミキサー，サラダ用フードプロセッサーなど）も，使用前に必ず熱湯消毒か塩素消毒をし，使用後は洗浄しゴキブリ等が入り込めないように必ず格納（ビニール袋で包んでもよい）する．また，回転刃など食品に触れる部品は可能な限り分解して洗浄し，熱湯消毒か塩素消毒する．

　熱湯消毒する場合は，手で触れることができないほど熱くなるまで湯をかけないと，殺菌は不十分である．熱には乾熱と湿熱があり，同じ温度でも殺菌力に大きな差がある．乾熱とは，水分の少ない状態での加熱であり，熱の伝導が非常にわるいため（サウナ風呂に入ったときの熱伝導と同じ），殺菌に要する時間が湿熱にくらべて長くかかる．湿熱とは，水分が多い状態での加熱であるため，熱の伝導が早く殺菌に要する時間も短くてすむ．したがって，加熱による殺菌を行う場合は，乾熱殺菌なのか湿熱殺菌なのかを考えて有効な加熱時間を設定する必要がある．乾熱と湿熱の殺菌効果の違いを，表12-2 に示した．

　また，この乾熱と湿熱の差は食品の加熱調理時にも留意しておく必要がある．焼く，炒める，揚げる，などは乾熱調理であり，煮る，ゆでる，蒸す，などは湿熱調理に相当する．したがって，ハンバーグをフライパン上で焼く

表 12-2　乾熱と湿熱との殺菌温度の比較（10 分間）

菌　名	乾　熱（℃）	湿　熱（℃）
ブドウ球菌	150	70
チフス菌	140	55
大腸菌	140	60
コレラ菌	100	56

などの乾熱調理では中心温度が上がりにくく，十分な時間加熱しないと内部の食中毒菌が死滅しない．油で揚げるフライや唐揚げも乾熱加熱であり，食品の中心部までの熱の通りがわるいため，殺菌不十分になりやすい．加熱調理では食品の中心温度が75℃以上（ノロウイルスの汚染が疑われる場合は85℃以上）になっていることを確かめることや，その加熱調理が乾熱加熱なのか湿熱加熱なのかに注意して作業することが大切である．

　紫外線による殺菌では，紫外線が当たる部分は殺菌可能であるが，陰の部分やくぼみの部分の殺菌は期待できない．紫外線殺菌装置付きの熱風式包丁・まな板殺菌乾燥（保管）庫もあるが，重なったまな板の裏側などには効果がないことを忘れてはいけない．紫外線殺菌を利用した他の方法として，昔から利用されてきた日光消毒も，ふきんやまな板などの殺菌消毒法として有効であるが，天候の具合や季節，日光の当たる角度などにより効果に著しい差が生じる難点がある．

　また，最近では酸性電解水装置やオゾン発生装置など種々の殺菌装置があるが，それぞれ長所と短所があるため，使用にあたっては，施設で使用する食品や器具などで殺菌効果等を確かめてから利用する．

❖ ❖ ❖ 電解水殺菌装置 ❖ ❖ ❖

　微量の食塩（または塩酸）を加えた水に電気を流して電気分解させると，陽極側に亜塩素酸が溶けた液が生じる．この液をチューブで取り出して殺菌液として使用する装置を電解水殺菌装置と呼び，その殺菌液のpHが2.7以下の場合を強酸性電解水，pHが2.7以上の弱酸性の場合を弱酸性（または微酸性）電解水と呼んでいる．強酸性電解水は食品添加物として承認されているため，食品施設でも使用可能である．

---

c. その他の二次汚染防止対策

　手指や器具類の殺菌消毒以外にも，次のような二次汚染防止対策が求められる．

1）冷蔵庫内での食材間の相互汚染防止

　生肉，生魚介類と他の食品が触れ合わないよう，またそれらからのドリップ液（浸出液）が他の食品に付着しないようにする．具体的には次のようなことに注意する．

① 生肉，生魚介類は，必ず底がある容器に入れ，ふたかラップをして冷蔵庫に収納する．

② 生肉，生魚介類は，冷蔵庫の最下段の決めた場所に保管する．

③ 未加熱調理に用いる食材（サラダや和え物に用いる野菜など），調理済み食品，トッピング食品は，生肉，生魚介類と離して（別な冷蔵庫が望ましい），収納・保管する．

④ 冷蔵庫に保管する食品は，すべて容器に入れるかラップして保管する．

⑤ 冷蔵庫内を食材別，食品別に区画し，常時整理整頓しておく．（乱雑に入れておくと食材同士が触れ合うだけでなく，探す人の手があれこれ触る際に菌を交差汚染させる．）

2）施設内のゴキブリ，ネズミ，ナメクジによる汚染防止

夜間に徘徊するゴキブリ，ネズミ，ナメクジなどが食材，調理器具，調理機器内部に入り込んで食材から他の食材へ病原菌を二次汚染させないようすることも重要である．具体的には次のような対策をとる．

① 食材は，むき出しで保管しない．

② 調理器具は，夜間は必ず格納（ふた付き・扉付き容器に収納）する．

③ 調理機器は，内部に入れないよう密閉するかビニール袋で包む．

d. 使用水の衛生確保

過去には，非衛生な使用水によって食中毒が発生した事例も多く，食品を取り扱うすべての施設は，使用する水の衛生にも厳重な注意を払う必要がある．食品を洗う水だけでなく，器具類や機器類，食器等の洗浄に用いる水は，細菌学的にも化学成分的にも衛生的なものでなければならない．食品衛生法では，食品を扱う施設の使用水は水道法の水質基準に適合した水か，または食品製造用水を使用しなければならないと定めている．水道法の水質基準は51項目について基準が定められており，食品製造用水の基準では，そのうちの25項目の基準（水道法と基準値も同じ）と有機リンの基準（0.1 mg/L 以下）が設定されている（表12-3）．

井戸水が病原菌に汚染されていたために起こる水系感染の食中毒は，その水に接触した食品や器具類などが広範囲に汚染するので，多数の患者が出る大規模事例になりやすい．したがって，使用する水が井戸水（地下水）である場合には，必ず塩素殺菌装置を取り付ける．そして，毎日，使用する前に必ず残留塩素（有効塩素ともいう）が0.1 mg/L 以上存在することを確かめてから使用する．水道法では水道末端（蛇口水）で残留塩素が0.1 mg/L 以上存在するように調整して供給されているが，病院，学校，ビル，工場などでは，それらの水道水をいったん，受水槽に貯留して使用しており，受水槽

❀ ❀ ❀ **残留塩素の測定** ❀ ❀ ❀

残留塩素とは，殺菌力がある塩素化合物（亜塩素酸イオンなど）のことで，有効塩素ともいう．一般には，カルキとも呼ばれる．水道水は水道法の規定により，末端水で 0.1 mg/L 以上の残留塩素が残存するように供給されているが，受水槽内で消失していることも多い．残留塩素の測定には，DPD（ジエチルパラフェニレンジアミン）法が通常用いられており，その測定試薬が添付された簡易測定器（発色濃度を肉眼で比色板と比較）が市販されている．

表 12-3　水道水の水質基準（51 項目）（2015 年 4 月施行）

健康に関する項目（31 項目）			
No.	項　目	基準値	備　考
①	一般細菌	1 mL の検水で形成される集落数が100以下	病原微生物の指標
②	大腸菌	検出されないこと	
③	カドミウムおよびその化合物	カドミウムの量に関して，0.003mg/L 以下	有害金属類
④	水銀およびその化合物	水銀の量に関して，0.0005mg/L 以下	
5	セレンおよびその化合物	セレンの量に関して，0.01mg/L 以下	
⑥	鉛およびその化合物	鉛の量に関して，0.01mg/L 以下	
⑦	ヒ素およびその化合物	ヒ素の量に関して，0.01mg/L 以下	
⑧	六価クロム化合物	六価クロムの量に関して，0.05mg/L 以下	
⑨	シアン化物イオンおよび塩化シアン	シアンの量に関して，0.01mg/L	有毒物
10	亜硝酸態窒素	0.04mg/L 以下	無機物
⑪	硝酸態窒素および亜硝酸態窒素	10mg/L 以下	
⑫	フッ素およびその化合物	フッ素の量に関して，0.8mg/L 以下	
13	ホウ素およびその化合物	ホウ素の量に関して，1.0mg/L 以下	
14	四塩化炭素	0.002mg/L 以下	有害有機物
15	1,4- ジオキサン	0.05mg/L 以下	
16	シス -1,2- ジクロロエチレン	0.04mg/L 以下	
17	ジクロロメタン	0.02mg/L 以下	
18	テトラクロロエチレン	0.01mg/L 以下	
19	トリクロロエチレン	0.01mg/L 以下	
20	ベンゼン	0.01mg/L 以下	
21	塩素酸	0.6mg/L 以下	消毒剤・消毒副生成物
22	クロロ酢酸	0.02mg/L 以下	
23	クロロホルム	0.06mg/L 以下	
24	ジクロロ酢酸	0.03mg/L 以下	
25	ジブロモクロロメタン	0.1mg/L 以下	
26	臭素酸	0.01mg/L 以下	
27	総トリハロメタン*	0.1mg/L 以下	
28	トリクロロ酢酸	0.03mg/L 以下	
29	ブロモジクロロメタン	0.03mg/L 以下	
30	ブロモホルム	0.09mg/L 以下	
31	ホルムアルデヒド	0.08mg/L 以下	

○で囲んだ項目は食品製造用水の基準項目．食品製造用水の基準にはこれら以外に有機リン（0.1 mg/L 以下）がある．

性状に関する項目（20 項目）			
No.	項　目	基準値	備　考
㉜	亜鉛およびその化合物	亜鉛の量に関して，1.0mg/L 以下	金属類および無機物
33	アルミニウムおよびその化合物	アルミニウムの量に関して，0.2mg/L 以下	
㉞	鉄およびその化合物	鉄の量に関して，0.3mg/L 以下	
㉟	銅およびその化合物	銅の量に関して，1.0mg/L 以下	
36	ナトリウムおよびその化合物	ナトリウムの量に関して，200mg/L 以下	
㊲	マンガンおよびその化合物	マンガンの量に関して，0.05mg/L	
㊳	塩化物イオン	200mg/L 以下	
㊴	カルシウム・マグネシウム等（硬度）	300mg/L 以下	
㊵	蒸発残留物	500mg/L 以下	
㊶	陰イオン界面活性剤	0.2mg/L 以下	有機物
42	ジェオスミン	0.00001mg/L 以下	カビ臭物質
43	2- メチルイソボルネオール	0.00001mg/L 以下	
44	非イオン界面活性剤	0.02mg/L 以下	
㊺	フェノール類	フェノールの量に換算して，0.005mg/L 以下	
㊻	有機物（全有機炭素（TOC）の量）	3mg/L 以下	
㊼	pH 値	5.8 以上，8.6 以下	その他
㊽	味	異常でないこと	
㊾	臭気	異常でないこと	
㊿	色度	5 度以下	
(51)	濁度	2 度以下	

性状に関する項目は，それぞれ次の要件から設定されている．
［色の要件］亜鉛，アルミニウム，鉄，銅，マンガンおよびその化合物．
［においの要件］ジェオスミン，2- メチルイソボルネオール，フェノール．
［味覚の要件］ナトリウム，塩化物イオン，カルシウム，マグネシウム等（硬度），蒸発残留物，有機物（全有機炭素（TOC）の量）．
［発泡の要件］陰イオン界面活性剤，非イオン界面活性剤．
［基礎的性状］pH 値，味，臭気，色度，濁度．
＊ 総トリハロメタンはクロロホルム，ジブロモクロロメタン，ブロモジクロロメタン，ブロモホルムの各濃度の合計．

内での細菌汚染の可能性も考えられるので，使用する前に必ず残留塩素が0.1 mg/L 以上存在することを確かめてから使用する．

e. 食品取り扱い従事者の健康管理と衛生作業

食品の病原菌汚染は，調理場内で働く従事者が原因となる場合も多い．食品取り扱い従事者が病原菌の保菌者であったり，食品取り扱い従事者の手指を介しての病原菌の二次汚染が原因で食中毒が発生した事例も過去に多数ある．したがって，従事者の健康状態，衛生意識，さらに衛生的作業の実行が食中毒防止に大きく影響する．また，腹痛や下痢などの症状がなくても病原菌を腸管内に保菌し排菌している（このような人を健康保菌者という）こともあり，食中毒の汚染源になりやすい．食品取り扱い従事者（栄養士も）は，病原菌の保菌者にならないように食生活に気を付けるとともに，定期的な検便を行い病原菌を保有していないことを確認しておく必要がある．

さらに，衛生管理マニュアルの整備と同時に，それらを従事者が忠実に実行しているかどうかを点検することも重要である．従事者は，作業中は指輪やマニキュア，イヤリング（ピアス）などをはずすことはもちろん，清潔な作業服（必要に応じてエプロンを付ける）と作業帽，マスク等を着用し，専用の靴を履き，手指の殺菌消毒を逆性石けんなどで完全に行って従事する．手指の殺菌消毒は作業開始前だけでなく作業中も適宜行う．また，従事者は定期的な研修会や講習会などを通じて，衛生に対する知識や衛生管理技術の向上に努めることも大切である．

f. 自然毒食中毒および化学性食中毒の防止

自然毒食中毒および化学性食中毒については6章で述べたが，ここでは，それらの食中毒の防止対策について述べる．

フグ毒やキノコ毒などの自然毒食中毒のほとんどは，食用種（食用部位）と有毒種（有毒部位）との誤認で起こっており，生半可な知識で鑑別した素人料理での事故が多い．また，自然毒食中毒の原因食品は魚介類（有毒魚や有毒化した貝類など）と植物（毒キノコや有毒植物など）がほとんどである．したがって自然毒食中毒の予防は，信用できる業者からの食材のみを使用し，素人が海や山から採取してきた食材は使用しないことである．ただし，ジャガイモの発芽部位のソラニン（有毒アルカロイド）のような，保存中に有毒物質が生じるものにあっては，適切な保管と発芽部位の除去を行うなど調理に従事する者が適切な対策をする必要がある．

食品取り扱い施設で発生するおそれがある化学性食中毒としては，鮮度がわるい青魚に含まれていることがあるヒスタミンによる食中毒（症状がかゆみやじんま疹などであるためアレルギー様食中毒と呼ばれる）や，変質した油の過酸化脂質による食中毒などが代表的なものである．ヒスタミンによる食中毒の防止には鮮度がわるい魚介類（とくにマグロやサバなどの青魚）は決して使用しないことであり，油の過酸化脂質による食中毒の防止には，

アレルギー様食中毒
☞ 6章（128頁）
過酸化脂質による食中毒
☞ 5章（66頁）

酸価（acid value：AV）や過酸化物価（peroxide value：POV）が高くなった変質油（変敗油ともいう）を使用しないことである．揚げ物などに使用している油の酸価や過酸化物価の測定には，現場で簡易に測定できる試験紙（チェッカー）が販売されているので，それを利用するとよい．化学性食中毒には，塩や砂糖などの調味料と間違えて他の粉末薬剤を加えて食中毒が起こった事例もある．これらの防止には，粉末調味料等を誤認しないための容器への的確な表示と，食品保管庫内の整理整頓などが重要である．

2. HACCP による食品の衛生管理

a. HACCP とは

HACCP とは Hazard Analysis and Critical Control Point の頭文字を取った言葉であり，Hazard Analysis（危害分析）と Critical Control Point（重要な管理箇所）という意味なので，わが国では一般に「危害分析重要管理点方式」と呼ばれている．なお，HACCP は"エッチエーシーシーピー"といわれることもあるが，"ハサップ"と発音されることも多い．

HACCP は当初，米国航空宇宙局（NASA）が宇宙飛行士の宇宙食の安全性を確保するために開発した新しい衛生管理手法であったが，その手法が宇宙食のみならずすべての食品に応用可能な方法であると国際食品規格委員会（コーデックス委員会）でも認められて，現在は食品の製造・加工・調理における科学的な安全性確保の手段として全世界に普及している．3章でも述べたように，わが国でも 2018 年の食品衛生法改正により，原則としてすべての食品取り扱い施設で HACCP による衛生管理を行うことが義務化された（詳細は3章を参照）．

HACCP 以前の食品衛生管理との違いをおおまかにいえば，HACCP は「工程管理」に主眼を置く方法であり，従来の衛生管理方法が「最終製品の品質管理」に主眼を置く方法であったのとは大きく異なる．すなわち，従来の衛生管理法は，最終製品の品質検査によって，その食品の製造・加工等が衛生的であったかを確認する手法であったが，HACCP では，あらかじめ，その食品の製造・加工等における危害（消費者に健康被害をもたらす食品衛生上の問題点）を予測分析し（これを危害分析という），それらの危害のコントロールに重要な工程箇所（そこを重要管理点という）を厳密に監視・評

危　害

HACCP における危害とは摂取後に健康被害をもたらすすべてのものを指し，生物学的危害，化学的危害，物理的危害に区分される．
生物学的危害：病原細菌，寄生虫，感染性ウイルスなど．
化学的危害　：残留農薬，PCB，重金属等の有害化学物質など．
物理的危害　：金属片，ガラス片など．

価し，問題点があった場合は排除または改善しなければ次の工程には進めないという考え方である．また，それらの管理を客観的にし，透明性を高めるための記録と文書化も重視する．

b．HACCPの7原則と12手順

HACCPを実際に行うには，次の12手順（7原則を含む）に従う．

手順 1 HACCPチームを編成する．

手順 2 製品の特徴を確認する．

手順 3 製品の使用方法を確認する．

手順 4 製造工程一覧図，施設図面および標準作業書を作成する．

手順 5 製造工程一覧図等の現場確認をする．

手順 6（原則1）危害を分析する（Hazard Analysis：HA）．

手順 7（原則2）重要管理点（Critical Control Point：CCP）を設定する．

手順 8（原則3）管理基準を設定する．

手順 9（原則4）測定方法（モニタリング方法）を設定する．

手順10（原則5）管理基準逸脱時の改善措置を設定する．

手順11（原則6）検証方法を設定する．

手順12（原則7）記録の維持管理法を設定する．

手順1〜5までは，HACCPの準備ともいえる部分であるが，手順6〜12まではHACCPの7原則と呼ばれ，HACCPの基本となる考え方（要点）となっている．原則1（手順6）〜原則7（手順12）までのHACCPの要点について，以下解説する．

- **原則1（手順6）**：まず，対象とする食品の製造・加工・調理工程において，どのような危害が存在するかをあらかじめ分析する．この場合の危害とは，喫食後に健康被害を起こすような食品衛生上の問題点という意味であり，食中毒の発生などがその典型といえる．使用する食材に潜む危害や，工程中に生じる危害などを分析・検討し，それらをリストアップする．たとえば，食材として生肉を用いる場合，肉に付着している可能性が高いサルモネラ属菌などの食中毒菌が危害に該当する．

- **原則2（手順7）**：ついで，それらの危害が生じたり増加したりする衛生上の重要な工程箇所をみつけ，そこを重要管理点（CCP）として設定する．たとえば，食材中の病原菌の熱処理が不十分であれば生き残る可能性がある加熱工程が，製品保管中の温度や時間が不適切であれば残存菌が増殖する場合は保管工程が該当する．

- **原則3（手順8）**：前記の重要管理点を管理するための判断基準を管理基準として定める．たとえば，加熱工程での加熱温度の管理のために，「中心温度が75℃で1分以上の加熱」と定めるなどが一例である．

- **原則4（手順9）**：原則3で定めた管理基準が守られているかどうかをチェックするための方法（モニタリング方法）を定める．上の例でいえば，中心温度は中心温度計で，加熱時間は時計で測定するなどが該当す

る.

・**原則5（手順10）**：管理基準逸脱時の改善措置とは，モニタリングした結果，もし定めた管理基準が守られていない（基準値に達していない）場合にはどうするかをあらかじめ決めておくことを指す．たとえば，加熱温度や加熱時間が定めた管理基準に達していなかった場合は，「管理基準値に達するまで再加熱を行う」や，「その段階の製品を廃棄する」などが該当する．

・**原則6（手順11）**：一方，設定したHACCPプランが妥当なものであるか，プランと現場での運用が一致しているかなどの検証方法も決めておく．たとえば，「第三者機関に定期的に現場確認をしてもらう」などが該当する．

・**原則7（手順12）**：衛生管理上の必要な記録（たとえば，測定した中心温度の記録や製品保管時の冷蔵温度の記録など）の記述方法や，記録文書の保存方法などについても定めておく．

　以上が，HACCPの7原則の要点であるが，これらの原則や手順に従って行うことで，客観的で信頼性の高い衛生管理が可能となる．また，何か問題が発生した場合の「さかのぼり調査」も可能（これをトレーサビリティ（traceability）という）となる．

　HACCPのさらにくわしい解説については，種々の成書が出ているので，巻末にあげた参考図書等を参照されたい．

c. HACCPプラン例と「大量調理施設衛生管理マニュアル」

　HACCPプランの一例として，ハンバーグ製造における例を，表12-4に掲げる．

　HACCPプランの表作成にあたっては，重要管理点（CCP）については当然のこととして，管理基準，監視項目と測定方法（モニタリング方法），管理基準逸脱時の改善措置，記録すべき事項の記載が必要であるが，できるだけ簡潔である方が望ましい．その理由は，煩雑になると実効性のあるHACCPが行われなくなるおそれがあるからである．なお，CCPと判断されなかった作業箇所でも二次汚染防止など，次項で述べる一般衛生管理事項は当然必要であり，それに必要な衛生マニュアルは作成しておく．

　調理現場におけるHACCPの応用として，HACCPの概念を基本にした「大量調理施設衛生管理マニュアル」があるが，これは，大量調理施設で調

❖ ❖ ❖ 大量調理施設 ❖ ❖ ❖

　大量調理施設とは，同一メニューを1回に300食以上または1日に750食以上の食事を提供する施設を指し，食中毒が発生した場合には多数の患者発生が予想されるので，衛生的にもとくに厳重な注意が必要な施設をいう．大規模な宴会やパーティ料理を提供するホテル，大病院，生徒数が多い学校給食施設，給食センター，従業員が多い工場の社員食堂などが該当する．

表 12-4　ハンバーグ製造における HACCP プランの例

調理工程	危　害	防除手段	CCP か PP か	管理基準または注意点	監視項目および測定方法	管理基準逸脱時の修正措置	記　録
原料受入	病原菌汚染 有害化学物質残留 異物混入	受入時の検品・納入業者の検査証明書	PP	(鮮度，異物混入，搬入温度などを検品し，不良品は返品か選別使用する．衛生証明書も徴収する)			
原料保管	微生物の増殖	冷蔵または冷凍	PP	(保管温度・保管時間に注意する)			
原料タマネギの皮むき，細切	タマネギの渋皮，根，包丁の刃こぼれの混入	肉眼的除去および使用後の包丁の刃のチェック	PP	(タマネギの渋皮，根，包丁の刃こぼれ混入がないことを目視で確認する)			
鶏卵の割卵と撹拌	サルモネラ属菌の増殖，卵殻片の混入	割卵，撹拌後長時間放置しない，卵殻片の除去	PP	(卵殻片の混入に注意する．あれば完全に除去する)			
混合・成型	手指からの病原菌汚染	手指の洗浄消毒	PP	(作業前後の手指と器具の殺菌消毒)			
焙焼	加熱不足による病原菌残存	十分な加熱	CCP	中心温度が 75 ℃ 1 分以上	中心温度計による中心温度測定とタイマーによる時間測定	焼き直し	中心温度と加熱時間を記録
放冷	バットからの病原菌汚染，異物混入	バットの洗浄消毒	PP	(バットの洗浄消毒の確認)			
カッティング	まな板，包丁からの病原菌汚染	まな板，包丁の殺菌消毒	PP	(殺菌済みのまな板，包丁を使用する)			
盛りつけ	手指からの病原菌汚染	手指の洗浄消毒または使い捨て手袋を使用	PP	(手指の洗浄消毒または使い捨て手袋を使用する)			
保管	残存病原菌の増殖	保管時間と保管温度を守り，菌の増殖を抑制	CCP	25 ℃以下で最大 6 時間以内	盛りつけ終了時刻からの時間を時計で計測，保管温度を計測	廃棄	保管温度，保管時間，廃棄量の記録

PP（prerequisite program）とは一般衛生管理を行うべき作業工程の意味で，その工程で必要な衛生作業をカッコ書きで示した．

製した食品によって食中毒が発生した場合には多数の患者発生が予想されるところから，調理上の衛生的ガイドラインとして厚生労働省がまとめたものである．このガイドラインでは大量調理施設とは，「一時に多種類または大量の食品を取り扱い，弁当や給食を調製している施設，または食品の仕入れから下処理，調理・加工に至る作業を分担して行い，各作業工程が組織されている施設」と定義されている．大量調理施設で働く栄養士はもちろん，上記の定義に相当しない規模の調理施設で働く場合も，この「マニュアル」に従うことが望ましい※．

また，HACCP とは異なるが，国際標準化機構（ISO）が工業製品の品質管理方法として提示している ISO 9000 シリーズも食品製造現場で利用されているが，HACCP が食品衛生管理（すなわち，安全性の確保）のための方

※
「大量調理施設衛生管理マニュアル」については，厚生労働省 HP 内の「大量調理施設衛生管理マニュアル」または巻末の参考図書（242 頁）を参照．

法であるのに対し，ISO 9000 シリーズは工業製品（食品も含まれる）の品質管理（すなわち，高品質の維持）を標準化するための方法であり，類似点もあるが目的が基本的に異なるものである．2006 年に HACCP と ISO 9000 を融合させて，食品の安全性と高品質の両方の確保を目指した ISO 22000 も提示され，多くの食品企業で利用されている．

♣ ♣ ♣ ISO ♣ ♣ ♣

ISO とは国際標準化機構（International Organization for Standardization）の略称で，主に工業製品やその品質に関する基準や規格を設定している組織であるが，そこが呈示した工業製品の品質管理方法の基準が ISO 9000 シリーズと呼ばれ全世界的に用いられている．ほかには製造に伴う環境保全方法を規定した ISO 14000 シリーズや労働安全衛生の規格である ISO 16000 シリーズなどがある．ISO 9000 に HACCP を融合させ，品質管理と安全性確保の両方を満たす ISO 22000 も公表されている．

---

3. 食品取り扱い施設における一般衛生管理

a. 一般衛生管理の重要性

　HACCP による衛生管理方式を実施するにあたっては，前記の 12 手順や 7 原則はもちろん重要であるが，同時に，食品を扱う上で当然必要な衛生管理事項，たとえば，清潔な作業衣を着用するとか作業開始前に手指を消毒するなどの基本的衛生管理事項が守られていることが前提となる．このような衛生の基本が遵守されていてはじめて HACCP が機能することを忘れてはならない．手指の消毒などの基本的な衛生管理事項を一般（的）衛生管理プログラムというが，そのような衛生の基本となるプログラムが作成されて運用されていることが，何よりもまず重要である．もちろん，食品衛生法で定められた営業許可や営業届出条件を充足しておくことはいうまでもない．HACCP と一般衛生管理プログラムと食品衛生法の営業許可または営業届出条件との関係の概念図を，図 12-4 に示した．

　一般衛生管理プログラムを，HACCP では PP（prerequisite program の略で「前提条件プログラム」の意）と称することも多い※．これらの一般衛生管理プログラムが十分機能することで，二次汚染の防止や従業員による食品の衛生的取り扱いなどの基本的な衛生状態が向上し，結果として簡素な HACCP プランで，食中毒や食品事故の発生防止が可能となる．また，毛髪混入などの苦情発生や品質低下など，健康被害に直結はしないが重要な衛生上の問題発生も同時に予防できる．すなわち，一般衛生管理プログラムと HACCP プランは不可分であることを忘れてはならない．

※ 米国では PP と呼ばずに，GMP（good manufactural practice）と呼んでいる．

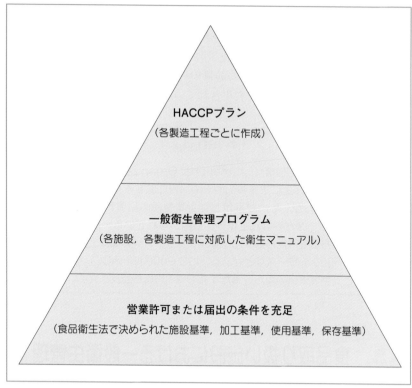

図 12-4 HACCP と一般衛生管理プログラムとの関係の概念図

(小久保弥太郎:防菌防黴 25:281, 1997 を一部改変)

b. 一般衛生管理プログラムとして重要な事項

一般衛生管理プログラムとして定めておく必要がある重要な事項としては，ハード的なものとソフト的なものがある.

＜ハード的な項目＞

・施設設備の管理方法，機械類の点検や保守（施設内のゾーニングや機器設備の配置，機械類の保守点検方法，給排気設備や給水設備の管理方法など）.

＜ソフト的な項目＞

・手指や器具の洗浄や消毒法，清掃の仕方.

・原料食品の衛生管理（食材の検収方法や保管方法など）.

・衛生管理体制の確立（検便の頻度，食品衛生責任者の選定，事故発生時の連絡方法の整備など）.

・衛生管理マニュアルの整備や従業員の衛生教育（衛生作業手順書の作成や従事者に対する年間教育訓練計画の作成など）.

・製品等のチェック法，保存方法，クレーム（苦情）対応法.

このような一般衛生管理プログラムのうち重要な事項について，以下に解説する.

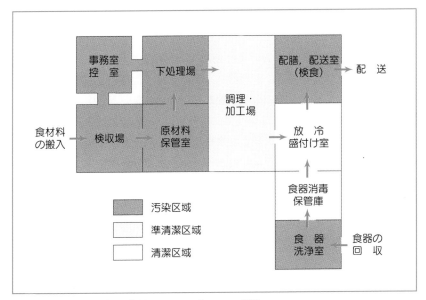

図 12-5　食品取り扱い施設におけるゾーニング例

1）施設と設備の管理

　施設面における衛生上の最重要点は，施設内部が「汚染区域」，「準清潔区域」，「清潔区域」に区分（ゾーニング）されていることである．それぞれが壁や扉で区画されている方がより望ましいが，区画されていなくても，床の色を変えるなどによって区分する．「汚染区域」とは，食材の搬入・保管，皮むき等の下処理，従業員トイレ，回収後の食器の洗浄場所など，病原菌汚染の可能性の高い場所を指し，「準清潔区域」とは，下処理後の食材の殺菌洗浄やカット，加熱処理などを行う箇所を指す．「清潔区域」とは，加熱後の食品をカットしたり和えたり盛りつけたりする場所で，病原菌汚染があってはならない作業を行う箇所を指す．「汚染区域」，「準清潔区域」，「清潔区域」に区分された食品取り扱い施設の例を，図 12-5 に示した．

　これらの区域を区分（区画）することで，作業動線の簡素化を図ると同時に，従業員の衛生意識の向上につながる．区域が異なれば当然使用する器具や機器類も専用化されることになり交差汚染を防ぐことも可能になる．このような区分（区画）を確保するには，調理場内の設備（流しや手洗い，加熱設備など）や，機器類（冷蔵庫，冷凍庫，ミキサーなど）の配置（レイアウト）が重要となる．したがって，調理場内の衛生向上を図るには，「汚染区域」，「準清潔区域」，「清潔区域」のゾーニングを基本に作業動線を考え，設備や機器類を適切にレイアウトすることが必要である．

　さらに，各区域とも床に水が溢れたり水を流したりする（これをウェットシステムと呼ぶ）ことは細菌やカビの温床となりやすいため，水が溢れたり水を流したりしないドライシステムに切り替えることが望ましい．流しを縁壁付きのものに変えたり，床にこぼれた水はモップで拭き取るようにするほか，作業靴をゴム長靴からスニーカーに変更することなどでドライシステム

化が可能となり，床や壁が細菌やカビの温床になることを防ぐことができる．

　また，食品を扱う施設においては使用水の衛生管理は非常に重要である．水は食材，製造器具や機器，調理器具，食器など，食品製造・加工・調理に欠かせないものであり，その衛生状態が保たれていないと食中毒や有害化学物質の混入に直結する．したがって，本章1-d.「使用水の衛生確保」で述べたような，使用水の衛生管理と受水槽などの給水設備の維持管理も，一般衛生管理プログラムの重要な項目である．水道水を受水槽にいったん溜める施設では，受水槽中にネズミや衛生害虫が侵入して病原菌で汚染させた事例も少なくなく，その衛生的な維持管理と残留塩素の有無などの水質チェックを定期的に行う必要がある．地下水（井戸水）を利用する施設では，必ず，食品製造用水の水質基準を満たしていることを外部機関に検査を依頼して定期的に確認するとともに，塩素消毒装置等により殺菌消毒された水を使用する．また，毎日，残留塩素のチェックを実施する．

2）衛生管理マニュアルの整備と従業員の衛生教育

　食品取り扱い作業では，その工程のあらゆる場面において食中毒菌の汚染が考えられるため，それぞれの作業における衛生管理マニュアル（これを国際的には「標準衛生作業手順書（Sanitation Standard Operating Procedures：SSOP）」と呼ぶ）を作成整備しておく必要がある．中でも，二次汚染対策（214頁）や加熱温度の管理（218頁）は，最も重要な一般衛生管理事項といえる．したがって，従事者の手指の殺菌消毒や調理器具・機器の殺菌消毒については，その方法を目に付くところにわかりやすく呈示し，食材の衛生的な保管方法や検収方法などについてもマニュアルを作成し，従事者に徹底しておく必要がある（手指の殺菌消毒法については図12-2，217頁を参照）．

　また，新入従事者に対する衛生教育はもちろん，ベテラン従事者にも定期的に衛生研修や衛生点検（着衣や手指消毒のチェックなど）を行い，常に衛生意識を持たせておくことが大切である．栄養士は食品取り扱い施設の衛生責任者であり，従事者に対する衛生教育や衛生研修会の主催も重要な業務となる．

3）異物混入対策

　食品の苦情（クレーム）で最も多いのは異物混入事例であり，食品取り扱い施設では食品への異物混入対策は一般衛生管理プログラムの重要な課題である．食品に混入する異物の種類は9章（183頁）に記述したとおりであるが，混入事例として最も多いのは毛髪の混入である．食品工場では毛髪等の異物混入防止のためエアーシャワーを設置しているところも多いが，基本は食品取り扱い施設では必ず作業帽（調理帽）を髪がはみ出さないようにきちんと被るだけでなく，清潔な作業衣と作業靴の着用を遵守することである．

また，異物は食材中に含まれていることもあるので，食材の検品時，下処理時に異物混入のチェックや除去を行う必要もある．ネズミの糞やゴキブリの糞などの異物を混入させないためには，そ昆（ネズミや昆虫類）の侵入防止設備（網戸や排水管トラップなど）を整備すると同時に，定期的な駆除（薬液散布など）を行う．また，食品クズが残らないように清掃に努め，施設内を清潔に保つことも忘れてはならない．

❖ ♣ ❖ エアーシャワー ❖ ♣ ❖

エアーシャワーとは，人がひとり入るほどの空間内で3方向（2方向のものもある）から空気を強く吹き付けて衣服や作業帽に付着した毛髪やゴミを吹き飛ばす装置であり，食品工場などで食品への異物混入防止の目的のため多く設置されている．

---

4. 家庭における衛生管理

　食中毒の発生は，家庭内調理が原因で発生した事例も多い．これら家庭内食中毒においても，中には毒フグの素人料理や毒キノコの誤食による事例もあるが，圧倒的に多いのは細菌性食中毒である．

　家庭内食中毒の防止も，今まで述べてきた食中毒の防止法と何ら変わるところはないが，厚生労働省が「家庭でできる食中毒予防の6つのポイント」というパンフレットで一般人向けに示しているので，その概要を紹介する．

・**ポイント1　食品の購入**：生鮮食品は新鮮な物を，表示がある食品は消費期限などを確認して購入する．生鮮食品など温度管理が必要な物は買い物の最後に購入し，購入した食品は肉汁などが漏れないようにビニール袋などに分けて包んで寄り道せずに持ち帰る．

・**ポイント2　家庭での保存**：冷蔵等の温度管理が必要な食品はすぐ冷蔵するが，冷蔵庫への詰め過ぎに注意して7割程度までにする．冷蔵庫は10℃以下，冷凍庫は−15℃以下になっていることを確かめる．肉や魚の肉汁が他の食品にかからないようにする．肉，魚，卵などを取り扱ったときは必ず石けんを使って手を洗う．

・**ポイント3　下準備**：タオルやふきんが清潔か確認し，手は石けんで洗う．下処理の途中で動物を触ったり，トイレに行ったり，おむつを交換したり，鼻をかんだりした場合も，手を洗う．肉や魚の汁が生で食べる他の食品にかからないように注意し，肉や魚を切った包丁やまな板は熱湯消毒してから他の食品に使用する．まな板は肉用，魚用，野菜用と別々にそろえるか，使い分ける．冷凍品の解凍は冷蔵庫内か電子レンジか流水で行い，使う分だけ解凍する．包丁，食器，まな板，ふきん，たわし，スポンジなどは洗剤と流水でよく洗い，漂白剤に一晩つけ込むか熱湯消毒するとよ

い．井戸水を利用している場合は，水質の衛生に注意する．

- ・**ポイント4 調理**：加熱は中心温度が75℃，1分間以上になるように十分に行う．加熱調理を途中でやめる場合は，冷蔵庫に入れる．電子レンジを使う場合はふたを用い，加熱時間と温度に注意する．
- ・**ポイント5 食事**：盛りつけは清潔な手と器具で清潔な食器に盛りつけ，温かい料理は65℃以上，冷たい料理は10℃以下とし，室温に長く放置しない．食卓につく前には手を洗う．
- ・**ポイント6 残った食品**：残った食品は早く冷えるように小分けして冷蔵庫に保存し，再び食べるときは十分加熱して食べる．時間が経ちすぎた残り物は思い切って捨て，怪しいと思ったら口にしない．

　家庭内食中毒では，カンピロバクター，サルモネラ属菌，腸炎ビブリオ，O157による食中毒事例が多いので，とくに生肉や生魚を扱ったあとの手洗いが重要であり，できるかぎり逆性石けんか薬用石けんで消毒することが望ましい．

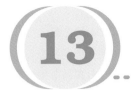

食品の安全性問題

　近年，わが国の食生活は，食品製造・加工業や外食産業の発展，スーパーマーケットやコンビニエンスストアーなどの食品販売店の増加に伴って，著しく豊かになってきた．さらに，国際化の進展による食糧流通のグローバル化が，わが国の食生活の変遷に一層の拍車をかけることとなった．今日，わが国の輸入食品の占める割合はカロリーベースで60％に達しており，わが国の食生活は輸入食品なしでは成り立たない状況である．

　輸入食品においては，わが国では使用禁止である，あるいは基準値を超える，農薬や食品添加物などの検出例および寄生虫や病原微生物などの検出例が相次いであり，また，牛海綿状脳症（bovine spongiform encephalopathy：BSE）では，食肉の質について輸出国との間における認識の相違も起こっている．また，遺伝子組換え食品の安全性についても問題となった．さらに，環境汚染物質による食品汚染や生物濃縮が人の健康と関連して，社会問題化した事例がある．食品表示の偽装事例の多発は，食品の安全性に対する疑問と不安を多く国民に抱かせた．このような事態に対応すべく，食品安全委員会・食品安全基本法の設置，感染症法の設置，食品衛生法，農薬取締法，JAS法，食品表示法などが改正された．

　最近では，わが国における原子力発電所の大事故に伴う放射性物質による食品・飲料水の汚染が多くの国民に不安を抱かせている．この状況に対応して，厚生労働省は食品中の放射性物質に係る規格基準を設定し，2012年4月から適用している．これについては，「9章 食品中の汚染物質」にて述べている．

　ここでは，食品の安全性問題の対象食品として，輸入食品，遺伝子組換え食品，放射線照射食品，ジビエ（食材として捕獲された野生鳥獣・その肉），さらに食品の安全性を確保するうえで，その重要性が高まっているフードディフェンスなどを取り上げた．

1. 輸入食品の安全性

　先にも述べたが，食品の輸入件数は顕著に増加しており，輸入食品の安全性が問題となっている．輸入食品の安全性確保は，飲食物に由来する危害を防止するための重要な課題である．

輸入食品の経年推移☞2章（図2-4，11頁）

a. 食品衛生法違反事例

　厚生労働省による輸入食品監視統計によると，最近5年間における輸入食品の年間検査総数（行政検査，登録検査機関検査，外国公的検査機関検査の合計から重複を除いた数）は，200,000件前後である．そのうち食品衛生法違反は約0.4～0.5％であり，平均すると年間約870件程度が積み戻し，廃棄又は食品以外への転用等の措置がとられた．違反件数を品目別でみると，農産物及びその加工品が最も多く，条文別では食品衛生法第11条（食品又は添加物の基準及び規格）の違反が最も多く，次いで第6条（販売等を禁止される食品及び添加物）の違反が多い．

b. 安全性確保の対策

1）監視・検査

　輸入食品は，わが国とは異なった環境や法規制のもとで製造されたものや加工されたものであり，近年，感染症流行地域で生産されたものが多くなっている．このような状況下においては輸入食品の安全性確保のための監視や検査が非常に重要となり，それは法的・行政的に強化され，実施されている※．

※
食品安全行政システムについての詳細は「2章2. 行政システム」（6頁）を参照.

　輸入食品の監視と検査は，検疫所を中心に実施されている．検疫所に配置されている食品衛生監視員は，食品等の輸入届出書と添付された衛生証明書などの書類審査を行い，食品衛生法に基づいた検査の必要性を判断する．検査が必要と判断した場合は，物理化学的・微生物学的な検査を実施する．精密な検査が必要な場合は，国立医薬品食品衛生研究所，国立感染症研究所または登録検査機関において検査を行う．審査・検査の結果，わが国の食品衛生法の規定に違反していない食品は，輸入が許可される．食品衛生法に違反している場合には，検査結果と措置方法が輸入業者に通知される．その措置方法には，廃棄，積み戻し，食品以外への転用，関税の賦課が保留されている状態での加工処理などがある．保税中に処理（選別，加熱，加工，水洗いなど）されたものは，再度，検査・判定が行われる．

2）国際的規格基準の策定

　食品の流通もグローバル化され，多くの食品が国家間で出入りするようになったが，国家間で食品の安全性に対する考え方や法的規定等が異なっているので，国際的にそれをできるだけ是正する必要性が生じた．FAO/WHO合同の国際食品規格委員会（コーデックス委員会）は，公正な食品貿易を推進し，かつ消費者の健康を保持することを目的として，国際的に採用できる食品の規格基準策定作業を行っている．この委員会の関連機関として，FAO/WHO合同食品添加物専門家会議やFAO/WHO合同残留農薬会議などがあり，食品添加物，残留農薬，汚染化学物質などの安全性評価を行い，一日摂取許容量（acceptable daily intake：ADI）などを検討し，設定している．これらのデータは，食品添加物や残留農薬などの安全性評価の重要な

一日摂取許容量（ADI）☞
10章（187頁）

資料として，各国における規格基準や残留基準の設定に利用されている．

3) 衛生管理の研修事業

厚生労働省は，開発途上国からの輸入食品の安全性を確保するために，輸出国の衛生行政官を対象として，食品の生産・製造における衛生管理についての研修事業を実施している．

2. 遺伝子組換え食品の安全性

a. 安全性の評価

遺伝子を導入した農産物が食品として認められるためには，その安全性の確認が必要である．遺伝子組換え農産物の食品としての安全性は，食品安全委員会が「遺伝子組換え食品（種子植物）の安全性評価基準」に基づいて科学的に審査したうえで，評価することになっている．遺伝子組換え食品（作物）のチェックポイントを，表13-1に示す．

わが国において，2019年1月現在，ヒトの健康を損なうおそれがない食品として確認された遺伝子組換え食品（作物）は，8作物（320品種）である（表13-2）．

b. 表示制度

現在，遺伝子組換え食品の表示制度の策定は，消費者庁で行われている．農林物資の規格化等に関する法律（JAS法），および食品衛生法（食品衛生法施行規則）に基づき，遺伝子組換え農産物・その加工食品・それを使用した加工食品についての表示ルールが定められている．

遺伝子組換え食品の義務表示の対象となる品目については，消費者庁ホー

表13-1　遺伝子組換え食品（作物）の安全性のチェックポイント

①組み込む前の作物（既存の食品），組み込む遺伝子，ベクター（遺伝子の運び屋）などはよく解明されたものか，ヒトが食べた経験があるか

②組み込まれた遺伝子はどのように働くのか

③組み込んだ遺伝子からできるタンパク質はヒトに有害でないか，アレルギーを起こさないか

④組み込まれた遺伝子が間接的に作用し，有害物質などを作る可能性はないか

⑤食品（作物）中の栄養素などが大きく変わらないか*

などについて科学的データを基に評価し，総合的に判断している

以上のデータを総合的に評価しても，なお安全が確認できない場合は，必要に応じて動物を使って毒性試験などを行う

新たな科学的知見が生じた場合は再評価を行う

---

* 作物中の組成・栄養価が著しく異なるものとして，高含量オレイン酸大豆や高含量リシントウモロコシがあるが，これらの遺伝子組換え食品（作物）も安全性が確認されている（表13-2）．（厚生労働省医薬食品局食品安全部：「遺伝子組換え食品の安全性について」平成24年3月改訂版より引用）

表 13-2　安全性審査が終了し公表された遺伝子組換え食品（作物）

作物の名称	品種数	付与された性質
ジャガイモ	9	害虫に強い．ウイルスに強い
大豆	28	特定の除草剤で枯れない．特定の成分（オレイン酸など）を多く含む．ステアリドン酸（ω-3 脂肪酸の一種）産生．害虫に強い
テンサイ	3	特定の除草剤で枯れない．
トウモロコシ	206	害虫に強い．特定の除草剤で枯れない．リシンを多く含む．耐熱性α‐アミラーゼ産生．乾燥に強い
ナタネ	21	特定の除草剤で枯れない．
ワタ	47	害虫に強い．特定の除草剤で枯れない
アルファルファ	5	特定の除草剤で枯れない
パパイヤ	1	ウイルスに強い

（厚生労働省医薬・生活衛生局 食品基準審査課：安全性審査の手続を経た旨の公表がなされた遺伝子組換え食品及び添加物一覧，平成 31 年 1 月 21 日現在より引用）

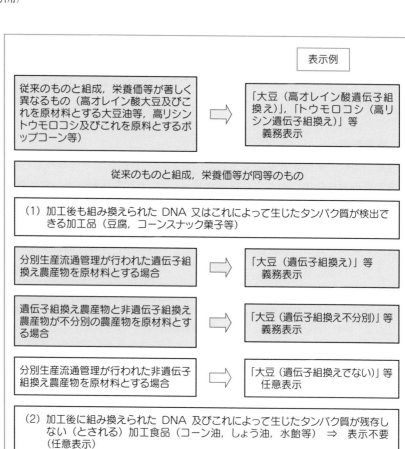

図 13-1 遺伝子組換え食品の表示方法
（消費者庁：食品表示に関する共通 Q & A「第 3 集：遺伝子組換え食品に関する表示について」の中の参考図表 1，平成 31 年 1 月現在より引用）

ムページの〔食品表示〕の食品表示に関する共通Q＆A「第3集：遺伝子組換え食品に関する表示について」の中の参考図表2（表：遺伝子組換え食品の義務表示対象品目リスト）を参照のこと.

遺伝子組換え食品の表示方法は，図13-1に示すとおりである.

c. 遺伝子組換え食品の検査方法

遺伝子組換え食品の検査方法には，食品に組み込まれた遺伝子を直接検出する方法（polymerase chain reaction法：PCR法）と，食品中に新しくできたタンパク質を検出する方法（enzyme-linked immunosorbent assay法：ELISA法）がある.

PCR法による検査方法は，調べる検体から適切な方法でDNAを抽出し，組み込まれた特定の遺伝子を増幅させて，定性および定量検査を行う方法である. ELISA法による検査方法は，検体から調製した試料液に含まれる特定のタンパク質（組み込まれた遺伝子によって作られたタンパク質）を，抗原抗体反応を利用して定性・定量検査を行う方法である.

3. 放射線照射食品の安全性

a. 食品への放射線照射の目的

放射線には，α線，β線，電子線，中性子線などの粒子線と，γ線，X線などの電磁波がある. 食品照射の目的は，殺菌，殺虫，発芽・発根抑制，果実類の成熟抑制などであり，食品の保存性を高めることである.

b. 安全性評価

食品への放射線照射の利点は，加熱や他の殺菌法と比較して，品質に及ぼす影響が少ないことである. また，殺菌料や保存料などの薬品を必要としないことである.

一方，放射線照射により，食品中の成分が相互に反応して微量ながらも有害物質が生成する可能性がある. FAO/国際原子力機関（International Atomic Energy Agency：IAEA）/WHOの放射線照射食品の健全性に関する専門家委員会の報告（1980年）によると，平均線量10 kGy[※]以下の放射線が照射された食品は，毒性を示さず，栄養学的・微生物学的な問題はない，とされている. 1997年には，10 kGy以上照射した食品の健全性について，「意図した技術上の目的を達成するために適正な線量を照射した食品は，適正な栄養を有し安全に摂取できる」と結論している.

わが国では，放射線照射食品の安全性が確認されていない現状では，食品に放射線を照射しないことが定められている. ただし，ジャガイモの発芽防止を目的とした0.15 kGy以下のγ線照射（^{60}Coによる）だけが許可されている.

[※]
Gy（グレイ）：吸収した放射線のエネルギーの総量（吸収線量）を表すSI単位.

表 13-3　世界における食品照射（処理量上位 16 ヵ国）

国　名	照射食品	国　名	照射食品
1. 中国	ニンニク，香辛料，穀物	9. 韓国	乾燥農産物
2. 米国	肉，果実，香辛料	10. インドネシア	冷凍食品，乳児食，香辛料
3. ウクライナ	小麦，大麦	11. オランダ	香辛料，乾燥野菜，トリ肉
4. ブラジル	香辛料，乾燥ハーブ，果実	12. フランス	トリ肉，カエル脚，香辛料
5. 南アフリカ	香辛料，その他	13. タイ	香辛料，発酵ソーセージ
6. ベトナム	冷凍エビ	14. インド	香辛料，タマネギ
7. 日本	馬鈴薯	15. カナダ	香辛料
8. ベルギー	カエル脚，トリ肉，エビ	16. イスラエル	香辛料

（久米民和：（総説）「世界における食品照射の処理量と経済規模．食品照射 13：46-54，2008 より引用）

c. 放射線照射食品の種類

　世界各国では，表 13-3 に示すように，多くの食品に各種の目的で放射線照射が実用化されている．

　輸入食品の食品衛生法違反事例に，まれではあるが，放射線が照射された冷凍ホッキガイや乾燥ダイコンなどの食品がある．

4. ジビエの安全性

　ジビエとは，狩猟により捕獲され，食用とするイノシシ，シカ，カモなどの野生鳥獣，またはその肉をいう．

　近年，野生獣による農作物の被害か深刻化しており，その対策にあたりイノシシやシカの捕獲数（狩猟と駆除）は激増している．この増加に伴い，捕獲されたイノシシやシカの有効利用が全国各地で多方面から検討されはじめ，農林水産省は 2014 年（平成 26 年）捕獲鳥獣の食肉利用の促進等の対策費を盛り込んでいる．このことから，ジビエはより一層普及することが見込まれるので，その取扱について今まで以上の厳密な衛生管理を要する．

a. ジビエから感染する主要な病原体

　イノシシ肉では E 型肝炎ウイルス，腸管出血性大腸菌（ベロ毒素（verotoxin：VT）産生），レプトスピラ，ウェステルマン肺吸虫，有鉤条虫，住肉胞子虫，線虫，肝蛭などが，シカ肉では E 型肝炎ウイルス，腸管出血性大腸菌（VT 産生），住肉胞子虫，槍形吸虫などが，カモ肉ではカンピロバクター，レプトスピラ，トキソプラズマなどが注意すべき主な病原体であるといわれている．

b. ジビエによる食中毒事例

　シカ肉，イノシシ肉を食べて E 型肝炎に感染した事例が国内で報告されている．また，シカ肉やイノシシ肉を食べて住肉胞子虫に感染したと推定された事例もある．いずれにしても，生食や加熱不十分な調理によって食中毒が起こっている．

c. 野生鳥獣肉の衛生管理に関する指針

　野生鳥獣の捕獲数が増加していることに伴い，捕獲された野生鳥獣の食肉としての利用の増加が見込まれている．このことから，厚生労働省は，狩猟から消費に至るまでの各工程における，安全性確保のための取組について，「野生鳥獣の衛生管理に関する検討会」を設け，その結果を踏まえて 2014（平成 26）年 11 月 14 日に「野生鳥獣肉の衛生管理に関する指針（ガイドライン）」を策定した．

　その中で，野生鳥獣・その肉の取扱については，野生鳥獣の狩猟時における取扱，野生鳥獣の運搬時における取扱，野生鳥獣の食肉処理における取扱，野生鳥獣肉の加工・調理及び販売時における取扱，野生鳥獣肉の消費時（自家消費を含む）における取扱に大別している．

d. 消費時（自家消費を含む）における取扱

　「野生鳥獣肉の衛生管理に関する指針（ガイドライン）」による野生鳥獣肉の消費時（自家消費を含む）における取扱を下記に示す．

① 野生鳥獣肉による食中毒の発生を防止するため，中心部の温度が摂氏 75 度で 1 分間以上又はこれと同等以上の効力を有する方法により，十分加熱して喫食すること．

② 肉眼的異常がみられない場合にも，高率に微生物及び寄生虫が感染していることから，まな板，包丁等使用する器具を使い分けること．また，処理終了ごとに洗浄，消毒し，衛生的に保管すること．

③ 自家消費及び譲渡されたものを消費する場合にあっても，食中毒の発生を防止するため，中心部の温度が摂氏 75 度で 1 分間以上又はこれと同等以上の効力を有する方法により，十分加熱して喫食すること．

5. フードディフェンス

　フードディフェンス（食品防御）とは，悪意を持って意図的に食品中へ有害物質等が混入されることを防ぐことをいう．これまで，食品工場ではHACCP システムや ISO を導入し，徹底した衛生管理を行ってきたが，従来の衛生管理の観点だけでは意図的な有害物質等の混入を防ぐのは困難であるため，フードディフェンスの観点からの対策が求められるようになってきている．

　2001年に発生した米国同時多発テロ事件以来，世界各国でテロ対策への関心が高まり，国際的にもテロに対する取り組みが行われてきた．WHOは，2003年に「食品テロの脅威へ予防と対応のためのガイダンス」を作成し，国際標準化機構（ISO）も「ISO 22000；食品安全マネジメントシステム—フードチェーンに関わる組織に対する要求事項」（2005年9月）や「ISO/TS 22002-1:2009 食品安全のための前提条件プログラム—第1部：食品製造業」（2009年12月）を策定した．

　わが国では平成23年度に，食品製造者向けのガイドライン「食品防御対策ガイドライン（食品製造工場向け）」（案）が策定され，平成25年度には中小規模の食品工場等での使用を前提によりわかりやすく修正し，解説と一体化した改訂版が公表された．また，「食品防御の具体的な対策の確立と実行検証に関する検証」（平成24〜26年度）の研究班などによって，意図的な食品汚染の防止策の検討が行われてきた．

　食品事業者が，食品工場の規模や人的資源等の諸条件を考慮しながら，「実施可能な対策の確認」や「対策の必要性に関する気付き」を得て，定期的・継続的に食品防御対策が実施され，確認されることが望まれている．

a．食品防御対策ガイドライン

　「食品防御対策ガイドライン（食品製造工場向け）—意図的な食品汚染防御のための推奨項目—（平成25年度改訂版)」では，優先度の高い「1．優先的に実施すべき対策」と，将来的に実施が望まれる「2．可能な範囲での実施が望まれる対策」の2つの推奨レベルに分けられた食品製造者向けのガイドラインやその解説が示されている．優先的に実施すべき対策は組織マネジメント，人的要素（従業員等），人的要素（部外者），施設管理，入出荷等の管理に大別され，意図的な食品の汚染を防止するために食品工場の責任者が講じるべき対応をまとめている．

b．国内において意図的に食品へ有害物質を混入した事件（事例）

　わが国において，意図的に食品へ有害物質を混入した事件としては，青酸が混入された食品により複数の食品会社が脅迫されたグリコ・森永事件（1984年），夏祭りのカレーに亜ヒ酸が混入された和歌山カレー事件（1998年），中国製の冷凍食品に殺虫剤のメタミドホスが混入された冷凍ギョーザ事件（2008年），国内の食品工場でピザなどの冷凍食品に農薬のマラチオンが混入された冷凍食品への農薬混入事件（2013年）などが発生している．

参考図書

●食品衛生学全般

有薗幸司編：食べ物と健康 食品の安全，南江堂，2018

那須正夫ほか編：食品衛生学―「食の安全」の科学― 改訂第2版，南江堂，2011

岸本満ほか編：Visual 栄養学テキスト 食べ物と健康 III. 食品衛生学，中山書店，2019

廣末トシ子ほか編：新食品衛生学要説―食べ物と健康・食品と衛生― 2019年版，医歯薬出版，2019

一色賢司編：食品衛生学，第2版，東京化学同人，2019

藤井建夫ほか著：新・食品衛生学，第2版，恒星社厚生閣，2018

藤田哲著：食品安全の"脅威"とは何か―添加物，残留農薬，輸入食品問題を通して，藤田技術士事務所，2018

田﨑達明編：栄養科学イラストレイテッド 食品衛生学，羊土社，2017

伊藤武ほか編著：Nブックス 新版食品衛生学，第2版，建帛社，2017

白石淳ほか編：エキスパート管理栄養士養成シリーズ 食品衛生学，第3版，化学同人，2012

植木幸英ほか著：サクセス管理栄養士・栄養士養成講座 食品衛生学，第7版，第一出版，2019

川添禎浩編：新食品・栄養科学シリーズ 新版食品衛生学，化学同人，2017

西瀬弘ほか著：はじめて学ぶ健康・栄養系教科書シリーズ 食品衛生学，化学同人，2017

川井英雄ほか編著：カレント 食べ物と健康3 食品衛生学，第2版，建帛社，2017

植木幸英ほか編：栄養科学シリーズ NEXTシリーズ 食べ物と健康，食品と衛生 食品衛生学，第4版，講談社サイエンティフィク，2016

一戸正勝ほか編著：図解食品衛生学―食べ物と健康，食の安全性，第5版，講談社，2016

小塚諭編：イラスト 食品の安全性，第3版，東京教学社，2019

日本食品衛生学会編：食品安全の辞典，朝倉書店，2009

●食品衛生関連法規・統計資料

食品衛生研究会編：食品衛生小六法 2019年版 1・2，新日本法規出版，2018

厚生労働省統計協会編：図説国民衛生の動向 2018/2019，厚生労働省統計協会，2018

日本食品衛生協会著：新訂早わかり食品衛生法 食品衛生法逐条解説，第6版，日本食品衛生協会，2018

●食中毒・感染症・病原微生物

日本食品衛生協会著：食中毒予防必携，第3版，日本食品衛生協会，2013

日本食品微生物学会監修：食品微生物学辞典，中央法規出版，2010

吉田眞一ほか編：戸田新細菌学，第33版，南山堂，2007

名古屋市健康福祉局ほか編：感染症対策年報 平成28年，名古屋市健康福祉局，2018

加藤茂孝著：続・人類と感染症の歴史，丸善出版，2018

デイヴィッド・ウォルトン著／押野慎吾訳：天才感染症 上・下，竹書房，2018

東京都健康安全研究センター編：防ごう！ノロウイルス食中毒，東京都健康安全センター，2015

長崎県県民生活衛生課著：知ろう！防ごう！食中毒，長崎県県民生活衛生課，2016

伊藤武ほか著：絵でわかる食中毒の知識，講談社，2015

神谷茂ほか編：標準微生物学，第13版，医学書院，2018

小熊恵二ほか編：シンプル微生物学，改訂第6版，南江堂，2018

大木理著：微生物学，東京化学同人，2016

高見伸治ほか著：改訂 食品微生物学，建帛社，2016

塩田澄子ほか編：微生物学・感染症学，第2版，化学同人，2016

舘田一博ほか編：Qシリーズ 新微生物学，日本医事新報社，2016

●食中毒事件例

日本食品衛生学会：食品衛生学雑誌，48巻（2007）〜58巻（2018）

日本食品衛生学会：食中毒事件例（平成29年前期）．食品衛生学雑誌，59巻（2号），p.j-34-50，2018

日本食品衛生学会：食中毒事件例（平成29年後期）．食品衛生学雑誌，59巻（5号），p.j-143-147，2018

日本食品衛生学会：食中毒事件例（平成30年前期）．食品衛生学雑誌，60巻（2号），p.j-29-43，2019

厚生労働省生活衛生・食品安全部監視安全課：通知 生食監発1223第1号，平成28年12月23日

●寄生虫

寄生虫病学共通テキスト編集委員会編：寄生虫病学 veterinary parasitology，緑書房，2014

杉山広ほか監修：寄生虫の食中毒を知ろう，日本食品衛生協会，2014

上村清ほか著：寄生虫学テキスト，第3版，文光堂，2008

藤田紘一郎：食品から感染する寄生虫（1）．日本医事新報（4285）p.49-52，2006

藤田紘一郎：食品から感染する寄生虫（2）．日本医事新報（4289）p.49-52，2006

藤田紘一郎ほか編：食品寄生虫ハンドブック，サイエンスフォーラム，1997

●残留農薬・放射性物質

小川雄大：食品中の残留農薬等検査結果について（平成25〜27年度），食品衛生研究，68巻（7号），p.7-23，2018

食品総合研究所：食料―その科学と技術―，No.50，食品総合研究所，2011

●食品衛生管理

藤川浩ほか編著：実践に役立つ食品衛生管理入門，講談社，2014

丸山務監修：食中毒・感染症を防ぐ！！―食品を取り扱う人のための衛生的な手洗い，日本食品衛生協会，2014

食品衛生研究会編：大量調理施設衛生管理のポイント―HACCPの考え方に基づく衛生管理手法―，6訂，中央法規出版，2018

池戸重信編著：よくわかるISO22000の取り方・活かし方，日刊工業新聞社，2006

日本食品衛生協会編：食中毒予防・処理マニュアル，改訂第2版，日本食品衛生協会，2004

新宮和裕著：HACCP入門，日本規格協会，2004

稲津康弘ほか編著：微生物コントロールによる食品衛生管理，NTS，2013

情報収集に役立つ Web サイト

＜電子政府の総合窓口；http://www.e-gov.go.jp＞
  ・法令データ提供システム；http://law.e-gov.go.jp/cgi-bin/idxsearch.cgi
＜食品安全委員会；http://www.fsc.go.jp＞
＜厚生労働省；http://www.mhlw.go.jp＞
  ・食品；http://www.mhlw.go.jp/stf/seisakunitsuite/bunya/kenkou_iryou/shokuhin/index.html
  ・食品添加物；http://www.mhlw.go.jp/stf/seisakunitsuite/bunya/kenkou_iryou/shokuhin/syokuten/index.html
  ・食中毒；http://www.mhlw.go.jp/stf/seisakunitsuite/bunya/kenkou_iryou/shokuhin/syokuchu/index.html
  ・輸入食品監視業務；http://www.mhlw.go.jp/stf/seisakunitsuite/bunya/kenkou_iryou/shokuhin/yunyu_kanshi/index.html
  ・遺伝子組換え食品；http://www.mhlw.go.jp/stf/seisakunitsuite/bunya/kenkou_iryou/shokuhin/idenshi/index.html
  ・内分泌かく乱化学物質（環境ホルモン）；http://www.nihs.go.jp/edc/edc.html
  ・家庭でできる食中毒予防の 6 つのポイント；http://www1.mhlw.go.jp/houdou/0903/h0331-1.html
  ・大量調理施設衛生管理マニュアル；http://www.mhlw.go.jp/file/06-Seisakujouhou_11130500-Shokuhinanzenbu/0000168026.pdf#
＜農林水産省；http://www.maff.go.jp＞
  ・コーデックス委員会；http://www.maff.go.jp/j/syouan/kijun/codex
  ・食品表示と JAS 規格；http://www.maff.go.jp/j/jas
  ・食品安全に関する原理・原則（リスクアナリシス）；http://www.maff.go.jp/j/syouan/seisaku/risk_analysis
  ・牛海綿状脳症（BSE）関係；http://www.maff.go.jp/j/syouan/douei/bse
  ・寄生虫関係；http://www.maff.go.jp/j/syouan/seisaku/foodpoisoning/parasite.html
  ・政策情報；http://www.maff.go.jp/j/lower.html#2
＜消費者庁；http://www.caa.go.jp＞
  ・食品表示企画；http://www.caa.go.jp/foods
  ・食品表示法等（法令及び一元化情報）；http://www.caa.go.jp/foods/index18.html
＜国立感染症研究所；http://www.nih.go.jp/niid＞
  ・感染症疫学センター；http://nih.go.jp/niid/ja/from-idsc.html
  ・IDWR 感染症の話；http://nih.go.jp/niid/ja/encycropedia.html
  ・人獣共通感染症；http://nih.go.jp/niid/ja/route/vertebrata.html
  ・寄生虫症；http://nih.go.jp/niid/ja/route/parasite.html
＜国立医薬品食品衛生研究所；http://www.nihs.go.jp/index-j.html＞
＜日本獣医学会；http://www.jsvetsci.jp＞
＜日本食品衛生学会；http://www.shokuhineisei.jp＞
＜日本食品衛生協会；http://www.n-shokuei.jp＞
＜日本食品添加物協会；http://www.jafaa.or.jp＞
＜国立環境研究所；http://www.nies.go.jp＞
  ・化学物質データベース Webkis-Plus；http://www.nies.go.jp/kisplus

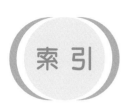
索 引

新 入門食品衛生学（改訂第4版）

2007 年 10 月 25 日	第1版第1刷発行	
2012 年 4 月 10 日	第2版第1刷発行	
2016 年 3 月 31 日	第3版第1刷発行	
2019 年 2 月 25 日	第3版第3刷発行	
2020 年 3 月 1 日	第4版第1刷発行	
2022 年 9 月 20 日	第4版第2刷発行	

著　者　松岡麻男，小田隆弘，富田雅弘，
　　　　池田光壱，玉記雷太，藤原永年，
　　　　伊藤裕才，津村有紀
発行者　小立健太
発行所　株式会社 南 江 堂
　〒113-8410　東京都文京区本郷三丁目 42 番 6 号
　☎(出版)03-3811-7236　(営業)03-3811-7239
　ホームページ https://www.nankodo.co.jp/
　　　　印刷 横山印刷／製本 ブックアート
　　　　　　　　　　装丁 pasto（滝本理恵）

An Introduction to Food Hygienics
©Nankodo Co., Ltd., 2020

Printed and Bound in Japan
ISBN 978-4-524-24875-9

定価は表紙に表示してあります．
落丁・乱丁の場合はお取り替えいたします．
ご意見・お問い合わせはホームページまでお寄せください．